中华护理学会手术室护理专业委员会　组织编写

手术室
护理管理与技术应用指南

主　审　吴欣娟

主　编　孙育红

副主编　王　菲　李国宏　邓述华　陈肖敏
王惠珍　穆　莉　张增梅　王　维
彭飞娜　赵　鑫　敬　洁　张琳娟
王　薇　安晶晶　于　婧　马　艳

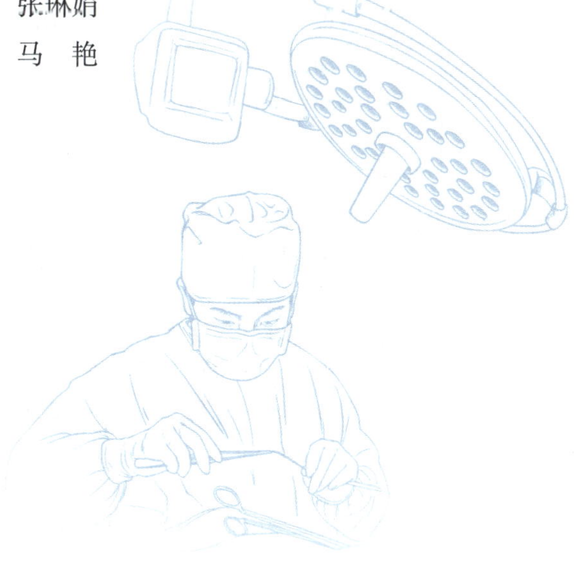

人民卫生出版社
·北　京·

图书在版编目（CIP）数据

手术室护理管理与技术应用指南 / 孙育红主编 .
北京 ：人民卫生出版社，2025. 7（2025. 10重印）.
ISBN 978-7-117-38236-6

Ⅰ. R472. 3-62 ；R612-62

中国国家版本馆 CIP 数据核字第 2025Q94V07 号

手术室护理管理与技术应用指南

Shoushushi Huli Guanli yu Jishu Yingyong Zhinan

主　　编：孙育红
出版发行：人民卫生出版社（中继线 010-59780011）
地　　址：北京市朝阳区潘家园南里 19 号
邮　　编：100021
E - mail：pmph @ pmph.com
购书热线：010-59787592　010-59787584　010-65264830
印　　刷：三河市尚艺印装有限公司
经　　销：新华书店
开　　本：710 × 1000　1/16　　印张：16
字　　数：262 千字
版　　次：2025 年 7 月第 1 版
印　　次：2025 年10月第 4 次印刷
标准书号：ISBN 978-7-117-38236-6
定　　价：59.00 元
打击盗版举报电话：010-59787491　E-mail：WQ @ pmph.com
质量问题联系电话：010-59787234　E-mail：zhiliang @ pmph.com
数字融合服务电话：4001118166　E-mail：zengzhi @ pmph.com

编　者

（以姓氏笔画为序）

丁英宁　辽宁省肿瘤医院

丁佳骏　同济大学附属东方医院（上海市东方医院）

于　婧　吉林大学第一医院

马　艳　中国医学科学院阜外医院

王　雨　吉林大学第一医院

王　琤　北京大学第一医院

王　菲　首都医科大学附属北京友谊医院

王　维　上海交通大学医学院附属瑞金医院

王　雁　南华大学附属第二医院

王　薇　北京市朝阳区妇幼保健院

王立群　内蒙古林业总医院（内蒙古民族大学第二临床医学院）

王绍卫　山西省运城市中心医院

王晓俊　重庆市人民医院

王晓霞　丹东市第一医院

王梦甜　浙江省人民医院

王惠珍　中国医学科学院北京协和医院

韦金翠　江苏省人民医院

卞海磊　同济大学附属东方医院（上海市东方医院）

方　艳　福建医科大学附属第一医院

邓述华　北京大学第三医院

甘晓琴　陆军军医大学陆军特色医学中心

卢秀英　四川省肿瘤医院

田小荣　山西医科大学第二医院

田渤涛　河北医科大学第二医院

付　琴　蚌埠医科大学第一附属医院

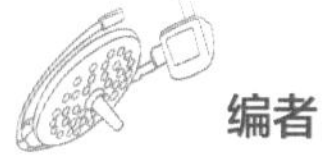

冯　立　河北医科大学第四医院
成昌霞　吉林大学中日联谊医院
曲　华　烟台毓璜顶医院
吕晓凡　南京鼓楼医院
朱道珺　四川大学华西医院
庄　媛　天津市胸科医院
刘艳玲　中山大学肿瘤防治中心
刘晓楠　首都医科大学附属北京天坛医院
刘健佳　成都中医药大学附属医院
安晶晶　四川大学华西医院
孙育红　中日友好医院
杜白茹　空军军医大学第一附属医院
杜青青　上海交通大学医学院附属儿童医院
李　丽　新疆医科大学第一附属医院
李　雪　新疆医科大学附属肿瘤医院
李冬蓉　北京清华长庚医院
李国宏　东南大学附属中大医院
李宝好　赤峰市医院
李艳双　哈尔滨医科大学附属第二医院
李跃荣　重庆医科大学附属第一医院
李韶玲　新疆维吾尔自治区人民医院
杨玉杰　广西医科大学第一附属医院
杨丽娜　四川省医学科学院·四川省人民医院
肖文文　民航总医院
宋　辉　天津医科大学肿瘤医院
张　丽　新疆维吾尔自治区人民医院
张　捷　中国医学科学院北京协和医院
张　婷　山东第一医科大学第一附属医院(山东省千佛山医院)
张　聚　青岛大学附属医院
张琳娟　西安交通大学第一附属医院
张满红　山西省人民医院

张增梅　郑州大学第一附属医院
陈小俊　中山大学附属第一医院
陈云超　广西医科大学第一附属医院
陈肖敏　浙江省人民医院
陈育慧　广西医科大学第一附属医院
陈荣珠　中国科学技术大学附属第一医院
陈品英　福建省妇幼保健院
范明思　同济大学附属东方医院(上海市东方医院)
茅金宝　山东第一医科大学附属省立医院
林　珂　昆明医科大学第二附属医院
金春玉　哈尔滨医科大学附属第六医院
周　颖　南昌大学第二附属医院
周毅峰　湖南省人民医院(湖南师范大学附属第一医院)
单单单　河南省人民医院
赵　鑫　中国医科大学附属第一医院
赵丰雪　同济大学附属东方医院(上海市东方医院)
郝雪梅　解放军总医院第七医学中心
姜　雪　空军军医大学第二附属医院
倪　荔　同济大学附属东方医院(上海市东方医院)
徐嘉星　哈尔滨医科大学附属第一医院
高未印　山西医科大学第二医院
唐为定　江苏大学附属医院
黄小纹　重庆医科大学附属第一医院
曹　虹　包头市中心医院
龚凤球　中山大学附属第一医院
崔　爽　天津市第一中心医院
崔　颖　东南大学附属中大医院
彭玉娜　天津市第一中心医院
敬　洁　四川省医学科学院·四川省人民医院
韩　笑　锦州医科大学附属第一医院
廉爱玲　哈尔滨医科大学附属第一医院

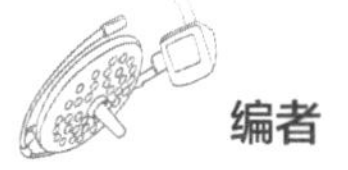

编者

颜　艳　山东大学齐鲁医院

穆　莉　北京大学第一医院

魏春苗　中国科学技术大学附属第一医院西区(安徽省肿瘤医院)

序

为全面贯彻落实党的二十大精神，推进健康中国战略，中华护理学会凝聚全国广大护理工作者，坚持学术引领，加强学科建设，注重科研创新，不断推动护理事业向更深更广的方向发展。

2025 年是“十四五”规划的收官之年，也是“十五五”谋篇布局之年。手术室是现代医学的核心战场，承载着患者对生命的重托与期望。在这里，每一台手术的成功，不仅依赖医生精湛的技艺，也离不开护理团队的科学管理与技术支撑。随着微创手术、机器人辅助、数字化导航等技术的迅猛发展，手术室护理已从传统的“配合执行”迈入“精准协同”的新时代。如何在高难度、高风险的医疗场景中，构建系统性的安全屏障？如何在技术迭代与管理创新的双重驱动下，运用循证的理念与方法解决临床问题？亦是本书要探讨和解决的问题。

中华护理学会手术室护理专业委员会是中华护理学会的重要分支机构。为进一步深化手术室护理的高质量发展，激发护理人员的科研创新动力，促进手术室循证护理实践，手术室护理专业委员会组织全国的手术室护理专家共同编写了《手术室护理管理与技术应用指南》。该指南在制定过程中，紧密围绕临床工作，提出循证问题，广泛查阅国内外专业文献，充分汲取最新的研究成果和实践证据，结合我国手术室护理工作的实际情况，运用循证护理学的理念和方法，给出推荐意见。通过这种基于科学证据的编写方式，以确保指南内容的权威性和可靠性，使其更好地指导临床护理实践。

在《手术室护理管理与技术应用指南》一书出版之际，向为此书编写付出辛勤努力的各位编者们表示诚挚的感谢！该书较全面、系统地展示了手术室护理工作从技术到管理，从实践到方法的关键流程、操作环节与管理规范。希望该指南能够成为手术室护士及护理管理者们规范操作的指引。愿每一位读者都能从中汲取力量，以科学管理为盾，以创新技术为剑，共同筑牢手术室安全的生命防线，携手书写手术室护理学科发展的新篇章。

中华护理学会理事长 吴欣娟

2025 年 5 月

前言

当前，我国卫生健康事业已步入高质量发展的新阶段，持续深化改革是推动医疗服务质量提升、满足人民群众日益增长的健康需求的必然要求。手术室护理工作作为医疗体系中的关键环节，在推进健康中国建设、深化医药卫生体制改革、保障手术患者安全、促进术后康复等方面发挥着不可替代的重要作用。

中华护理学会手术室护理专业委员会紧密围绕中华护理学会理事会提出的“以人民至上、生命至上”的宗旨，以高质量发展为主题，以改革创新为动力，秉承“以学术为支撑，以专科为基石，以标准为引领，以科普为桥梁，以科研为动力，以国际交流为窗口”的指导思想，于2024年8月在中华护理学会各级领导的支持与帮助下，启动了《手术室护理管理与技术应用指南》一书的编写工作。通过组织全国的手术室护理专家进行广泛调研与深入研究，并经手术室护理专业委员会专家们的认真研讨，决定本书采用循证的方法和推荐意见的形式进行呈现，力争为全国手术室护理同仁提供一本依托循证医学证据编写的实用工具书。

本书在编写时基于国家相关法律、法规、标准和规范，参考最新国内外指南、标准和相关研究，并紧密结合手术室专科护理近年来涌现的新技术、新方法和实践经验，最终将所有内容整合为九章，分别为手术室布局与运行、病人安全管理、感染控制管理、手术器械与设备管理、电外科安全、手术物品清点、无菌技术、无瘤技术和手术体位。

在编写过程中，我们征求了中华护理学会手术室护理专业委员会全体成员的建议，并得到了北京大学护理学院、复旦大学护理学院、四川大学护理学院等国内顶尖循证护理专家的悉心指导和鼓励支持；得到了中华护理学会各级领导及同仁们的积极支持与帮助，在此谨代表编委会全体成员一并表示最衷心的感谢！

本指南既对手术室管理者加强科室管理及相关教育培训有重要参考价值，也对手术室护士的日常工作和具体操作行为有明确的指导作用。

“终日乾乾，与时偕行”，今后我们将更加坚定地运用科学循证的方法，及时将整合后的国内外最新最佳证据推荐给全国手术室护理同仁，希望大家能审慎明确地运用最佳循证依据，并结合自身专业技能与真实的临床经验，为患者制订符合其护理服务需求的护理策略，同时不断完善手术室专科护士培训内容，加强手术室护理队伍建设，为推动我国手术室护理事业的高质量发展，护佑人民生命健康贡献更大的力量！

本书在编写内容上难免会出现疏漏与欠缺，希望广大读者批评指正，我们将不断完善提高。

孙育红

2025 年 5 月

目录

第一章　手术室布局与运行……1

第一节　洁净手术室布局与运行……1

一、洁净手术室的设计和布局……2

二、洁净手术室的运行与维护……6

第二节　负压手术室布局与运行……11

一、负压手术室设计与系统设置……11

二、负压手术室建筑布局……14

三、负压手术室运行……16

四、负压手术室维护……23

第三节　复合手术室布局与运行……24

一、复合手术室的设计与布局……24

二、复合手术室运行与维护……27

第二章　病人安全管理……32

第一节　术中输血护理管理……32

一、取血与转运……33

二、术中输血护理操作……34

三、输血反应处理……37

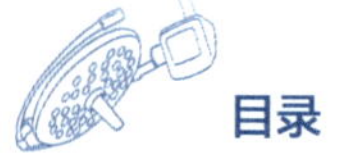

四、血制品交接……38
五、自体输血护理……39
第二节　手术病理标本管理……40
一、手术病理标本留存……40
二、手术病理标本转运……45
三、术中快速冰冻切片病理标本管理……46
第三节　围手术期下肢深静脉血栓预防……47
一、风险评估……47
二、术中干预措施……48
三、记录交接……51
第四节　手术病人坠床/跌倒防控……51
一、风险评估……52
二、防控管理……54
第五节　医用黏胶相关性皮肤损伤……56
一、风险评估……56
二、防控管理……58
第六节　手术药品安全……60
一、手术室药品存放……60
二、手术室药品使用……62
三、手术室用药不良事件管理……64
第七节　手术室医用耗材管理……65
第八节　术中获得性压力性损伤预防……73
一、风险评估……73
二、预防措施……75
三、处理措施……78
第九节　成人腹腔镜手术引起的皮下气肿的预防……80
一、高危人群与医源性因素……80
二、预防措施及注意事项……81

第三章　感染控制管理……85
第一节　手术部位感染预防……85
一、手术人员着装……86
二、手卫生与术前病人沐浴……90
第二节　手术室环境表面清洁与消毒……93
一、手术室环境表面日常清洁与消毒……93
二、手术设备的日常清洁与消毒……98
第三节　手术无菌物品管理……100
一、手术无菌物品的一般管理要求……101
二、特殊类型手术无菌物品的管理……104
第四节　医疗废物的处理……108
一、植入物取出后的管理要求……108
二、手术废液的处理……110
第五节　职业暴露与防护……111
一、人类免疫缺陷病毒感染预防……112
二、化学性暴露防护……113

第四章　手术器械与设备管理……117
第一节　手术室外来器械管理……117
一、外来器械管理要求……117
二、外来器械使用后的处理要求……119
第二节　基础设备的安全使用……120
一、无影灯……120
二、手术床……121
第三节　通用设备的安全使用……122
一、手术显微镜……122
二、医用激光设备……123
三、充气式加温仪……124
四、间歇式充气压力装置……125
五、气压止血仪……126

六、除颤仪……127

第五章 电外科安全……129
第一节 电外科设备的使用与管理规范……129
一、电外科设备安全性能评估与操作规范……129
二、回路负极板安全使用……133
三、体内植入物病人的电外科设备安全使用……136
第二节 电外科设备的安全与防护……140
一、电外科设备使用中皮肤灼伤的预防……140
二、电外科绝缘性能检测……145
三、手术烟雾的预防与控制……148
四、电外科使用中的火灾风险评估及预防……151

第六章 手术物品清点……156
第一节 手术物品清点管理要求……157
一、手术物品清点人员要求……157
二、手术物品清点相关规章制度及环境保障……158
第二节 手术物品清点规则……160
一、手术物品清点的操作要求及注意事项……160
二、手术物品清点记录单书写规范……163
三、手术物品清点意外应急处置……166
第三节 手术物品清点方法……167
一、手术器械清点方法……167
二、手术敷料清点……171

第七章 无菌技术……174
第一节 外科手消毒……174
一、外科手消毒的设施……174
二、外科手消毒的原则……176
第二节 穿脱无菌手术衣和无菌手套……177
一、无菌手术衣和无菌手套的选择……177

二、无菌手术衣的穿脱和更换 ……178
三、无菌手套的佩戴和更换 ……180
第三节 铺置无菌器械台……181
一、铺置无菌器械台的管理要求 ……182
二、意外情况时无菌器械台的处理 ……182
第四节 手术器械传递……183
一、手术器械的传递要求 ……183
二、传递手术器械的注意事项 ……184
第五节 手术区皮肤消毒……185
一、手术区皮肤消毒剂的选择 ……185
二、手术区皮肤消毒剂的使用 ……187
三、手术区皮肤消毒的方法 ……191
第六节 手术铺单……193
一、手术铺单的材质与操作原则 ……193
二、手术铺单方法……195

第八章 无瘤技术……197
第一节 无瘤技术概述……197
一、无瘤技术的适用范围及选择时机 ……198
二、肿瘤手术切口的管理 ……199
三、肿瘤手术器械的管理 ……200
四、肿瘤手术敷料的管理 ……201
第二节 开放手术无瘤技术……202
一、肿瘤切除的术中管理 ……202
二、病理标本的术中管理 ……203
三、冲洗液的术中管理 ……204
四、子宫手术的术中管理 ……205
第三节 内镜手术无瘤技术……207
一、内镜手术预防切口肿瘤细胞种植的措施……207
二、内镜手术气腹的管理 ……209

第九章 手术体位 211

第一节 手术体位安置策略 211

一、手术体位安置的风险评估 211

二、手术体位安置用品使用策略 215

三、手术体位安置人员组成 218

第二节 常见手术体位安置 218

一、仰卧位 218

二、侧卧位 223

三、俯卧位 225

四、截石位 228

第三节 术中手术体位管理 230

一、术中手术体位改变策略 230

二、特殊人群手术体位管理策略 231

三、提升手术室护士体位安置及管理能力策略 234

参考文献 236

第一章

手术室布局与运行

近年来，随着医疗卫生事业的发展和科技的进步，医院和手术室的规模都在不断扩大，高新设备和技术在手术室应用愈发广泛，手术室的结构功能及建筑布局愈加复杂，人、财务、技术、信息等资源配置和管理活动也更加综合，对手术室及相关科室工作人员提出了更高的要求。本章系统整合了洁净手术室、负压手术室和复合手术室的布局与运行相关证据并分级，推荐给手术室护理人员、手术室管理者、手术团队成员及医院建设者，以期在未来手术室建筑布局及运行管理方面提供指导和依据，不断提高手术室服务能力和运行效率，最终将惠及病人，为病人提供更高质量的护理服务。

第一节　洁净手术室布局与运行

洁净手术室(clean operating room)是采用空气净化技术，把手术环境空气中的微生物粒子及微粒总量降到允许水平的手术室。洁净手术室包括洁净手术间、洁净辅助用房、非洁净辅助用房等部分或全部组成功能区域，也可称洁净手术部。其中，手术间是对病人实施手术操作的房间，洁净辅助用房(clean supporting space)是对空气洁净度有要求的非手术间的用房，非洁净辅助用房(non-clean supporting space)是对空气洁净度无要求的非手术间的用房。洁净手术室作为救治病人的重要物理空间，通过制订基于管理部门架构的各种管理制度，定期对洁净手术室设施及设备日常运行进行预防性维护、动态监测评估、智能优化调控，并实施应急风险闭环管理，确保其正常运行，提高可靠性，排除隐患，获得安全、高效的工作环境。

一、洁净手术室的设计和布局

1. 洁净手术室应如何进行适宜环境选址？

推荐意见 1：新建洁净手术室应避开污染源（证据 A，强推荐）。

《医院洁净手术部建筑技术规范》（GB 50333—2013）中要求，新建洁净手术室应避开污染源。在医院范围内，手术室的位置宜远离院内或周边的污染源，并宜在其上风向；当有上风向和接近上风向的两个盛行风向时，基于这两个方向的空气流动，为避免污染物进入，则应选择所有风向中具有最小风频风向的对面作为手术室的位置。

推荐意见 2：洁净手术室不宜设在首层和高层建筑的顶层（证据 A，强推荐）。

由于首层易受到污染和干扰，而高层建筑顶层又不利节能及防漏。因此在大、中型医院中，宜与相关部门同层或近层布置洁净手术室。医院规模不大时，宜采用同层布置。

推荐意见 3：洁净手术室应独立成区，宜与其关联密切的外科重症护理单元毗邻，同时需规划便捷通道与病理科、消毒供应中心、输血科、放射科等科室高效衔接（证据 A，强推荐）。

洁净手术室在建筑平面中的位置，应自成一区或独占一层，有利于防止其他部门人流、物流的干扰，以及创造和保持洁净手术室的环境质量，同时宜与其有密切关系的外科重症护理单元邻近，宜与病理科、消毒供应中心、输血科、放射科等联系便捷。相关研究也表明，三级医院洁净手术室主要与临床手术科室、重症医学科在同一栋楼且有独立通道。

2. 医院如何设置洁净手术室规模？

推荐意见：应根据医院类型、级别、需求、床位数和年手术例量核定设置洁净手术室间数及净化级别（证据 A，强推荐）。

《医院洁净手术部建筑技术规范》监管要求明确规定，洁净手术室规模设置手术室间数应根据综合医院与专科医院区别、医院级别、床位数和年手

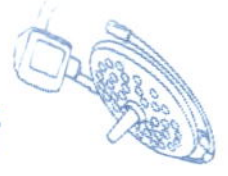

术例量、医院发展需求和自身建设能力决定所需建设的洁净手术室间数及净化级别，以满足医院日常工作的需要。同时，配置应基于医院级别及手术开展范围决定，建设前应组织专家论证，不宜盲目建设，造成医院及病人的成本增加。

手术室间数宜按外科系统病床数每20~25床设置1间，也可按以下方式计算：A=B × 365/(T × W × N)，式中A：手术室数量；B：需要手术病人的总床位数；T：平均住院天数；W：手术室全年工作日；N：平均每个手术室每日手术台数。需要注意的是，部分流量较大的省级中心医院或者专科医院不可简单地套用上述公式。

医院管理者需通过收集、分析手术部门的运营情况，如年手术量、高峰期手术量、现有手术室数量、手术时长、手术室清理轮转时间、手术室利用率等数据，制订契合医院实际需求的洁净手术室规划方案。

3. 洁净手术室如何合理布局?

推荐意见1：洁净手术室应布局分区明确合理、洁污区域分开（证据A，强推荐）。

洁净手术室平面布局应有利于提高医疗效率，应按用房功能划分洁净区与非洁净区。内部设置的主要辅助用房宜分为：在洁净区内的辅助用房，包括需要无菌操作的特殊用房、体外循环室、手术室前室、刷手间、术前准备室、无菌物品存放室、预麻室、精密仪器室、护士站、洁净区走廊或任何洁净通道、恢复室（麻醉苏醒室）、手术室的邻室；在非洁净区内的辅助用房，包括用餐室、卫生间、淋浴间、换鞋处、更衣室、医护休息室、值班室、示教室、紧急维修间、储物间、污物暂存处。

洁净区与非洁净区之间的联络必须设缓冲室或传递窗；当人、物用电梯设在洁净区，电梯井与非洁净区相通，电梯出口处必须设缓冲室，缓冲室面积不应$<3m^2$，缓冲室可以兼作他用，如术前准备，存放洁车等。

洁净区内手术室宜相对集中布置，Ⅰ、Ⅱ级洁净手术室应处于干扰最小的区域。研究也表明，大部分三级、二级医院均要求洁净区与非洁净区之间设缓冲室或传递窗、洁净区内手术室相对集中布置，符合洁污区域分开、布局分区明确合理要求。

推荐意见 2：洁净手术室应功能流程合理，洁污流线分明(证据 A，强推荐)。

医院洁净手术室的平面组合原则应以提高医院效率，减少交叉感染，保护手术室洁净环境为目的。一般洁净手术室的平面布置有如下 5 种形式：单通道形式、双通道形式、多通道形式、集中供应无菌物品的中心无菌走廊、手术室带前室，以上 5 种方式各有利弊，不论选择哪种形式，均应在保证手术室各种医疗活动的同时，使人流（医务人员、病人）、物流（术前无菌物品、术后物品）便捷、无风险通行。

医护人员应严格执行卫生通过程序，包括在非洁净区换鞋、更衣后进入洁净区，执行手卫生后进入手术室。术前需规范穿手术衣、戴手套，术后应按原路退出手术室。《医院洁净手术部建筑技术规范》(GB 50333—2013) 指出，病人从非洁净区进入后，应在洁净区换洁车或清洁车辆，并应在洁净区进行麻醉、手术和恢复，术后退出手术室至病房或 ICU。在做好转运车的擦拭消毒、转运被单一人一换，及地面的清洁擦拭的前提下，可无须换洁车。

无菌物品应在供应中心消毒后，通过密闭转运或专用洁净通道（缓冲、洁梯、物流系统等）进入洁净区，并应在洁净区无菌储存，根据需要送入手术室。可复用的医疗器械由各手术室（间）内收集后，在手术室污物处置间进行预处理后送至消毒供应中心清洗、灭菌、存放。不可复用的术后物品经过消毒、密封等处理后，按医疗废物进行无害化处置。

4. 医院新建的手术室是否应均为洁净手术室？

推荐意见：应基于医院级别、开展手术类型、感染控制要求、资源配置需求，综合确定洁净手术室与一般手术室的建设比例(证据 B，强推荐)。

依据《综合医院建筑设计标准》(GB 51039—2024)，一般手术部由一般手术室与相应辅助房间组成，无控制悬浮菌浓度指标，也无洁净度级别要求，执行《医院消毒卫生标准》(GB 15982—2012) 的消毒通风措施。2019 年亚太感染控制学会（Asia Pacific society of infection control，APSIC）发布的《手术部位感染预防指南》与 2018 年世界卫生组织（World Health Organization，WHO）发布的《预防手术部位感染全球指南》第 2 版，均指出“空气层流技术不能降低关节置换手术病人的手术部位感染率”，现有临床证据尚不支持新建或翻修手术室应常规全部安装层流系统以预防手术部位感染（surgical site infection，SSI)。相关研究

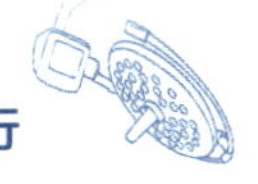

也系统阐述了不同洁净度的手术室的感染率情况相近，提示盲目追求高等级洁净手术室对手术部位的医院感染预防与控制不一定有效，应参考手术等级及具体情况合理分配和使用洁净手术室。同时，不同级别、不同床位数的医院所开展的手术类别及手术量不尽相同。因此，各级各类医疗卫生机构在新建手术室时，不应片面追求档次而建设全洁净手术室，应基于医院级别及手术开展类型和实际资源配置需求，以及《综合医院建筑设计标准》中对手术室建设的要求，综合确定洁净手术室和一般手术室的建设比例，并且建设前应组织专家论证，不宜盲目建设，正确认识和推广一般手术室建设。

5. 洁净手术室应如何限定人员数量？

推荐意见：应根据手术室级别规定和控制室内医护人员的限定人数（证据A，强推荐）。

由于人体本身携带细菌，在一定程度上会增加手术室空气中含菌量，因此，在满足手术基本需要的情况下应控制手术室人数。洁净手术室应根据手术室级别规定和控制室内医护人员的设定人数，并以此为基础确定设计负荷。当无法确定设定人数时，可参照以下标准计算设计负荷：Ⅰ级 12~14 人，Ⅱ级 10~12 人，Ⅲ、Ⅳ级 6~10 人。相关研究表明，按手术室的大小和级别控制人员时，一般不允许在手术室参观手术，若实习或进修等一定要进入手术室内，应对观摩人员管理要求如下：①观摩人员及临时需要进入限制区的人员应在获得手术室管理者批准后由接待人员引导进入，不应互串手术间；②每个手术间不应超过 3 名观摩人员，观摩人员与术者距离应在 30cm 以上，脚凳高度不应超过 50cm。

6. 洁净手术室应如何设定人员管控要求？

推荐意见：应限制手术室人员流动，非必要人员及患有相关疾病人员不得入内，非必要情况不得开关手术室门（证据 B，强推荐）

人员进出手术室（即手术室人流量）分为必需流动和非必需流动，必需流动包括从手术室外取用手术室内未常规配备的物品或工作人员进出休息。非必需流动是指工作人员不必要地进出手术室，如未分配到该手术间的工作人员进出参观等。医护人员是洁净手术室最大的污染源，手术人员活动容易造成尘土飞扬或细菌的传播扩散。有关心脏和神经外科手术的观察性研究表明，手术室人员流动过多会影响 SSI 的发病率，空气中的微粒数量与手术室中的人数以及手术室门的开关次数有关。因此，美国围手术期注册护士协会（association of perioperative registered nurses，AORN）建议将手术室人流量保持在最低水平，以降低手术室无菌区空气中的微生物水平。应限制与手术无关人员及外来医疗器械厂商人员上台，并应限制其随意出入手术室；而进入限制区的非手术人员应按照人员流动路线要求，在限制范围内活动。患有急性上呼吸道感染、感染性腹泻、皮肤疖肿、皮肤渗出性损伤等感染期的医务人员不应进入手术室的限制区，参加手术人员在实施手术前应做好个人的清洁。有研究推荐采用以下方法进行手术室开关门管理：①建立完善的洁净手术室门禁管理制度，加强工作人员无菌技术及相关举措的培训教育。②每个巡回护士同一时间宜只负责 1 台手术的配合。③合理进行术前准备工作，充分准备术中所需器材，减少手术仪器、物品的移动；必需流动可使用传递窗减少开关手术门的次数，减小手术室空气与外界接触的面积，保持室内空气既有的流动模式。

二、洁净手术室的运行与维护

1. 洁净手术室净化空调系统有哪些节能举措？

推荐意见 1：维护及管理人员应掌握净化空调系统的能耗状况，以减少能源浪费（证据 A，弱推荐）。

《医院洁净手术部运行维护与管理规范》（T/CAME 2—2019）要求操作人员应确定合理的开机时间，并且术前的空气净化准备时间应符合《医院洁净手术部建筑技术规范》（GB 50333—2013）洁净手术室的各类洁净用房的最少术间自净时间要求。宜根据洁净手术室实际使用情况建立合理的值班运行模式，避免大量洁净手术室处于空转或待机状态。科学规划手术室净化空调系统区域，合理共用净化空调系统，可有效提高手术室净化空调系统的运行效率，减少能源浪费。《医院洁净手术部建筑技术规范》中要求洁净手术室及与其配套的相邻辅助用房应与其他洁净辅助用房分开设置净化空调系统；Ⅰ、Ⅱ级洁净手术室与负压手术室应每间采用独立净化空调系统，Ⅲ、Ⅳ级洁净手术室可 2~3 间合用一个系统，当多个手术室共用一个净化空调系统时，每个手术室的面积、负荷和温湿度应尽量相近。洁净手术室净化空调冷热源宜独立设置，也可由医院集中供给；冷热源非独立设置时，系统应能满足过渡季及冬、夏季冷热工况的使用要求，满足湿度控制要求，夏季高温高湿地区宜设置深度除湿系统。

推荐意见 2：净化空调系统合理配置，宜利用二次回风系统和新风系统，调节室内温、湿度（证据 B，弱推荐）。

研究表明，二次回风系统在湿热处理过程中，出风量大，送风温差和热负荷小，通过利用回风温度满足室内温、湿度调节的同时，系统可降低设备运行成本，节约能源。可运用智能新风系统识别参与手术的人数及手术类型，计算理论新风量并自动调节、模型优化，集中处理深度除湿、降温。净化空调系统可以为集中式或回风自循环处理方式。当整个洁净手术部设集中新风冷热处理设施时，新风处理机组应能在供冷季节将新风处理到不大于要求的室内空气状态点的焓值，当有条件时，宜采用新风湿度优先控制模式。

推荐意见 3：净化空调系统应设置空气过滤器或选用低阻力优质过滤器，定期安全检测、清洗或更换（证据 A，弱推荐）。

《医院洁净手术部建筑技术规范》（GB 50333—2013）中要求净化空调系统设置空气过滤器或装置应符合下列要求：在新风口或紧靠新风口处设置新风过滤器或装置；在空调机组送风正压端出口设置预过滤器；在系统末端或靠近末端静压箱附近设置末级过滤器或装置；在洁净用房回风口设置回风过滤器；在洁净用房排风入口或出口设置排风过滤器。另外，在保证过滤效果的前提下，宜优先选用低阻力的空气过滤器，运行维护管理中通过安全检测、定期清洗或更换过滤器等举措达到节能目的。

推荐意见 4：应将净化空调系统运行和手术过程的信息化管理相结合以节能（证据 C，弱推荐）。

《医院洁净手术部建筑技术规范》（GB 50333—2013）中要求通过经济和技术比较，可在系统运行的不同时间段根据实际需要变化新风量。使用过程可通过合理安排手术，术前术后及时开启、关闭空调机组，术中结合手术过程的电子化记录采集手术信息，智能化管理人流、物流，根据手术进行的不同阶段智能调节手术室通风模式，合理设置改变温度、湿度、新风量、压差等参数，确保净化空调处于良好运行状态，实现节能运行。

推荐意见5：应以单位时间、单位面积计算最小新风量，每平方米最小新风量在15~20m^3/h，通过控制手术室内人员数量调整新风量大小及送风次数(证据B，弱推荐)。

《医院洁净手术部建筑技术规范》(GB 50333—2013)中要求以单位时间、单位面积计算最小新风量，根据手术间级别最小新风量应在15~20m^3/(h·m^2)中选用，具体以手术室内人员数量确定选择，即在调整通风量大小范围内，人员数量越多，最小新风量越大。每小时换气次数(air changes perhour，ACH)增加会导致更高的能耗和经济成本，应尽可能减少手术室中的人员数量来降低送风次数，通风系统能够在运行寿命期间保持目标性能水平。洁净辅助用房参考美国标准和日本标准，除护士站和麻醉准备室最小为3次外，其他最小均为2次，这要求在围护结构施工时做到严密不漏气，才能在给定的换气次数下保持规范要求的正压。相关指南也表明，手术室最小换气次数应保持≥15ACH，其中新鲜空气应≥3ACH，除设备、人员和病人外，保持手术室门关闭，并限制非必要人员进入。无人使用时手术室的通风可调整到6ACH，在实现空气清洁的基础上节省能源。

2. 洁净手术室应如何进行日常监测和综合性能检测?

推荐意见：应在洁净手术室工程验收合格后由使用方委托具备资质的第三方工程质量检测部门按相关规定，定期进行日常监测和综合性能检测(证据A，强推荐)。

洁净手术室性能检测包括工程验收检测、日常监测、定期综合性能检测、空气净化效果监测(洁净度及细菌总数)等。遇医院感染暴发怀疑与空气污染有关时随时进行检测，并进行相应致病微生物的检测。

日常监测项目包括：颗粒物浓度、温度、相对湿度、静压差、CO_2温度、室内压差等，应至少包括温度、相对湿度、静压差监测指标，且测试设备或传感器均应处于检定或校准有效期内。具体检测方法应符合下列要求：①洁净手术室与相邻房间的静压差测试应在手术进行过程中，且各方向的门处于关闭状态下，直接读取洁净手术室门外仪表数据或按照《医院洁净手术部建筑技术规范》(GB 50333—2013)的要求使用微压差计现场测量；②洁净手术室温度和相对湿度的测试应在手术进行过程中，且各方向的门处于关闭状态下实时记录数据；③各监测指标采集及信息处理应符合《洁净手术部通用技术要求》(GB/T 42392—

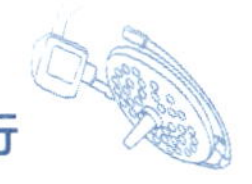

2023)中静态监测和动态监测方法要求;其中静态监测方法中须区分颗粒物浓度监测与除颗粒物浓度外的其他监测步骤,动态监测仅用于手术中人员进出手术室对室内环境的影响;④日常监测项目检验周期:应在每日晨间由专人检查洁净手术室温度、相对湿度、静压差,并记录;可依据52周以上的监测记录,对运行和关闭设施状态进行调整,并持续监测调整后的运行情况;洁净度及细菌菌落总数宜定期进行监测,应根据房间总数,合理安排每次监测房间数量,并在12个月内完成对所有洁净手术室监测。

定期综合性能检测项目应至少包括截面风速(Ⅰ级)、换气次数(Ⅱ~Ⅳ级)、洁净度、细菌菌落总数、静压差、温度、相对湿度、噪声、新风量、排风量。定期综合性能检测时应符合下列要求:①综合性能检测项目检测方法应符合《医院洁净手术部建筑技术规范》(GB 50333—2013)的要求;②高效过滤器完整性的检测方法应符合《洁净室施工及验收规范》(GB 50591—2010)的要求;③不得以维保方调试结果或日常监测结果代替定期综合性能检测结果;④各项目测试时均应保证系统在同一运行工况下进行,当对某一参数进行调整后,应对所有参数进行重新测定;⑤不得以空气洁净度级别或细菌浓度的单项指标代替综合性能全面评定;⑥应在静态工况下进行;⑦定期综合性能检验周期:每年的定期维护检测;停止使用半年以上重新投入使用;净化空调机组进行大修或更换;高效过滤器更换后(还应增加对过滤器滤芯及其安装边框完整性的验证);综合性能检测结果应符合《医院洁净手术部建筑技术规范》(GB 50333—2013)中相关规定的要求。

空气洁净设备维护与保养要求:空气处理机组、新风机组应定期检查,保持清洁;新风机组粗效滤网宜每2d清洁一次,粗效过滤器宜1~2个月更换一次,中效过滤器宜每周检查,3个月更换一次,亚高效过滤器宜每年更换,发现污染或堵塞及时更换;末端高效过滤器宜每年检查一次,当阻力超过设计初阻力160Pa或已经使用3年以上时宜更换;排风机组中的中效过滤器宜每年更换,发现污染或堵塞及时更换;定期检查回风口过滤网,宜每周清洁一次,每年更换一次;如遇特殊污染,及时更换,并用消毒剂擦拭回风口内表面。

3. 洁净手术室设计和维护团队的组成及职责要求有哪些?

推荐意见1:应建立内部和外部跨学科的设计和施工团队(证据B,强推荐)。

AORN《手术室设计和维护实践指南》明确指出规划施工和改造项目时,

应召集院外团队和院内多学科管理者进行头脑风暴，获取不同专业学科知识和设计视角。院外团队包括设计团队、设备工程师、施工团队；院内多学科包括医院行政管理科室、医院感染管理科、手术科室、麻醉科、手术室、后勤（如基建科）。跨学科团队监督手术室的施工和改造项目，让空间能够更好地满足手术和感染控制的需求。在设计过程中，手术室护士应通过沟通了解工作人员和病人需求、空间功能（例如：工作空间的人体工程学），以及参与下列议题的讨论：设备选择、建议的工作流程、空间的使用、健康工作环境的要素（例如：符合人体工程学的安全要素）；参加施工会议，巡视监督项目进展，并向设计与施工团队传达和更新临床信息（例如：工作流程）等，从规划到运行阶段为手术室空间设计与施工提供独特且有价值的视角。

推荐意见 2：应建立运行维护的应急预案并定期审查（证据 B，强推荐）。

在运行维护手术室时，应考虑影响病人手术、工作流程以及工作环境的因素，对于手术室可能出现的停水、停电、火灾等设备与环境意外事件，应制订意外事件的应急预案。当发生意外事件，应迅速评估判断事件意外状况、确定应采取的有效措施步骤，针对意外状况与相关部门进行有效沟通，迅速形成有效的应急方案，确保及时协作处理；定期对应急预案进行审查，为后续分析和改进提供依据，以降低意外事故风险和危害程度。另外，AORN 提出了一项建议，当发生暖通空调（heating ventilation and air conditioning，HVAC）系统异常时，手术室人员应根据风险评估实施应急措施，包括移动手术物品、恢复手术室和净化空调系统功能、重新安排手术或将手术移至手术室未受影响区域，关闭受影响的手术室或延期手术。当发生停电或正在进行施工或翻新项目时，应立即启动净化空气质量的紧急备用计划，可使用能够再循环全部或几乎全部室内空气、并提供至少 12ACH 的便携式的高效微粒空气（high efficiency particulate air，HEPA）过滤器，恢复空气质量及通风，预防交叉感染，确保围手术期团队成员和病人的安全。

推荐意见 3：应根据手术室规模及实际情况，合理选择或建立权责明确的运行维护团队（证据 C，强推荐）。

为维护空调净化系统的正常运行，运行维护团队应根据洁净手术室规模及实际情况确立管理目标，并建立完善的运行维护管理制度，明确工作范围、工作内容、工作职责、工作流程，项目标准等，做到权责明确。运行维护团队的具体要求如下：应具备相关行业从业资格，并定期接受培训和考核；应专人

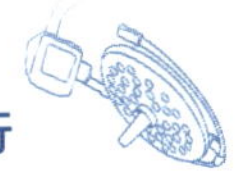

专管，遵循设备的使用说明、遵守维修操作规程进行保养与维护，制订运行手册，定期巡检并有记录；应严格执行岗位职责，遵守各项管理制度，按照相应规范流程作业；应严格执行值班及交接班制度；应具备对设备故障维修的紧急性进行判断的能力；应保障洁净手术室内部空间环境设施等的卫生清洁并配合医院定期开展质量检查，能够分析和处理常见问题，以保证洁净手术室的正常运行。洁净手术室全部或部分由第三方实施维护保养的，应对第三方进行管理监控并向第三方建立索证制度，应与第三方签订服务合同，明确规定服务内容及履行时间；在洁净手术室从事的一切活动应获得医院许可，并接受医院监督；应定期组织安全检查，对发现的问题及时组织整改。

（陈育慧　黄小纹）

第二节　负压手术室布局与运行

按照《传染病医院建筑设计规范》定义，负压手术室（negative air pressure operating room）是采用平面空间分隔并配置空气调节系统控制气流流向，保证手术间内空气静压低于周边区域空气静压，并采取有效卫生安全措施防止传染的手术室。AORN 建议在手术区域内使用 HEPA 过滤器处理废气，以减少围手术期环境中的传染性颗粒释放到附近走廊或病房中，充分避免感染病人与普通病人、医务人员的交叉感染。

一、负压手术室设计与系统设置

1. 哪些类别的手术需要在负压手术室进行？

推荐意见：经空气传播的传染病、特殊感染或未经卫生处理的急救手术应在负压手术室进行（证据 B，强推荐）。

负压手术室可使用全新风直流系统，采用 HEPA 过滤器净化并集中送风，向病人方向供应过滤后的空气；在平行于手术床长边的双侧墙的下部设置排风口，吸入靠近地面的污染空气；可同时设置位于病人头部正上方的顶部排风口，用于排出麻醉气体和室内异味。手术间的排风量大于送风量，以确保术间内的负压环境，减少传染性颗粒释放。

《医院洁净手术部建筑技术规范》(GB 50333—2013)明确规定,负压手术室是为医院中疑有空气传播感染或未知原因感染的手术而设,包括:①由污染气溶胶、飞沫、通过呼吸道传播的传染病,如肺结核、严重急性呼吸综合征(SARS)、麻疹、水痘等;②特殊感染手术,病原菌感染力强,对周围环境可造成严重污染,但不会造成流行性疾病的手术,如铜绿假单胞菌感染伤口、气性坏疽和破伤风病人的手术等;③病人病情危重且不能经过卫生处理的急救手术;为上述三类病人进行手术时,应遵循《中华人民共和国传染病防治法》,安排在负压洁净手术间,或采用正负压转换形式的洁净手术间,其中空气传染性疾病手术应在全新风直流系统的负压手术间进行。

2. 负压手术室的手术应按何种优先级进行?

推荐意见:**需要在负压手术室进行的手术应按紧急程度顺序进行,紧急手术优先于限期手术,限期手术优先于择期手术(证据C,强推荐)。**

负压手术间内为负压环境,空气从空气清洁度较低的走廊流向负压手术间内,可能导致手术在不洁环境中进行,轻易使用可能会对病人造成不利影响,因此,负压手术间的使用应限用于不可避免的情况,对怀疑有传染病的病人应尽可能快速明确诊断,再决定是否启用负压手术间。

在传染性疾病大流行的情况下,负压手术间资源相对紧张,手术应按优先级顺序进行,优先级顺序主要考虑手术延迟是否会导致不良结局甚至影响病人生命安全,优先进行紧急手术,其次进行限期手术,再进行择期手术,不推荐进行长期延迟不会导致不良临床结局且围手术期工作会占用大量医疗资源的择期手术。

3. 负压手术室的净化空调系统硬件应如何设置?

推荐意见:**负压手术室应每间采用独立净化空调系统,建议使用全新风直流系统,各通风口处应设置空气过滤器(证据B,强推荐)。**

负压手术室的净化空调系统由空气处理机组、术间内送风口及回风口、外部新风口及排风口组成。《医院洁净手术部建筑技术规范》(GB 50333—2013)明确规定,负压手术室应每间采用独立净化空调系统,建议使用全新风

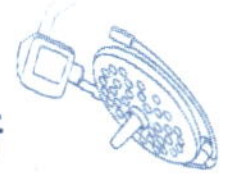

直流系统，国外标准（日本医院设备协会规范 HEAS—02、德国标准 DIN1946—4）建议：烈性传染病手术室应全新风、全排风工况运行，室内不运行空气循环装置；当回风含有害气体时，任何形式的回风均不能使用。在我国，烈性传染病是指《中华人民共和国传染病防治法》中所规定的甲类传染病和按甲类管理的乙类传染病。

空气处理机组又称空调机组，一般包括风机（送风机、排风机）、加热器、冷却器以及过滤器各组件。排风机应与送风机联锁运行，开启负压净化时，排风机先于送风机开启，后于送风机关闭。《医院洁净手术部建筑技术规范》（GB 50333—2013）要求空调冷凝水管不应直接与下水道相接，冷凝水经消毒后排放。

负压手术间顶棚送风口处设置止回阀，手术无影灯避免遮挡层流气体直吹。正负压转换手术间若采用传统空调净化系统，回风口应平行于手术台长边的双侧墙的下部，应将回风口分为两部分：一部分回风口装中效过滤器，在正压状态下使用；另一部分回风口装高效过滤器，在负压状态下使用。使用负压手术间时关闭回风，只开启排风。

排风口与送风系统新风口应避免设在建筑物同侧且保持安全距离，严防排风口空气泄漏导致送风口的空气污染。按照《传染病医院建筑设计规范》要求，排风机设在排风管路末端，对排风进行高效过滤处理后，采用高空排放，排风口尽可能高且禁止有人员活动。排风管内压力设计为负压，以确保排风管路内污染气体不外溢污染其他功能房间。

按照《洁净手术部和医用气体设计与安装》和《医院洁净手术部建筑技术规范》（GB 50333—2013）要求，负压手术间内送风口处设置高效或亚高效过滤器，回风口处设置高效或亚高效过滤器；空气处理机组内部设置粗、中效过滤器；室外排风口处设置止回阀，选配高中效过滤器。空气处理机组内部及室内各类风口处的各级空气过滤器应安装压差计检测报警装置，有条件时可设置数字化风压传感设备，远程查看过滤器阻力。

4. 负压手术间及缓冲室净化空调系统的参数如何设置？如何维持负压状态？

推荐意见 1：相邻区域应设置为梯度压力，保持-5kPa 静压差，保证气流有序流动（证据 A，强推荐）。

推荐意见 2：负压手术间的排风量应大于送风量至少 150m^3/h，以维持术间负压（证据 A，强推荐）。

净化空调系统应按污染情况分区独立设置，按照《医院洁净手术部建筑技术规范》（GB 50333—2013）和《综合医院建筑设计标准》（GB 51039—2024）要求，负压手术间送风量应根据术间面积设置，新风送风量应至少达到 15~20m^3/（m^2·h），采用高换气循环率（≥25 次 /h），实现每 2.5~4min 完全交换一次，新风口进风净截面的速度不应>3m/s，排风口吸风速度不应>2m/s。静压差的作用体现在静态隔离，合理的压力梯度可有效避免污染物外泄，为保证气流有序流动，相邻分区梯度压力设置 −5kPa 静压差，通过调整机组风机的运行频率，始终保证术间的排风量至少大于送风量 150m^3/h。静压差的测定采用微压差计在洁净室所有门均关闭、最大排风量的条件下，从空气洁净度级别最高的房间依次向低级别的房间进行检测。

5. 负压手术室应达到何种净化级别？

推荐意见：负压手术室净化级别应达到Ⅲ级及以上（证据 C，强推荐）。

手术间内处于负压状态时，各项指标应符合一般洁净手术室（Ⅲ级）要求，手术区空气洁净度级别达 10 000 级（ISO 7 级），可以进行感染和重度污染手术。按照《洁净室和相关的受控环境 第1 部分：颗粒浓度对空气清洁度的分类》（ISO 14644—1：2015）标准，负压手术间所需达到的主要技术指标包括：温度 21~25℃；相对湿度 30%~60%；照度≥350lux；噪声≤49dB；直径≥0.5μm 的尘粒数≤352 000pc/m^3；直径≥5.0μm 的尘粒数≤2 930pc/m^3。

二、负压手术室建筑布局

1. 负压手术间应设立在手术室的什么位置？

推荐意见：负压手术间应位于手术室的一端，远离其他手术间或辅助用房，有独立出入口（证据 B，强推荐）。

负压手术间应位于手术室的一端，尽可能自成一区，远离其他手术间，有独立出入口，以控制污染，方便封闭隔离。在新建或改建、扩建大型医院手术室时，

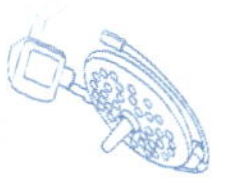

建议将负压手术间作为综合手术室的一部分，这样更容易建立和使用，成本效益更高，而不是在需要时将手术间临时改为负压手术间。

2. 负压手术室的独立通道应该如何设置？

推荐意见：负压手术室应设置独立的病人转运通道和医疗废弃物转运通道（证据A，强推荐）。

《医院洁净手术部建筑技术规范》（GB50333—2013）规定，负压手术室应有独立出入口，防止因人流、物流而将污染空气传播到其他区域。对可能通过空气传播感染的病人的流动路线进行隔离，即有独立通道出入负压手术间，要求该通道尽可能短，避免病人接入和送出手术间时与其他病人交叉感染。术后污物和医疗废弃物具有全空间污染、急性传染和潜伏性污染等特征，其所含有的病原微生物如处理不当，会造成医院内交叉感染和空气污染，应有专门的污物转运通道。负压手术间与洁净手术室内洁净通道应设分隔门，医护人员可通过与普通手术间共用的洁净走廊，经缓冲室进入负压手术间。

3. 负压手术室的缓冲室应如何设置？

推荐意见：负压手术间出入口均应设置缓冲室，缓冲室应与其他区域有压力差（证据A，强推荐）。

《医院洁净手术部建筑技术规范》（GB50333—2013）规定，负压手术间和感染手术间在出入口处都应设准备室作为缓冲室，即负压手术间与其他手术间之间，负压手术间与传染病病人转运通道之间、负压手术间与医疗废弃物转运通道之间均应设缓冲室，医护工作者由洁净走廊经缓冲室进入负压手术间；可能通过空气传播感染的病人从独立转运通道经缓冲室进入负压手术间。缓冲室具有动态隔离效果，减少开门时对手术间造成明显压差而导致污染空气外排至洁净走廊或周围辅助区域。缓冲室也应设置为负压房间，气流组织采用上送下回方式，使局部发生的气溶胶就地抑制，有利于沉降，缩短在空间的滞留时间，尽快排出。

三、负压手术室运行

1. 负压手术间内的人员应采取何种防护措施？护士如何配置？

推荐意见：负压手术间内的医护人员应采取三级防护，限制手术间内人员数量（证据 B，强推荐）。

按照《经空气传播疾病医院感染预防与控制规范》（WS/T 511—2016），负压手术间内的医护人员选用防护用品应按照分级防护的原则（表 1-1），在为疑似或确诊经空气传播疾病病人进行产生气溶胶操作时，应采取三级防护措施：穿戴医用防护口罩、防护面屏或护目镜、乳胶手套、工作服、防护服、工作帽、鞋套，并严格执行手卫生。严格限制手术间内的人员数量，可安排 3 名护士参与手术：手术间内配备巡回护士和洗手护士各 1 名，负责手术护理配合；手术间外配备巡回护士 1 名，负责沟通协调、物品供应和感染控制监督等工作。

表 1-1 医务人员的分级防护要求

防护级别	使用情况	防护用品									
		外科口罩	医用防护口罩	防护面屏或护目镜	手卫生	乳胶手套	工作服	隔离衣	防护服	工作帽	鞋套
一般防护	普通门（急）诊、普通病房医务人员	+	–	–	+	±	+	–	–	–	–
一级防护	发热门诊与感染疾病科医务人员	–	–	–	+	+	+	+	–	+	–
二级防护	进入疑似或确诊经空气传播疾病病人安置地或为病人提供一般诊疗操作时	+	+	±	+	+	+	±★	±★	+	+
三级防护	为疑似或确诊病人进行产生气溶胶操作时	–	+	+	+	+	+	–	+	+	+

注："+"应穿戴的防护用品，"–"不需穿戴的防护用品，"±"根据工作需要穿戴的防护用品，"± ★"为二级防护级别中，根据医疗机构的实际条件，选择穿隔离衣或防护服。

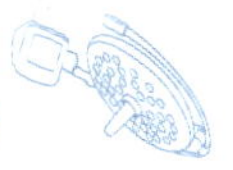

2. 负压手术间环境如何准备?

推荐意见:应提前 30min 开启空调净化系统负压;病人进入手术间后,禁止人员随意进出(证据 C,强推荐)。

《医院洁净手术部建筑技术规范》要求,为保障负压手术间环境洁净度,空调净化系统应在病人到达前至少已运行 30min,其间保持手术间、缓冲室的门和传递窗处于持续关闭状态,待手术间内负压值降至合格后开始手术。嵌入式存储柜、电脑、电话、显示器和呼吸机表面都应覆盖一层保护膜,以防止生物气溶胶沉积。在手术间门口和专用通道醒目处悬挂隔离标识牌。一旦病人被转移到手术间,所有的门都应该密封好,在手术过程中任何人都不应该离开手术间。

3. 负压手术间内的设备及物品应如何准备?

推荐意见:应精简手术间内的设备及物品,将与手术无关的设备及物品移出;尽可能使用一次性耗材(证据 C,强推荐)。

应在病人进入负压手术间前精简手术间内的设备及物品,将与手术无关的设备及物品移出手术间,并将手术所需的仪器设备、器械及耗材准备完善并放在手术间内;尽可能选用一次性物品,包括手术铺巾、无菌手术衣、一次性耗材等,并且以最低数量入室,不足时由手术间外巡回护士供应;可复用的手术器械、皮肤消毒剂尽量减少数量和选择小量的剂型。

4. 手术病人应如何转运至负压手术间?

推荐意见:转运人员应采取二级防护措施,经由独立通道转运病人(证据 B,强推荐)。

按照《经空气传播疾病医院感染预防与控制规范》(WS/T 511—2016)要求,进入疑似或确诊经空气传播疾病病人安置地点的转运人员,应采取二级防护措施:穿戴医用防护口罩、乳胶手套、工作服、隔离衣或防护服、工作帽、鞋套,根据工作需要穿戴防护面屏或护目镜。对可能通过空气传播感染的病人的流动路线进行隔离,通过独立通道进、出负压手术室,疑似或确诊经空气传播疾病病人在转运途中，病情容许时应戴医用外科口罩。

5. 手术团队成员进入负压手术间的时机？

推荐意见：手术团队成员（除麻醉操作必须成员外）宜在气管插管完毕后再进入负压手术间（证据 B，强推荐）。

全身麻醉的手术过程中，病毒气溶胶化的最高风险是在插管和拔管期间，包括手控通气、气管内插管、气管内吸痰以及拔除气管导管等过程。美国麻醉医师协会（American society of anesthesiologists，ASA）建议：在麻醉插管期间，宜保留最少数量的麻醉人员及其他医护人员在场，以保障病人安全。《手术安全核查制度》要求在麻醉实施前由手术医师、麻醉医师和手术室护士三方共同对病人身份和手术部位等内容进行核查。因此，麻醉操作过程中，推荐有麻醉医师及其助手、手术医师 1 名及手术室护士 1 名在负压手术间内，其他手术团队成员在缓冲室内等待，直到房间内 99% 的空气交换完毕(一般需空气循环 5 次，大多数手术间为 15~30min)，再进入手术间。对于椎管内麻醉的病人，建议术中全程佩戴外科口罩或医用防护口罩。

6. 负压手术间内手术人员站位有何要求？

推荐意见：术中医护人员应避免遮挡新风气流，避开回风方向污染气流（证据 C，强推荐）。

医护人员手术时站位于顶棚送风口下主流区内，避开回风口，防止迎着污染空气排放的流向站位，同时应注意不要将手术灯直接设置在伤口区域的上方，避免手术灯上可能的传染性颗粒的传播。低位回风口将被污染的气溶胶引导到地板上，为了尽量减少暴露于有毒气溶胶的风险，手术间内人员不应俯身趴在地板上、坐在地板上或靠近墙壁。

7. 负压手术间应如何选择负压吸引器？

推荐意见：负压手术间应使用封闭式电动负压吸引系统，废液经消毒处理后排放（证据 C，强推荐）。

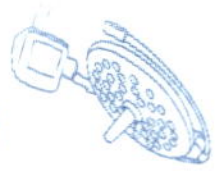

负压术间内应配备至少两套负压吸引器，病人进入手术间后，立即在病人头面部放置负压吸引器，尽量减少病人呼吸道分泌物的扩散。使用配备病毒过滤器的封闭式吸引系统，在保证吸引性能的前提下使用最小抽吸力，以降低空气传播的风险。建议使用密闭式电动负压吸引系统将手术台表面血液、体液、冲洗液等吸入一次性医用废液收集器。根据《疫源地消毒总则》（GB 19193—2015）要求，对于病人的血液、分泌物、呕吐物等大量污染物，应根据病原体类型使用含有效氯 5 000~20 000mg/L 的消毒液处理，用量为污染物总量 2 倍及以上，作用时间 30~120min，即术前应按照容积在废液收集器内加入足量含有效氯 5 000~20 000mg/L 的消毒液，使用完毕静置 30~120min 后再排入医院污水处理池。

8. 负压手术间内如何正确使用能量设备？

推荐意见：应降低能量设备功率，以减少手术烟雾的产生。建议使用带有吸引装置的能量设备，以减少烟雾颗粒的扩散（证据 B，强推荐）。

当能量设备使细胞内温度升高>100℃时，就会释放手术烟雾，手术烟雾由 95% 的水蒸气和 5% 的燃烧副产物（各种化学物质、颗粒、病毒和细菌）组成，病毒可通过手术烟雾传播。美国胃肠道和内窥镜外科医师协会（society of American gastrointestinal and endoscopic surgeons，SAGES）等组织建议，尽量减少能量设备的使用，电灼功率应尽可能降低到低热扩散，降低能量设置以减少手术烟雾。开放手术推荐用集成在电外科设备中的排烟系统，与负压吸引器结合使用，提供足够的吸引性能来收集手术烟雾，减少病原体传播，通气率的增加可使测量到的颗粒浓度更快下降。

9. 负压手术间内如何正确使用腔镜设备？

推荐意见：应使用单向气腹机供气，在保证腹腔镜器械正常操作的前提下减少穿刺器（trocar）的使用数量，降低气腹压力（证据 B，强推荐）。

SAGES 建议不要使用双向气腹机供气，以防止病原体在气腹机的回路中聚集并可能感染后续使用该设备的病人。腹腔镜手术所用的单向阀穿刺器，在器械更换和气腹给气时打开穿刺器旋塞阀会使腹腔镜气体扩散到手术间内，应在保证腹腔镜器械能够正常操作的前提下减少穿刺器的使用数量，同时降低气腹压力，以减少器械更换过程中的气体泄漏。

10. 负压手术间内全麻病人术后拔管及转运时有哪些注意事项？

推荐意见：**全麻病人应在负压手术间内拔除气管插管；术后仍需维持机械通气的病人应使用带有空气过滤器的呼吸机转运离开（证据 B，强推荐）。**

全麻病人避免转运至麻醉恢复室，在手术间内拔管后继续观察。ASA 建议在病人临床条件和血流动力学条件允许的情况下，拔管操作应在所有手术操作完成后，且在最少数量的操作者在场的情况下进行。建议拔管操作完成后，与术前插管操作时相同，在负压手术间内等待 15~30min 再将病人转移出负压手术室，降低带有病原体的气溶胶扩散到负压手术室外的风险。术后仍需维持机械通气的病人应使用带有空气过滤器的转运专用呼吸机，无转运专用呼吸机时，则应在转运过程中在气管插管上安装空气过滤器。

11. 负压手术间术后环境如何处理？过滤器如何更换？

推荐意见 1：**病人离开负压手术间后，应持续负压空气净化，再使用含消毒液布巾擦拭手术间内物体表面及地面（证据 B，强推荐）。**

推荐意见 2：**每次烈性传染病手术后应更换负压手术间内回风口及排风口过滤器；如未进行烈性传染病手术，则应根据过滤器运行阻力和过滤效率进行更换（证据 B，强推荐）。**

为确保终末消毒效果，在病人离开手术间后，应根据负压手术间空调净化系统的送风量，持续负压净化 15~30min 后开始清洁和消毒，以减少空气中残留的气溶胶颗粒。手术间清洁人员应实施手卫生，在专用保洁车上备齐清洁消毒物品后进入缓冲室，穿戴防护用品后进入手术间。按照《医疗机构消毒技术规范》要求，术后环境终末消毒应按照不同病原体类型进行处理：①被感染朊病毒病人或疑似感染朊病毒病人高度危险组织（大脑、硬脑膜、垂体、眼、脊髓等组织）污染的一般物体和环境表面应用清洁剂清洗，根据待消毒物品的材质采用 10 000mg/L 的含氯消毒剂或 1mol/L 氢氧化钠溶液擦拭或浸泡消毒，至少作用 15min，并确保所有污染表面均接触到消毒剂；被低度危险组织（脑脊液、肾、肝、脾、肺、淋巴结、胎盘等组织）污染的一般物体表面和环境表面可只采取相应常规消毒方法处理。②气性坏疽感染病人手术结束后，可采用3%过氧化氢或过氧乙酸熏蒸，3%过氧化氢按照20ml/m^{3}气溶胶喷雾，过氧乙酸按照1g/m^{3}加热熏蒸，湿度70%~90%，密闭24h；5%过氧乙酸溶液按照2.5ml/m^{3}气溶胶喷雾，湿度为20%~40%。③突发不明原因的传染病病原体污染的物品，处理应符合国家届时发布的规定要求，没有要求时，其消毒原则为：在传播途径不明时，应按照多种传播途径，确定消毒的范围和物品；按病原体所属微生物类别中抵抗力最强的微生物，确定消毒的剂量（可按杀芽孢的剂量确定）。应擦拭的手术间内物体表面包含：无影灯、器械车、麻醉机、呼吸机、输液架、手术床等仪器设备，使用的清洁工具宜选用不易脱纤维的织物材料制作。擦拭时需按照自上而下、由污染轻到污染重的原则，一块布巾只擦拭一个物体表面，作用相应的时长后用后清水擦拭去除消毒液残留。在手术间环境、物体表面、设施设备等消毒处理完毕后，关闭空气净化系统，再采用1 000~2 000mg/L的含氯消毒液擦拭回风口。

每次进行烈性传染病手术后，应更换负压手术间内回风口及排风口过滤器；如未进行烈性传染病手术，则应按照《医院洁净手术部建筑技术规范》要求，动态监测空气过滤器运行阻力，如阻力达到运行初阻力2倍或对≥0.5μm微粒的过滤计数效率<95%时，宜进行更换。拆卸更换高效过滤器应由专业人员操作，操作时避免灰尘抖落，废弃的高效过滤器放入医疗废物包装袋进行焚烧处理。

12. 负压手术间医疗废弃物及复用医疗器械如何处理？

推荐意见：负压手术间内的医疗废弃物及受污染的织物、器械应密封储存，由专人运输，交由专业部门处理（证据C，强推荐）。

《医疗废物管理条例》要求，使用后的医疗废物，应置于双层医疗废物包装袋内，可分层鹅颈式封扎；锐器弃置于锐器盒内，装放量不应超过利器盒的3/4满，关闭利器盒开口，包装袋或利器盒的封口严密，在外标签上标注警示标识，交由专业人员运输，使用防渗漏、防遗撒的专用运送工具回收、输送污物，防止外泄；根据就近集中处置的原则，及时将医疗废物交由医疗废物集中处置单位处置。

术中应用的手术衣、大单、中单等感染性医用织物，使用后弃置于专用水溶性包装袋，并印有“感染性织物”标识，密闭收集后与医院洗衣房或社会化洗涤服务机构交接，采用箱式密闭车运送，专用运输工具应一用一清洗消毒。

使用后的手术器械应按照不同病原体类型分别消毒处理后，再交由消毒供应中心清洗、灭菌：①被感染朊病毒病人或疑似感染朊病毒病人的高度危险组织污染的器械，浸泡于 1mol/L 氢氧化钠溶液内作用 60min，去除可见污染物；被低度危险组织污染的器械，传播病毒的风险还不清楚，可参照上述措施处理。②被气性坏疽病原体污染的诊疗器械，应先采用含氯消毒剂 1 000~2 000mg/L 浸泡消毒 30~45min，有明显污染物时应采用含氯消毒剂 5 000~10 000mg/L 浸泡消毒>60min。③突发不明原因的传染病病原体污染的诊疗器械、器具，处理应符合国家届时发布的规定要求，没有要求时，其消毒原则为：在传播途径不明时，应按照多种传播途径，确定消毒的范围和物品；按病原体所属微生物类别中抵抗力最强的微生物，确定消毒的剂量(可按杀芽孢的剂量确定)。或就地使用防渗漏容器双层密封，在容器外标注感染手术类型，交由专用人员运输，采用箱式密闭车回收、运送，交由消毒供应中心处理。

13. 负压手术间手术团队成员术后如何正确摘脱个人防护装备？

推荐意见：手术团队成员术后应单独摘脱防护装备，每个步骤之间进行手卫生(证据 C，强推荐)。

所有参与手术的人员(包括环境服务人员)应分别单独离开负压手术间，在缓冲室摘脱个人防护装备，降低污染洁净区域的风险，在摘脱任何个人防护装备后，应立即进行手卫生，注意避免在摘脱过程中发生自我污染，应在最后摘除医用防护口罩，沐浴更衣后进入清洁区。

14. 负压手术间连台手术的环境净化要求是什么？

推荐意见：同种病原体感染手术应在清洁、消毒后，净化 30min 以上；病原体不同的手术应彻底消毒并微生物培养检测合格再使用(证据 C，强推荐)。

若进行同种病原体感染的连台手术，净化系统应连续运行到清洁、消毒工作完成后，自净时间>30min，才能进行连台手术。若实施病原体不同的手术，术

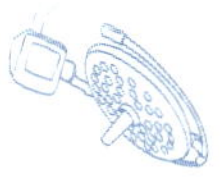

后应对手术间进行彻底消毒，并在手术前进行环境微生物培养检测，使手术间微生物污染控制指标达到国家规定的标准。

四、负压手术室维护

1. 负压手术室感染控制管理职责应如何分配及落实？

推荐意见：医院应建立感染控制管理部门，构建并完善负压手术室感染控制体系，形成手术室护士长负责、管理部门协助的感染控制工作模式（证据 C，强推荐）。

医院应建立感染控制管理部门，加强对负压手术室感染控制质量监管，建立完善的负压手术室管理制度，明确职责，把控各环节质量，保障特殊感染手术的防护安全。手术室护士长需提高感染控制风险意识，熟悉手术室感染控制相关规范要求，管理部门应协助护士长落实净化空调系统运行参数的监测及各级过滤器的维护保养。护理管理者需加强对负压手术间的使用前培训，由专业机构或团队对手术室护士长、专科护士及设备管理专职人员等开展负压手术室使用相关培训，了解负压手术间使用风险和防护要求。

2. 负压手术室如何进行设备维护及环境监测？

推荐意见：应由医学工程专业人员对设备进行维护，定期监测设备运行状态；由接受过医院感染管理培训的医护人员进行负压手术间环境监测、生物培养（证据 C，强推荐）。

确保由医学工程专业的手术室专职工程师负责维护负压手术间及医疗设备的正常运行，包括测量压力梯度、流型、温度和湿度水平，定期监测手术室的气流系统性能。在每次空气导管清洁和更换过滤器后，由接受过医院感染管理培训的医护人员进行负压手术间环境监测、生物培养，使用培养基进行常规细菌采样。

负压手术室的日常监测和性能检测按照洁净手术室的标准进行。

（邓述华　成昌霞）

第三节 复合手术室布局与运行

复合手术室(hybrid operating room,Hybrid OR)是一种配备了数字减影血管造影机(digital subtraction angiography,DSA)、计算机断层扫描(computed tomography,CT)或磁共振成像(magnetic resonance imaging,MRI)等成像设备的手术室。随着手术复杂性的增加,常规放射科和手术室已不能满足介入放射科医师和外科医师的需求。与传统手术室相比,复合手术室可显著提高手术成功率,缩短手术时间,降低死亡率和并发症发生率,减少手术成本等。随着病人预后的改善,复合手术的适应证正在增加,对于大多数心血管手术,复合手术可以减少体外循环时间,提高病人的安全性和预后。因此,从长远来看,复合手术室是有一定发展前景的。目前,在复合手术室开展的专科手术包括普通外科、心血管外科、胸外科、神经外科、妇产科等。

一、复合手术室的设计与布局

1. 复合手术室的布局有哪些要求?

推荐意见 1:**复合手术室建设规划阶段,应有建筑师、生物医学工程师、声学工程专家、职业卫生服务机构人员参与(证据 D,弱推荐)。**

噪声和振动会对成像系统带来干扰,因此,在复合手术室建设规划阶段,应有建筑师、生物医学工程师和声学工程专家的参与。复合手术室建设规划小组应纳入职业卫生服务机构人员,对复合手术室职业安全做好评价和监督,减少复合手术室内病人及工作人员的辐射暴露剂量。

推荐意见 2:**复合手术室在建筑布局上除了应考虑手术间的建筑布局外,还应充分考虑其附属单元的空间布局,提升复合手术室的整体紧凑性(证据 D,弱推荐)。**

DSA 复合手术室的布局应综合考量手术间、设备控制室、耗材库房等相关空间的位置和面积,力求进一步提升空间布局的紧凑性及建设方案的科学性。

推荐意见 3:**DSA 复合手术室的装修设计应符合《放射诊断放射防护要求》(证据 B,强推荐)。**

参照《放射诊断放射防护要求》(GBZ 130—2020),DSA 复合手术室墙壁厚度应符合国家要求;墙面和地面应耐腐蚀、防潮,满足无菌操作和消毒隔离管理制度要求;铅门内、外均可开关,便于出入。配置足够电源插座;设置中心供氧、压缩空气和负压吸引装置;采用独立双路电源供电;供水及排水管道应安装在设备层或技术夹道内,不得穿越洁净手术室;排水设备应在排水口下部设置水封装置,排水横管直径应高出设计值一个级别。

2. 复合手术室建筑面积有哪些要求?

推荐意见 1:**复合手术室整体面积应在 95~120m^2,主体面积应在 50~70m^2(证据 A,强推荐)。**

AORN 推荐复合手术室的面积为 93~111m^2。《医院洁净手术部建筑技术规范》推荐复合手术间净面积 50~70m^2,操作间大概为 30m^2,附属设备间在 15~20m^2,因此复合手术室总面积为 95~120m^2。

推荐意见 2:**复合手术间的净高度应不低于 3m(证据 A,强推荐)。**

复合手术室里的仪器设备有天花板安装系统及地面按照系统,不同安装方式及不同型号仪器设备对复合手术间净高度具有不同的要求,为了保证各种安装方式及各种型号仪器设备在复合手术室的正常运转,AORN 建议复合手术室完成装修后,应满足天花板至地面的净高度不低于 3m。

3. 复合手术室的设备要求有哪些?

推荐意见 1:**复合手术室建设规划阶段,应提前决定成像系统安装方式,并对照明系统做好设计(证据 A,强推荐)。**

复合手术室的成像系统包括固定式和移动式成像系统,固定式成像系统相对于移动式成像系统,具有较高的功率和影像分辨率,因此,建议使用固定式成像系统。固定式成像系统按照安装方式的不同,可以分为天花板安装系统和地板装置系统,天花板安装系统具有更好的灵活性,但是容易积攒灰尘,在移动的过程中,容易污染无菌手术区域;地板装置系统更加符合感染控制要求,但灵活性相对较差。因此,在复合手术室建设规划阶段可以根据具体情况,选择合适的成像系统。应对照明系统做好规划和设计,包括手术照明、任务照明等。手术灯安装时应避免与其他天花板安装设备发生碰撞。复合手术室放射设备工作时，手术间门口有醒目的工作状态指示灯，应有电离辐射的可视警示语句，如“射线有害、灯亮勿入”。

推荐意见 2：各种仪器设备需根据 DSA 机运转范围定位放置，符合方便、安全、无菌原则（证据 D，弱推荐）。

由于介入手术中带 C 臂的 DSA 机需要运转，因此，设计中对空间提出了要求。各种设备如吊塔、无影灯的安装等需根据 DSA 机运转范围定位放置，符合方便、安全、无菌原则，避免梁、柱冲突，确保所有设备正常使用。

推荐意见 3：复合手术室仪器设备在普通洁净手术室的基础上增加相关专科用品及设备（证据 D，弱推荐）。

由于复合手术涉及心脏外科、血管外科、神经外科等诸多领域，集合了外科手术与介入治疗的全部功能。因此，在普通洁净手术室配备的仪器设备基础上，还需配备 DSA、CT、MRI 系统及辐射防护用品、设备。其中，辐射防护用品包括铅橡胶围裙、铅橡胶颈套、铅防护眼镜、介入防护手套、铅橡胶帽子等；辐射防护设备包括铅悬挂防护屏、床侧防护屏、移动铅防护屏风等。除了上述用品及设备外，根据手术类型合理选配除颤仪、体外循环机、变温水箱、高压注射泵、超声机、制冰机、连续心排量仪和血液回收机等相关仪器设备。

推荐意见 4：要充分考虑复合手术室手术床与其他设备之间的协调兼容性（证据 A，强推荐）。

要充分考虑手术床与成像系统之间的运动协调因素，避免设备之间的碰撞。成像系统对手术区域进行扫描时，尽量减少手术床的移动，以减少病人意外移动，防止夹住线路、管路等，同时有利于病人的气道、动静脉通路及监护导线等的安全管理。复合手术室手术床的选取要考虑床与其他设备之间的兼容性。手术室床要满足以下条件：成像区域的手术床及其附件装置在射线穿透下不具有显影性；手术床的控制最好有手动和遥控器两种方式，以免遥控器线路损坏或出现故障时，手术床无法移动；手术床能安装扶手板，并具有安装自固定牵引装置的轨道，以满足 DSA 手术转换为开放手术时的需求。

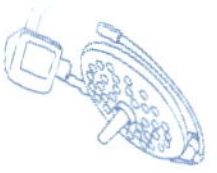

二、复合手术室运行与维护

1. 如何减少复合手术室的辐射暴露?

推荐意见 1:使用低剂量辐射成像设备可以有效减少复合手术室的辐射暴露剂量(证据 A,强推荐)。

有研究报道,平板 CT(C-arm flat-detector CT)相对于多层螺旋 CT(multi-slice CT),可以在保证足够的图像分辨率的情况下,减少近 80% 的辐射暴露剂量。机器人平板 3D-C 臂 X 线成像系统(3D C-arm)与 CT 的图像质量相当,但前者的辐射剂量得到了有效的降低。复合手术室使用术中导航系统也可以有效降低辐射剂量。相对于移动 O 臂锥束 CT 和移动二维 C 臂荧光透视系统,复合手术室锥形束 CT 可有效降低辐射暴露剂量。有研究表明,复合手术室中锥形束 CT 在胸外科手术中的应用,可以提高肺结节活检的准确性,减少手术室内人员的辐射暴露。

推荐意见 2:使用辐射防护设备及用品可以有效降低复合手术室工作人员的辐射暴露剂量(证据 A,强推荐)。

复合手术室的铅墙、铅屏风的有效遮挡,可以有效避免手术团队人员的辐射暴露。常规情况下,复合手术室套房内应设计一个单独的控制室,控制室与手术间之间有隔断辐射照射的功能,以尽量减少手术团队成员不必要的辐射暴露。AORN 推荐复合手术室手术墙铅衬厚度为 2~3mm。直接暴露在辐射源周围的工作人员应至少佩戴铅围裙和甲状腺防护罩;建议长期暴露在辐射源周围的手术工作人员还应佩戴防护眼镜和手套,以减少辐射暴露剂量。有研究报道,在辐射防护屏后面,越接近防护屏的位置防护效果越好,可至少减少辐射剂量的 90%,由于辐射源的衍射功能,在距离辐射防护屏 60cm 处,防护效果会明显削弱。

推荐意见 3:减少与辐射源接触的时间,增加与辐射源之间的距离是降低辐射暴露剂量的有效措施(证据 A,强推荐)。

减少与辐射源接触时间的方法包括使用多个静止图像而不是连续的 X 射线照射(即脉冲),参考最后拍摄的图像而不是拍摄额外的图像(即保存最后的图像),将 X 射线束限制在尽可能小的区域以适当地观察该部位。斯坦福大学医院职工辐射防护指南指出，人体能承受的安全辐射剂量为 0.5mSv，在距离辐射源 1.83m 的距离处，辐射剂量为 0.5mSv，随着距离的增加，辐射剂量会逐渐降低，因此与辐射源保持至少 1.83m 的距离，可以有效降低辐射暴露带来的伤害。

推荐意见 4：**培训、实施安全防护计划及保护特殊人群，对于减少复合手术室辐射暴露带来的伤害也极其重要（证据 A，强推荐）。**

对复合手术室工作人员应进行上岗前、在岗期间和离岗时的健康检查，定期进行专业及防护知识培训，并分别建立个人暴露剂量、职业健康管理和教育培训档案；制订复合手术室工作人员培训准则和计划，对人员的专业技能、辐射防护知识和有关法律知识进行培训，使之满足放射工作人员的工作岗位要求。应在相关领域专家的指导下，制订辐射安全防护计划，并实施相应的辐射安全防护实践，针对辐射安全不良事件进行审查，并进行质量改善活动。培养和提高外科手术团队的辐射防护意识，对于降低复合手术室的辐射暴露剂量具有显著的作用。定期开展防辐射研讨会对于降低辐射暴露剂量也起到一定的作用。AORN 建议职业卫生服务机构人员每季度对复合手术室的暴露剂量检测一次，并针对相应的辐射暴露超标问题提出建议。如果存在人员暴露超标情况，建议进一步对其身体健康状况进行评估，或者将其安置到远离辐射暴露的岗位工作一段时间。

推荐意见 5：**对特殊病人如妊娠病人应做好特有的辐射防护（证据 B，强推荐）。**

应加强对孕妇和可能怀孕妇女进行诊断性医疗照射的正当性判断，特别是腹部和骨盆检查；若腹部或骨盆可能受到照射，只有在临床上有充分理由的要求下，才能对该人群进行放射学检查，否则应避免此类照射，并且要对此类人群进行最优化处理，保证辐射照射利益最大程度地超过危害。对妊娠病人行放射线检查时，必须加强必要的保护性措施，应尽量使辐射剂量低于 0.05mSv。对妊娠的手术病人可采用特制防护护具对非手术部位进行防护，防护用具选用铅防护品，厚度 0.5mm，外部以防水布包裹，分别制成头面部护具、颈部护具、胸腰部护具和会阴部护具等。

推荐意见 6：**如果复合手术室涉及 MR 辐射，应采取更加严格的防护措施（证据 A，强推荐）。**

具有铁磁性的物品，例如输液架、氧气罐、转运车等，进入有 MRI 设备的复合手术室时，会对所有在场人员带来危险。因此，应采取更加严格的辐射防护措施。应制订严格的MR安全管理计划，包括配置MR安全审查人员岗位；识别、标记及管理在MR环境中安全、有条件安全及不安全的设备；严格审查不良事件，提出质量改善措施，并做好员工的培训教育。MRI设备周围区域可以划分为四个，无限制区（公共走廊）、受控区（等待室）、严格受控区（邻近手术室区域）、限制区（使用MR扫描设备的手术室内）。AORN指出，进入严格受控区的所有人员都应接受MR安全检查程序。建议怀孕人员在MR扫描期间避免进入限制区。具有铁磁性质的物品应避免进入限制区，因为此类设备会造成复合手术室内人员受到严重的伤害，并造成MR设备损坏。在运行MR设备前，应执行MR安全核查，核查时机为手术铺单前和MR扫描前，核查的安全要素包括工作人员（检查口袋、移除发饰等）、病人（移除分散电极片、固定导线等）及复合手术室环境（检查松动的螺丝、铁磁性仪器）。

推荐意见7：具有MRI设备的复合手术室的地板上宜有不同颜色的标记，用以区分磁场的大小（证据D，弱推荐）。

具有MRI复合手术室地板上宜有不同颜色的标记。当磁体在手术室进行术中扫描时，表示高斯线。在核磁共振扫描中，50-G线指示磁场最强处，该区域通常包括病人和手术床，5-G线表示磁场较弱，在该磁场中可以使用满足条件的MRI设备。所有非核磁共振安全设备必须在5-G线路之外，并且尽可能固定在墙上以增加安全性。

2. 如何管理和维护辐射安全防护设备及用品？

推荐意见1：辐射安全防护用品应平铺或垂直悬挂（证据A，强推荐）。

根据《放射诊断放射防护要求》（GBZ 130—2020）的要求，铅衣统一放置在半污染区，个人辐射安全防护用品应平铺或垂直悬挂，并注意闭合铅衣的贴扣，绝不能折叠或受压，避免与尖锐物接触或者置于高温下暴晒。

推荐意见2：辐射安全防护设备及用品检测要求应符合放射诊断放射防护规范（证据A，强推荐）。

为防止在运输、搬运的过程中造成的损耗，新购入的防护用品在使用前应进行一次X射线下检测；个人辐射安全防护用品无使用年限，应由使用部门至少每年进行 1 次检测并做好记录；若 X 线结果发现辐射安全防护用品老化、断裂或损伤应及时更换；铅衣、性腺保护罩、甲状腺防护罩和使用不到一年的设备建议在 80kVp 透视检查设备下检查；铅手套建议在 120kVp 透视检查设备下检查；防护罩和铅屏风不需要辐射穿透测试；检测后记录铅衣防护品的编号、检测时间、结果（合格和不合格）、检测者及其对检测结果建议；每次对辐射防护用具系统检测时应按目检、触检及 X 射线检测 3 个步骤进行。

3. 如何对复合手术室的病人做好风险评估？

推荐意见 1：应对复合手术室病人做好术前风险评估及体位安置（证据 A，强推荐）。

在复合手术室进行介入手术时，手术团队需要对病人使用造影剂，造影剂会增加病人肾功能障碍的风险；如果病人对造影剂过敏，进一步增加了手术治疗的风险；如果病人术前使用溶栓或者抗凝药物，这将进一步增加术中意外失血或大出血的风险。AORN 指出，对复合手术室病人进行术前评估很重要。术前评估的重点内容包括肾功能、造影剂过敏史、术前是否使用溶栓或抗凝药物等；实验室检查中的重点评估指标包括全血红细胞计数、血红蛋白、红细胞压积水平、血小板计数、肌酐水平、凝血酶原和部分凝血活酶时间以及国际标准化比率。

复合手术室病人的体位安置是手术室护士在术前应重点关注的内容。复合手术室病人术前体位安置方式取决于手术穿刺部位。病人的手术如果采用股动脉入路时，通常将病人安置为仰卧位；如果采用上肢入路时，通常将病人手臂进行外展并外旋，并且建立静脉输液通路时，应尽量避免使用此侧上肢；如果采用腘动脉入路时，通常将病人安置为俯卧位。复合手术室病人手术体位安置是复合手术室团队的共同职责，应由外科医师、麻醉医师、巡回护士等共同完成，体位安置要充分暴露手术部位，确保病人具有充足的通气和血液供应，防止皮肤及神经压力性损伤的发生。

推荐意见 2：应对复合手术室病人做好术中开放用物的准备及造影剂使用剂量的记录（证据 A，强推荐）。

复合手术随时有转为开放手术的可能，因此，复合手术室巡回护士和洗手护士应提前准备好所有开放手术器械及设备，并对术中使用的所有物品做好手

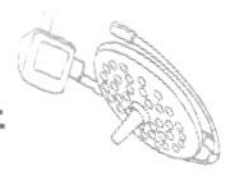

术清点及记录。由于造影剂本身具有肾毒性，尤其对于肾功能不全的病人，更应该控制造影剂使用总量。因此，AORN 建议，术中巡回护士要准确计算造影剂的使用量，这是有效控制造影剂使用总量的关键环节。

（吕晓凡　刘晓楠）

第二章

病人安全管理

病人安全是每个国家提供卫生保健的基础，也是各国实现全民健康覆盖以及可持续发展目标中其他卫生目标的重要组成部分。然而，据统计，近1/10的病人在医疗保健中受到伤害，病人安全事件每年发生超过4 000万次，导致全球超过300万人死亡，改善和确保病人安全正成为全球卫生服务系统面临的严峻挑战。据WHO报告，全世界每年开展超过3亿次外科手术，尽管人们认识到手术错误的不利影响，但其发生率仍然很高，10%的卫生保健中可预防的病人伤害发生在手术环境中。健全手术病人安全管理体系，完善制度建设，畅通工作机制，及时消除诊疗和手术过程中以及手术室环境中的各类风险，尽可能减少手术病人在围手术期受到不必要的伤害，保障手术病人安全是手术室护理质量管理的核心要务。

第一节　术中输血护理管理

在《输血医学常用术语》(WS/T 203—2001)中提到输血(blood transfusion)是根据病人病情的实际需求，安全有效地输入血液的过程。在《临床输血技术规范》中提到规范的输血操作流程包括：输血申请，受血者血样采集与送检，交叉配血，血液入库、核对、贮存，发血，输血等内容。《等级医院评审实施细则》(2020年版)对临床用血安全提出明确要求。2025年中国医院协会将“确保用血安全”被列入患者安全目标之一，《手术室护理实践指南》(2024年版)也将“确保用血安全”纳入手术患者十大安全目标之一，说明术中用血安全管理是手术室护理工作的重点内容。故本节将以术中输血过程中关注的关键问题为核心，进行循证证据总结，并提出推荐意见。

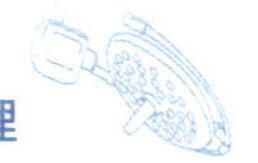

一、取血与转运

1. 哪些人员可以执行取血操作?

推荐意见：**应为经过培训并取得所在医疗机构授权的医护人员（证据 A，强推荐）。**

取血是输血护理操作中至关重要的环节，也是影响血制品质量安全的关键因素。2000 年中华人民共和国卫生部发布的《临床输血技术规范》明确规定参与取血的人员必须是医护人员，不仅要接受过系统的医学或护理专业教育，取得执业资格，还需接受用血安全相关培训，培训内容涵盖血液安全知识、取血操作流程、伦理法律规范以及安全防护措施等多个方面。接受过用血安全相关培训的医护人员规范执行取血操作流程，能减少因操作不当导致的血制品污染、损坏或信息错误等问题，防止因血型不匹配导致的严重溶血反应的发生，并能对各种突发状况，如血袋破损、血液外观异常等，迅速作出准确判断，采取有效的应急处理措施，确保取血过程的安全性和准确性。

2. 取血时需要核对哪些内容?

推荐意见：**取血与发血双方须检查血袋外观，共同核对病人姓名、性别、病案号、床号、血型、有效期及配血试验结果等内容（证据 A，强推荐）。**

《临床输血技术规范》对取血时需要核对内容有明确规定，同时强调存在下列任何一项情形则不得将血制品发出：①血袋标签破损字迹不清；②血袋有破损、漏血；③血液中有明显凝块；④血浆呈乳糜状或暗灰色；⑤血浆中有明显气泡、絮状物或粗大颗粒；⑥未摇动时血浆层与红细胞的界面不清或交界面上出现溶血；⑦红细胞层呈紫红色；⑧过期或其他须查证的情况。

3. 转运血制品的工具是什么?

推荐意见：**应使用专用的血液运输箱转运血制品（证据 A，强推荐）。**

血液制品对温度等条件要求严格，比如红细胞制剂通常需要在 2~6℃保存，血小板则适宜在20~24℃振荡保存等。转运箱能够提供相对稳定的温度环境，避免血液因温度过高或过低而变质、失效，确保其活性成分不受损，以达到良好的输血治疗效果，保障血液安全。目前血液转运箱尚无完全统一且明确的定义和规范要求，但参照《血液运输标准》（WS 400—2023）归纳血液转运箱应满足如下性能要求：①密闭，能防尘、防雨水、防滑。②外观和内壁表面光洁平整无裂痕，能防止液体渗漏，易于清洁和消毒。③箱体材料在正常使用条件下，箱体不变形；内部材料不产生有害气体。④具有保温、控温、分层、分隔及便携等功能设计。⑤有相应的标识，标识应完整、清晰，其内容包括但不限于：科室名称、最大承重质量、最多叠放层数、放置方向、血液品名、运输温度以及防摔、防晒、防雨水等标识。

二、术中输血护理操作

1. 术中输血须核对内容有哪些？

推荐意见：**术中输血须核对病人信息、血袋标签信息、交叉配血报告、血型报告等内容（证据A，强推荐）。**

输血时正确核对输血信息是为了确保输入病人体内的血制品成分正确，血量正确并且在有效期内等，进而避免发生输入异型血、过期血制品、血量不符合要求等不良事件。在《临床输血技术规范》规定，输血前应由两名医护人员核对交叉配血报告单及血袋标签各项内容，检查血袋有无破损渗漏，血液颜色是否正确，准确无误方可输血；输血时，由两名医护人员携病历共同核对病人姓名、性别、年龄、病案号、病室、床号、血型等，确认与配血报告相符并再次核对血制品信息。

2. 输血时输血通道是否可以给药？

推荐意见：**输血时不得通过输血通道输注药品（证据B，强推荐）。**

因为血液制品成分复杂，若同时通过输血通道给药，药物可能和血液中的成分发生反应，例如导致血液凝集或溶血，这会对病人的安全造成严重威胁。有些药物的酸碱度、渗透压等和血液不同，混合后可能改变血液的性质，同时也会影响药物自身的药效。此外，输血通道如果用于给药，当出现输血反应或药

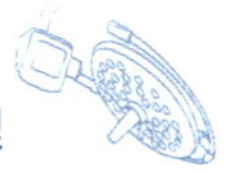

物不良反应时，不利于医护人员及时、准确地分析原因及处理。

3. 血制品出库后应在多长时间内输完？

推荐意见：血制品出库后，应在 4h 内完成输注（证据 A，强推荐）。

血制品应在离开血库/输血科后 30min 内开始输注、4h 内完成。因为血制品离开控温环境，其成分活性随着时间的增加而降低；在室温环境下，也会增加血制品中细菌的增长繁殖，增加被污染的风险；此外，由于血制品在运输过程中会受到振荡的影响，会影响其成分活性，所以建议尽早进行输注完成，避免影响治疗效果。

4. 输血时什么情况下需要冲洗输血通路？

推荐意见：输血前、后或连续输用不同供血者的血液时，用静脉注射生理盐水冲洗输血管道（证据 A，强推荐）。

连续输注不同供血者的血液时，有可能会出现两袋血液相互发生反应的情况，导致凝集或者溶血发生。血液中含有血细胞、血小板等成分会残留于输血管路中，影响管路内部通畅程度，可能会影响药液进入人体的速度，加重人体脏器低灌注的状态。因此输血之间冲管是为了确保输血安全、有效以及减少可能的并发症。需要注意的是，冲洗时应使用适量的溶液，以避免给病人带来额外的液体负担。同时冲洗的速度和方式也应根据病人具体情况和医师的建议来确定。连续输注相同供血者同种血制品一般不需要冲洗管道。从临床实践中发现，这种时间间隔短且血液成分无显著变化时，不冲洗管道对输血疗效和病人安全无显著影响。

5. 术中输注血制品的加温要求有哪些？

推荐意见：宜采用专用血液加温仪，加温温度避免超过 42℃（证据 A，强推荐）。

在《全血和成分血使用》（WS/T 623—2018）宜采用专用血液加温仪进行血制品加温。血液加温仪通过内置加热器对埋设于换热器内的流体管路进行加热，将热量直接传递至流动的液体，可将冷藏或室温下的血制品加热至设定的控制温度，有效提升手术及输血治疗效果。血液加温仪可以快速地对血制品进行加温，并且加温温度恒定可控，同时可有效预防术中低体温的发生。

水浴加温最适宜温度为 37~38℃。有研究表明，库存血在 37~38℃水浴中放置 10min 后，其完整性未发生明显变化；在 40~41℃水浴中放置 10min 后，红细胞形态虽无显著改变，但体积出现明显膨胀；在 50℃水浴中放置 10min 后，红细胞虽然未破裂，但开始出现形态变形，部分细胞产生囊泡化并伴有沉淀现象；当水浴温度升高至 60℃时，红细胞遭到破坏并发生溶血。

6. 术中加压输血有什么要求？

推荐意见：用加压输血装置进行快速加压输血（证据 B，强推荐）。

由于红细胞对外界压力、温度、振荡等因素较为敏感，容易受到破坏。在需要快速输血的情况下，可应用加压输血装置进行快速加压。常用加压输血装置有 3 种：加压输血器、简易加压装置和电动加压输血泵。前两种适用于大量急救输血治疗情况，电动加压输血泵是应用在精准输血治疗的情况。目前对加压输血装置功能和要求尚无统一的规范，从公开授权的各种相关实用新型专利内容总结发现，其结构功能要求是受力均匀且压力强度可控。

在使用加压装置时的具体要求：①必须与大规格静脉导管使用；②对整个血袋均匀施加压力；③压力不超过 300mmHg（1mmHg≈0.133kPa，300mmHg≈39.9kPa）；输注压力控制在≤300mmHg 时，对去白红细胞的细胞形态及血液质量影响不显著，但输注前后红细胞计数（RBC）、红细胞压积（HCT）、血红蛋白（HGB）及血小板（PLT）水平均有一定程度下降，说明加压输注对红细胞及血液质量可能仍存在一定影响。④加压输血过程中始终观察并记录病人的生命体征。应根据病人病情需要动态监测生命体征及其他相关指标，评估间隔时间不应超过 30min，以确保输血的安全性和有效性。

7. 术中输血期间应观察哪些内容？

推荐意见：应观察并记录输注速度，基本生命体征指标及有无输血不良反应等内容（证据 A，强推荐）。

输血期间全程密切观察对于早期发现和快速处理输血不良反应极为重要。根据《临床输血技术规范》，在输血过程中医护人员应该观察病人的基本生命体征指标，如血压、脉搏、呼吸和体温等。有研究指出，及时观察生命体征可以尽早发现病情变化和评估重要器官的灌注状态。应详细记录输血相关信息，包括输血时间、血型、品种、剂量等，确保输血安全。观察记录时间的最低要求：①输血开始前≤60min；②每袋血液成分开始输注后 15min；③血液成分输注结束后≤60 min。宜全程定时巡视病人情况以便及时发现输血不良反应并进行处理。

8. 使用后的血袋如何处置？

推荐意见：输完的血袋送回输血科/血库保存（证据 A，强推荐）。

为了方便医务人员在病人出现输血不良反应时，及时对血袋中的残存血液进行检测，帮助查找及判断导致不良反应的原因，从而采取正确的应对措施，《临床输血技术规范》要求在常规输血治疗后，将输完的血袋送回输血科/血库，至少保存一天。

三、输血反应处理

常见输血反应的处理措施有哪些？

推荐意见 1：立即停止输血，用静脉注射生理盐水维护静脉通路，并及时报告医师（证据 C，强推荐）。

《手术室护理实践指南》（2024 年版）提出手术室护士应准确识别和上报输血不良反应类型，并遵医嘱进行有效处理：①应立即停止输血，用静脉注射生理盐水维护静脉通路；②准备治疗和抢救的物品，做好记录；③遵医嘱给予药物治疗及抢救配合；④做好体温管理；⑤低温保存余血及输血器。在《全血和成分血使用》（WS/T 623—2018）规范强调：临床医师可以根据不同成分血的特点选择相应血制品降低不良反应的发生率。

推荐意见 2：停止输血后，按不同的输血反应程度及种类对症处理（证据 B，强推荐）。

英国国家医疗服务体系(national health system,NHS)2023 年发布的《急性输血反应管理指南》推荐:若手术病人出现低血压,需要即刻进行仔细的临床评估,确定是否是由输血导致的。如果是输血导致的低血压,必须停止输血。

(1) 对于轻度反应,例如体温上升 1~2℃,且体温≥38℃但<39℃,和/或出现瘙痒或皮疹但没有其他症状,可以遵医嘱在直接观察下继续输血。

(2) 轻度过敏反应,可以遵医嘱通过减慢输血速度和使用抗组胺药物进行管理。

(3) 过敏性休克应遵医嘱使用肌内注射肾上腺素治疗。如果血小板减少或凝血功能紊乱的病人出现过敏性反应,也应给予肌内注射肾上腺素。

(4) 出现持续发热或中重度体征变化(体温≥39℃或升高≥2℃,伴寒战、肌肉痛、恶心、呕吐等全身症状),需考虑细菌污染或溶血反应。立即停止输血,用静脉注射生理盐水维护静脉通路,并及时报告医师。医护人员应逐项填写病人《输血反应回报单》,并返还输血科/血库保存。

四、血制品交接

未输完的血制品应该交接哪些内容?

推荐意见:未输完的血制品交接应核对病人信息、血袋标签信息、交叉配血报告、血型报告等内容(证据 A,强推荐)。

在《全血和成分血使用》(WS/T 623—2018)规范强调术中输注的血制品应在出库后 4h 内输完,所以在通常情况下,无须常规交接血制品。如有特殊情况,有未输注的血制品需要交接时,应依据《临床输血技术规范》中规定:医护人员携病历共同核对病人姓名、性别、年龄、病案号、病室、床号、血型、剩余血量等,确认与配血报告相符并再次核对血制品信息;检查血袋有无破损渗漏,血液颜色是否正常;血制品是否在有效期内。这是为了防止因交接不清造成的输血错误,避免发生溶血等不良反应。此外,未输注的血制品还应共同核对取血时间,正在输注的血制品还应增加开始输注时间的交接,从而保证其在规定时间(4h)内完成输注。

五、自体输血护理

1. 自体血的保存温度和时间要求是什么?

推荐意见:在室温条件下保存 6h 或在 2~6℃冷藏保存不超过 24h(证据 C,强推荐)。

《自体输血临床路径管理专家共识(2019)》提到回收式自体血原则上应在手术室内输注完毕。在室温下保存 6h 或在 2~6℃冷藏保存不超过 24h。预存式自体血应在 4℃冷藏环境下按相应的血制品储存条件保存。急性等容性血液稀释自体血若在 6h 内回输,则在手术室室温下保存,这是因为血液中的细胞和各种成分在短时间内能够保持相对稳定的状态,凝血因子等活性成分不会因为温度变化而很快失活。若在 6~24h 内回输,则在 4℃冷藏保存,这是为了降低血液中细胞代谢的速度,在低温环境下,细菌等微生物的生长繁殖也会受到抑制。低温可以延缓血液成分如红细胞的破坏,保持血液的质量,保证其安全性和有效性。

2. 自体血储血袋上应注明哪些?

推荐意见:自体血储血袋上应注明病人姓名、血型、病案号和回收时间等信息,以及醒目的"仅供病人本人输注"警示标识(证据 A,强推荐)。

在《围手术期患者血液管理指南》(WS/T 796—2022)中提到自体血采集后标注病人信息、血液信息及醒目标识是为了更好区分和保存,保证病人和血液的信息正确。

3. 自体血的回输要求有哪些?

推荐意见 1:应优先输注后采集的自体血(证据 C,强推荐)。

推荐意见 2:当术中出血量>600ml 时开始回输急性等容性血液稀释自体血(证据 B,强推荐)。

《自体输血临床路径管理专家共识(2019)》提到自体血回输应输注后采集

的自体血，主要是为了保证血液的新鲜程度。因为越是后采集的血液，其在体外保存的时间越短，血液中的凝血因子、血小板等成分活性越高，红细胞的携氧能力越强，能更好地发挥血制品功能，减少输血相关并发症。急性等容性血液稀释自体血回输是一种血液保护策略。当病人术中出血量>600ml 时可考虑开始回输这种自体血，可以减少异体血的输入，降低输血相关的感染、过敏风险。

（穆　莉　王　琤　卢秀英　高未印）

第二节　手术病理标本管理

手术病理标本是用于病理检查的手术切除的组织及器官，简称“标本”，其科学管理对确保手术质量和医疗安全意义重大。50 所医院上报的 648 件护理安全事件中，8% 是因标本管理不善，致使病人需额外治疗或受到永久伤害。目前，手术病理标本管理及执行标准尚未统一，例如：固定时间、固定液量以及标本和固定液的存放条件等缺乏统一可执行的标准。从手术切除到转运至病理科的每个环节，包括标本获取、信息录入、固定处理、标本转运等，对标本组织形态、抗原和核酸的保存时间及效果有着重要的影响。故本章节将以手术病理留存工作各流程环节中的关键问题为核心，进行循证证据总结，并提出推荐意见。

一、手术病理标本留存

1. 哪些人员可参与标本留存？

推荐意见：经过手术病理标本留存相关知识和工作流程培训的参与手术的医师、护士以及医疗辅助人员可参与标本留存（证据 C，强推荐）。

《手术病理标本前处理流程》（T/CRHA 026—2023）团体标准对留存人员资质推荐以上意见，手术病理标本留存工作具有人员种类多、流程环节复杂和风险高等特点，因此明确人员身份及资质是手术病理标本安全留存送检的重要保障。

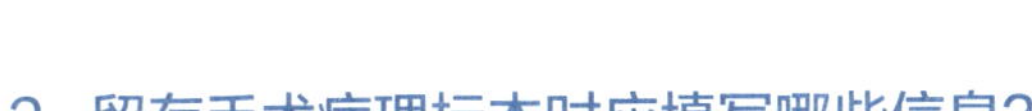

2. 留存手术病理标本时应填写哪些信息?

推荐意见：留存手术病理标本时应填写手术病人、手术病理标本及送检、核对人员的相关信息（证据 B，强推荐）。

有研究报道，11% 的标本信息错误是因为申请单与标本标签信息不匹配。由此看出手术病理标本信息对手术病理标本留存至关重要，所以必须规范手术病理标本信息内容。2024 年 AORN 和欧洲手术室护士协会（European operating room nurses association，EORNA）发布的《手术标本管理》指南均推荐以上信息是保证手术病理标本安全的关键内容，建议统一规范填写并推广至临床工作中实践应用。

手术病人信息包括：手术病人姓名、性别、病历号等；手术病理标本信息包括：标本名称、数量、标本离体时间、固定时间及标记信息等；送检信息包括：送检科室、手术医师姓名、处理、转运及接收人员姓名。2024 年 AORN 发布的《手术标本管理》指南推荐记录标本离体时间（从手术开始到标本固定的时长，即为缺血时间）是因为缺血会激活组织酶、引发自溶及降解蛋白质与核酸，从而影响标本免疫学和病理学检查结果。

3. 手术病理标本的盛放容器如何选择?

推荐意见 1：根据标本的体积大小选择合适的容器（证据 C，强推荐）。

容器大小的选择应与标本体积大小有关，根据标本体积选择不同类型的盛放容器。标本体积 $\geqslant 0.5cm^3$ 的常规病理标本置于密封袋中，$<0.5cm^3$ 的标本置于专用的无菌杯中；较大的标本则置于嵌压式封口标本袋中。标本袋一般有大小不同的多种规格以便盛放不同体积大小的标本。特大标本可使用两个安全透明的超大塑料袋，打结密封，减少刺穿的风险。

推荐意见 2：盛放标本的容器应具有透明、密封性好、防泄漏等性能（证据 B，强推荐）。

选择密封性好的容器是为了防止标本在保存或转运过程存在固定液外溢或渗漏的风险，固定液量不足会导致标本自溶或腐败。另外，固定液中含有的甲醛成分具有挥发性、刺激性和致敏性扩散等特点。国际癌症研究机构已将甲醛列为Ⅰ类致癌物质，其产生的刺激性气体可导致哮喘。因此，应使用密封性好、

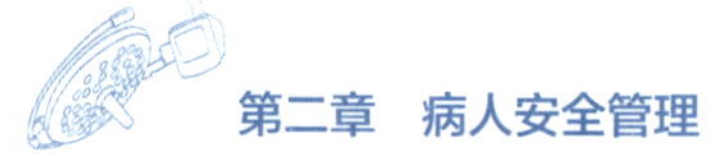

透明度高的盛放容器。

推荐意见 3：传染性标本的容器选择应用双层标本袋盛放，在标本容器上张贴明显警示标识（证据 C，强推荐）。

在《手术病理标本前处理流程》（T/CRHA 026—2023）团体标准提到传染性标本应使用双层标本袋并张贴明显标识。双层标本袋盛放是减少刺穿或刺破导致传染源的传播及福尔马林溶液的泄漏。明显的传染性警示标识为了提醒工作人员及时做好职业防护，避免发生感染，确保职业安全。

4. 手术病理标本固定保存方式有哪些？

推荐意见 1：手术病理标本可通过固定液浸泡保存（证据 B，强推荐）。

在 AORN《手术标本指南》中提到使用固定液（10% 中性福尔马林溶液）浸泡固定。当手术病理标本组织浸泡在 10% 中性福尔马林溶液中，其主要成分甲醛会通过扩散的形式快速穿透组织（24h 扩散速率为 1cm），甲醛的醛基与组织细胞中蛋白质的氨基发生反应形成的交联结构，能使蛋白质发生凝固，可以良好保存组织形态和组织抗原性，因此福尔马林溶液也适用于具有诊断价值的免疫组化程序的组织固定。

推荐意见 2：手术病理标本可通过抽真空冷藏（under vacuum sealing and cooling，UVSC）保存（证据 B，弱推荐）。

2024 年 AORN 发布的《手术标本管理》指南建议 2cm 及更大的标本，可用真空密封固定并在 4℃冷藏保存。抽真空冷藏保存方式是通过抽真空减少组织与氧气接触，抑制需氧菌生长，防止组织氧化，以及通过低温降低细胞酶活性，减缓细胞新陈代谢，从而达到固定标本组织的效果。抽真空冷藏固定 70h 后细胞仍具活性，并且在 4℃下可以更好地保存遗传物质，利于其后续的表达分析。这种方式既能及时固定标本、固定组织形态学和遗传标记物，同时又避免由于使用福尔马林浸泡带来的职业暴露，保障工作人员安全。

5. 手术病理标本常用的固定液是什么？

推荐意见：手术病理标本常用的固定液为 10% 福尔马林溶液（证据 B，强推荐）。

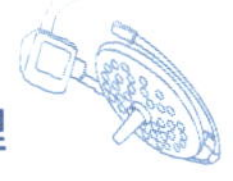

2024 年 AORN 发布的《手术标本管理》指南建议使用 10% 福尔马林溶液作为常用固定液。10% 福尔马林即为 4% 中性甲醛溶液。4% 中性甲醛 pH 值接近中性，能维持细胞内环境稳定，固定时不会明显改变组织细胞酸碱度，避免酸碱环境改变造成的组织损伤和细胞结构破坏，有良好的固定效果。同时还有具有成本低及适用各类组织和器官的固定等特点，所以《临床技术操作规范病理学分册》中也推荐它作为病理学标准固定液。

6. 10% 福尔马林溶液固定液的量是多少?

推荐意见：使用 10% 福尔马林溶液浸泡时，按照标本体积与固定液的体积比确定固定液的用量。当标本可以完全浸没在福尔马林溶液中，尽可能选用最低浸泡比例（证据 B，强推荐）。

2012 年国外有学者针对 10% 福尔马林溶液与标本的体积比值和固定时间做了类实验研究，涵盖 1∶1、2∶1、5∶1 和 10∶1 的比例，发现 2∶1 比例在 20~22℃下可以固定标本组织 48h。因为福尔马林固定效果依赖于时间和温度，与使用的体积比例无关。10% 福尔马林溶液的体积与 3mm 厚的组织标本的体积为 2∶1 的比例足以确保在 25℃，48h 内完成 50% 的交联过程。用于标本保存的福尔马林溶液与组织体积的比例还没有明确的共识。只是提到当标本可以完全浸没在福尔马林溶液中，尽可能选用最低比例浸泡固定。

7. 10% 福尔马林病理组织固定液的存放管理要求有哪些?

推荐意见 1：固定液应存放在通风良好，室温 22~25℃的环境（证据 B，强推荐）。

固定液存放环境对于保持其性能至关重要。10% 福尔马林固定液中的甲醛成分具有挥发性。在《危化品安全技术说明书》中提到：当甲醛气体在有限空间内积聚浓度超过 7% 时遇到火源等可能引发爆炸。良好通风可避免气体积聚，降低爆炸等风险。温度对甲醛的影响也很大。温度过高，甲醛挥发速度加快，导致空气中浓度增加。有研究指出室温控制在 22~25℃范围内，固定液的化学性质相对稳定，能保持最佳的固定效果。

推荐意见 2：不得将固定液储存在手术间内（证据 B，强推荐）。

AORN 发布的《手术标本管理》指南强调 10% 福尔马林固定液严禁放置于手术间。首先，甲醛固定液呈无色透明状，与其他无色液体外观相似，极有可能在手术操作中发生混淆，从而影响标本处理的准确性，甚至导致医疗事故。其次，该溶液具有易燃性，醛基中碳氧双键使甲醛化学活性高，易与氧气等助燃物发生剧烈氧化反应而燃烧；同时甲醛挥发性强，常温下快速挥发到空气中形成甲醛蒸汽，如手术过程中使用电外科设备时，遇到火源或是高温，会迅速燃烧甚至爆炸，极易引发火灾。最后，甲醛是一种皮肤过敏原，具有挥发性、刺激性和致敏性扩散等特点，产生的刺激性气体可导致哮喘，对工作人员身体健康有一定危害。

推荐意见 3：固定液应存放于专门的可燃液体防火安全储存柜内，柜外应有清晰的标签和警示标志（证据 C，强推荐）。

在 2015 版《危险化学品目录》中提到福尔马林属于易燃化学品。有研究提出福尔马林固定液需要远离火源和热源。应按照危化品管理要求储存在专门的可燃液体防火安全储存柜内。安全储存柜通常有较好的密封性，且具备防火防爆功能，可以有效地减少火灾和爆炸的风险。同时，存放地点需配备完善的防火设施，如灭火器、防火报警器等，并制订严格的防火管理制度，以降低火灾风险。

8. 手术室内病理标本存放需要哪些条件？

推荐意见 1：应设置病理标本存放间，标本间应整洁、明亮、通风，并配备监控摄像头，标本柜加锁管理（证据 C，强推荐）。

设置独立标本间可以保证标本质量，通过维持环境稳定，避免标本腐败变质，确保检测结果的准确性。标本间的布局应根据存放量、容器类型和设备需求合理规划空间，进行统一规范管理以提升效率，保证标本安全。为防标本遗失，要实行加锁管理，《手术病理标本前处理流程》（T/CRHA 026—2023）团体标准建议病理标本存放间还应配备监控系统，便于对手术病理标本留存工作内容的统计及风险管理。

推荐意见 2：可配有冷藏设备，存放抽真空密封处理或需低温保存的标本（证据 C，弱推荐）。

在《手术病理标本前处理流程》中推荐在标本存放间内，针对需要抽真空密封处理或低温保存的标本，可配备冷藏设备。低温环境有助于有效延缓标本的组织形态学变化及遗传标记的退化，从而保持其细胞结构与生物活性。

9. 常规病理检查标本用10%福尔马林溶液浸泡固定后需要冷藏保存吗？

推荐意见：**根据《手术病理标本前处理流程》（T/CRHA 026—2023）团体标准要求：经过固定液浸泡的手术病理标本存放在室温环境下保存即可（证据C，强推荐）。**

在团体标准《手术病理标本前处理流程》中明确推荐，经浸泡固定后的常规病理检查标本，存放于室温环境即可。《外科病理学中标本处理的实用指南》同样指出：只有尚未浸泡在固定液里的标本组织，才需要冷藏保存，直至其浸泡在固定液中，可以转移至室温保存。

二、手术病理标本转运

1. 手术病理标本转运容器有哪些要求？

推荐意见：**应具有无消毒剂及防腐剂、无污染、密封性好等特点（证据A，强推荐）。**

在2018年《临床微生物学检验样本的采集和转运》（WS/T 640—2018）规范推荐标本转运容器应该要保护标本不被污染以及完整性不受损坏。选择密封性好是防止发生由于固定液遗洒或泄漏导致的标本腐败的现象，同时也减少工作人员接触固定液的风险，避免职业暴露的发生。

2. 手术病理标本转运方式是什么？

推荐意见：**常规手术病理标本使用人工转运，不建议使用气动管路传输系统输送标本（证据B，强推荐）。**

人工转运交接可以有效保证手术病理标本转运安全及交接正确。2024年AORN发布的《手术标本管理》指南中不建议使用气动管路传输系统输送标本。

在2018年《临床微生物学检验样本的采集和转运》(WS/T 640—2018)规范强调：使用气动传输方式运送标本时，须提前确认剧烈振荡、温度等因素不对检验结果产生影响。使用过程中，应遵循医疗机构政策、流程以及厂家使用说明书，并向病理科确认收到经过该系统输送的标本，以防标本丢失或破损影响病理学检验结果。

三、术中快速冰冻切片病理标本管理

1. 术中快速冰冻切片病理标本送检要求？

推荐意见1：术中快速病理检查标本切除后无须固定，应即刻送检(证据B，强推荐)。

推荐意见2：在《术中快速冰冻切片病理检查单》上可填写电话号码(证据B，强推荐)。

新鲜干燥的标本在30min后开始变性，可能改变疾病的组织学图像，因此将新鲜的标本立即送到病理科进行处理是至关重要的。在《术中快速冰冻切片病理检查单》上填写电话号码是便于病理科可以及时联系手术室沟通有关冰冻病理的相关事宜。

2. 术中快速冰冻切片病理检查结果应采用何种形式报告？

推荐意见：术中快速冰冻切片病理检查结果应采用书面形式报告(可传真或网络传输)(证据B，强推荐)。

病理检查结果准确性非常重要，主刀医师是依据冰冻病理报告结果进行手术决策。为了避免因口头传递可能导致的信息错误或遗漏，应当采用书面形式进行报告；在某些特殊情况下(如网络故障等)，若采取口头或电话报告方式，病理科医师应直接与术中主管医师进行沟通，报告前，病理科医师与术中主管医师应仔细核对并确认病人身份，严禁通过第三方传递信息，并且在手术结束前，及时将书面报告传输至手术间。

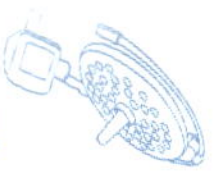

3. 术中冰冻病理标本报告单如何保存?

推荐意见:应存放于病人医疗病历中(证据 B,强推荐)。

病理诊断报告应保存在医疗病历中。门急诊病人的病历按照病历管理有关规定原则上由病人保管。医疗机构建有门(急)诊病历档案室或已建立门(急)诊电子病历的,经病人或其法定代理人同意,可由医疗机构保存。住院病人病历由医疗机构负责保管,严禁涂改、伪造、隐匿、销毁、抢夺、窃取病历。

(穆 莉 王 琤 陈云超 冯 立)

第三节 围手术期下肢深静脉血栓预防

深静脉血栓形成(deep vein thrombosis,DVT)是指血液在下肢深静脉系统内发生凝结,阻塞静脉管腔,导致血液回流障碍的一种疾病,它会引起肢体肿胀、疼痛、活动障碍等症状。DVT 的发生一般较为隐匿,但严重时可导致病人死亡,因此,围手术期关于 DVT 的预防显得尤为重要。欧美人群外科手术后 DVT 发生率为 10%~40%。最新研究显示,亚洲人群在大手术后和病房发生下肢深静脉血栓的比例接近西方人群中观察到的比例。手术室护士对手术病人围手术期 DVT 的术中预防起着至关重要的作用。

一、风险评估

1. 进行围手术期下肢深静脉血栓风险评估的护士应具有什么资质?

推荐意见:评估的护士应经过 DVT 管理规范化培训(证据 C,强推荐)。

据中国临床肿瘤学会肿瘤与血栓专家共识委员会估计,DVT 的发生率高达 10%~40%,其中半数左右在术中出现。通过采取规范化护理措施,设计系统的早期活动方案,能促进下肢静脉血回流,可降低下肢 DVT 的发生率。因此,定期参与 DVT 规范化培训与管理对护士来说必不可少。建议科室每年培训计划中增加 DVT 培训。

2. 围手术期病人下肢深静脉血栓风险评估的时机是什么？

推荐意见：术前 24h 内对全麻手术病人行 DVT 风险评估（证据 C，强推荐）。

早期、全面、专业的评估是识别病人 DVT 发生风险的关键步骤，也是预防下肢深静脉血栓发生的首要内容。选择合适的评估工具进行评估可以及时识别高风险病人，如老年病人、肥胖病人、有血栓病史或家族史的病人等，尽快对病人进行风险分级，从而为不同风险等级的病人制订个性化的术中 DVT 预防方案。术中应结合手术进程对病人进行持续、动态的 DVT 风险评估，及时发现可能存在的隐患，保障手术病人的安全。

3. 围手术期下肢深静脉血栓风险评估工具有哪些？

推荐意见：围手术期下肢深静脉血栓风险评估工具为 Caprini 血栓评估表（证据 A，强推荐）。

美国胸科医师学会（American college of chest physicians，ACCP）《非骨科的外科病人深静脉血栓预防临床实践指南》（第 9 版）（ACCP—9）推荐外科病人术中使用 Caprini 量表评估手术病人的深静脉血栓的风险。同时，应评估病人的出血风险，并综合考虑选择预防措施。

Caprini 风险评估模型涉及的危险因素包括 44 项，各条目分值为 1、2、3、5 分，各项得分相加后根据总分分为低风险（0~1 分）、中风险（2 分）、高风险（3~4 分）和极高风险（≥5 分）。通过这些因素能够有效区分不同风险等级的病人，且简便易用，尤其在外科病人的风险评估中应用更为广泛。

二、术中干预措施

1. 围手术期下肢深静脉血栓术中干预措施由哪些人制订与执行？

推荐意见：多学科团队为病人制订个体化 DVT 的预防方案并有效实施（证据 B，强推荐）。

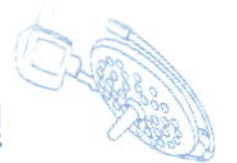

一个循证实践方案的实施离不开多学科团队协作。外科手术病人术中DVT预防方案需要由手术室护士、手术医师、麻醉医师组成的多学科团队协作制订。多学科团队具有评估和管理DVT风险的专业知识和经验，并遵循临床指南和最佳证据来制订预防措施。由手术室护士、手术医师、麻醉医师组成的多学科团队能够充分发挥各学科的专业优势，提高方案的执行效果，实时监测调整并确保术后预防措施的有效衔接，并促进信息沟通与交流，确保信息共享，减少沟通误差，从而更有效地预防术中DVT的发生，保障病人的安全和术后康复。

2. 如何选择围手术期下肢深静脉血栓干预措施？

推荐意见：**根据围手术期下肢深静脉血栓风险等级评估结果选择对应的干预措施（证据B，强推荐）。**

Caprini风险评估结果包括低风险、中风险、高风险和极高风险。低风险者无须特别措施、尽早活动；中风险者可选择抗血栓梯度压力带或充气压力泵；高风险和极高风险者选用抗血栓梯度压力带或充气压力泵+抗凝治疗。低风险病人发生DVT的可能性较小，通过尽早活动，能促进下肢静脉血液回流，降低血液在下肢静脉内瘀滞的风险。中风险病人，通过对其下肢不同部位施加不同程度的压力，从脚踝到大腿压力逐渐递减，模拟人体正常生理状态下静脉回流的压力变化，促进下肢静脉血液回流，减少血液瘀滞。高风险和极高风险病人发生DVT的概率显著增加，仅靠机械性预防措施往往不足以有效预防血栓形成，需要联合抗凝治疗。机械性预防措施如抗血栓梯度压力带或充气压力泵，能从物理角度促进血液回流，与抗凝治疗联合使用，可以从不同方面发挥作用，既改善血液流动状态，又降低血液的凝固性，形成互补，更全面有效地预防DVT的发生，降低因DVT导致的严重并发症和死亡风险。

3. 如何进行体位管理以预防下肢深静脉血栓？

推荐意见：**术中体位管理，应严格遵循手术操作的具体要求，做到合理、规范（证据B，强推荐）。**

体位管理被证实在预防术中DVT方面具有显著的益处。术中条件允许时，应定时抬高受压部位/调整体位角度，以释放局部压力，减轻对深静脉的压迫，避免血液回流速度减慢的发生。确保在满足手术视野暴露需求的同时，最大限度地避免对病人的胸腔、腹腔以及深静脉血管造成任何形式的压迫，以此避免因体位不当引发的 DVT。仰卧时在不影响手术的条件下，建议抬高下肢，以利于下肢静脉血回流。此外，病人可稍向左倾斜，以避免下腔静脉受压。截石位时避免双下肢过度外展、下垂及腘窝受压。俯卧位时需保持胸腹部悬空，侧卧位时避免腋窝受压，同时腹部用挡板支撑耻骨联合处，避免股静脉受压。

4. 术中如何使用间歇式充气压力装置（intermittent pneumatic compression，IPC）？

推荐意见：IPC 装置按长度可分为膝长型和腿长型，建议结合病人意愿及医院设备条件使用（证据 B，强推荐）。

遵医嘱使用间歇式充气压力装置。间歇式充气压力装置可单独选择或联合使用双足、双小腿或大腿等适宜模式；IPC 在不同部位的充气压力值不同，一般从足踝至大腿处，序贯加压，压力呈梯度递减；压缩的频率可结合装置使用说明及病人的具体情况而定；在排除相关禁忌证的情况下，推荐病人进入手术间后，麻醉前开始穿戴使用，并保持术中持续使用状态。

5. 使用间歇式充气压力装置禁忌证有哪些？

推荐意见：IPC 使用禁忌证包括：充血性心力衰竭导致的严重肺水肿或下肢水肿、下肢皮肤存在开放性或引流伤口、严重下肢动脉疾病、严重周围神经病变或感觉异常、下肢皮肤或软组织病变、下肢蜂窝织炎、下肢血栓性静脉炎、对物理预防材质过敏等（证据 A，强推荐）。

IPC 是预防 DVT 的有效工具，但其使用需严格评估病人是否存在禁忌证，以避免加重病情或引发并发症。充血性心力衰竭导致的严重肺水肿或下肢水肿病人使用 IPC 可能会加重体液潴留，增加心脏负担；下肢皮肤存在开放性或引流伤口时，IPC 压力可能会干扰伤口愈合或引发感染；严重下肢动脉疾病病人使用 IPC 可能进一步阻碍血液循环，加重缺血症状；严重周围神经病变或感觉

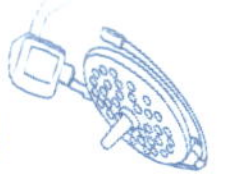

异常病人可能无法感知 IPC 的压力变化，增加皮肤损伤风险；下肢皮肤或软组织病变、蜂窝织炎及血栓性静脉炎病人使用IPC可能加重炎症或导致感染扩散；对物理预防材质过敏的病人使用 IPC 可能会引发皮肤过敏反应。因此，在使用 IPC 前，医护人员需全面评估病人情况，确保其符合适应证并排除禁忌证，以保障病人安全。

三、记录交接

术后手术室护士与病房护士应该记录交接哪些内容？

推荐意见：**手术室护士应与病房护士准确交接病人术中新增的 DVT 风险因素及术中实施的预防措施等（证据 B，强推荐）。**

手术室护士作为直接参与病人围手术期管理的关键人员，其专业观察与动态监测对于及时发现并干预潜在的 DVT 风险具有不可替代的作用。护士能够及时发现病人术中可能出现的长时间制动、低体温、手术时间过长等 DVT 风险因素，并依据既定的预防策略进行及时干预，需依托科学的评估工具与标准化的预防方案来指导实践。在术中 DVT 预防措施实施过程中，手术室护士需对病人实施严密的观察与动态监测，及时发现可能存在的隐患，保障手术病人的安全。手术结束后，手术室护士与病房护士准确地交接，有助于病人术后 DVT 的评估及预防措施的落实。

（李国宏　韦金翠　崔 颖）

第四节　手术病人坠床/跌倒防控

跌倒对生活质量有负面影响，并与发病率、死亡率和健康相关费用增加有关。跌倒是最常见的不良护理事件之一，由于手术室的特殊性，跌倒被定义为身体除双足外其他部位非自主的触及地面或地面上任何物体的状态。作为涉及病人安全的高风险医疗保健区域，手术室是预防病人坠床或跌倒的重要部门之一。

一、风险评估

1. 手术病人坠床/跌倒风险因素有哪些?

推荐意见:手术病人坠床/跌倒风险由多因素引起,手术人员应高度重视坠床/跌倒的各类风险因素(证据B,强推荐)。

跌倒由多种因素导致,包括病人因素、环境因素和医护人员因素,包括跌倒史、灵活性和肌肉无力的因素、骨质疏松症、老年人感知功能下降和跌倒恐惧、视力障碍、认知障碍和神经系统疾病、尿失禁、心血管检查和药物因素等,在手术过程中,需要注意具有此类特征的病人。

病人身体特征会影响跌倒的发生,随着年龄的增长,跌倒的风险增加。跌倒高风险人群平均年龄为77岁,且在手术病人中,男性跌倒风险更高。同时身体功能减弱会导致手术病人跌倒,例如视力下降、听力下降、肌肉无力、平衡障碍。

环境因素是诱发跌倒的关键因素,超过25%的跌倒与环境危害有关,环境地面潮湿不平、照明不足、设备摆放不当和标识不清均会增加跌倒的风险。手术间的环境包括室内光线、地面状况和手术物品设备,均是引起病人跌倒的安全隐患。基础设施不完善,光线、地板潮湿均会导致病人发生跌倒。

医护人员方面指医护人员对安全使用防跌倒设施的关注度不够会增加坠床/跌倒的伤害,全麻手术后的病人存在意识不清及躁动等情况,缺少看护及约束会增加跌倒的风险。

预防坠床/跌倒的关键环节包括手术前后转运、术后过床和麻醉苏醒期。

手术前后的转运环节是坠床/跌倒的高风险环节,有研究显示41%的跌倒事件发生在工作人员离开病人床旁,34%的跌倒事件发生在工作人员协助病人时,2%的跌倒事件与团队内沟通有关。

术后过床时是坠床/跌倒的高风险时刻,病人从手术床转移到其他床/转运车时,由于特殊体位与复杂术后平衡功能恢复延迟,病人术后体位改变,均会引起手术病人跌倒。

麻醉苏醒期是坠床/跌倒的高风险环节,术中使用镇静催眠药的病人在麻醉苏醒期的跌倒风险增加,这可能与药物副作用和疾病导致头晕或意识模糊有关。

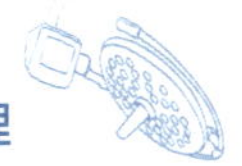

2. 手术病人坠床/跌倒风险由谁评估?

推荐意见:**手术病人坠床/跌倒风险应由接受过相关培训的医护人员进行评估(证据 A,强推荐)。**

护士是预防跌倒的关键角色,可以维护病人的安全。跌倒风险评估应该由具备相应技能和经验的专业人员进行,2022 年的《老年人跌倒风险综合管理专家共识》中指出应由受过培训的人员进行评估及识别跌倒的风险因素。

3. 手术病人坠床/跌倒风险的评估时机是什么?

推荐意见:**手术病人坠床/跌倒风险评估时机包括手术前、手术后返回病房时及病情发生变化时(证据 B,强推荐)。**

病人坠床/跌倒风险评估时机包括病人入院、病房转移、病情变化和出院等关键节点,高危病人需要持续评估,因此手术病人坠床/跌倒风险评估时机应包括手术前、手术中及手术后的评估。在手术开始前需对病人的个人情况进行评估,确认其是否容易产生坠床的风险,对其中风险相对较高者可在腕带上进行标注,以红色等醒目颜色为宜,以便更好地识别高风险病人。病人状态发生变化时,例如在手术中进行手术体位变化,在手术结束后进行转运交接或当病人病情发生变化,应对其进行再次评估。

4. 手术病人坠床/跌倒风险评估工具有哪些?

推荐意见:**常用的跌倒风险综合评估工具有 Morse 跌倒风险评估量表(MFS)、托马斯跌倒风险评估工具(STRATIFY)及 Hendrich Ⅱ跌倒风险评估模型(HFRM)(证据 B,强推荐)。**

Morse 量表于 1989 年出版,该工具在美国广泛使用,是目前公认的住院病人跌倒风险的标准评估工具,其灵敏度为 78%,特异性为 83%。St. Thomas(STARTIFY)风险评估工具于 1997 年发表,专为老年人设计,可接受的敏感性值为 93%,可接受的特异性值为 87.7%。HFRM Ⅱ评估工具于 1995 年出版,2003 年更新,主要用于成年住院病人的跌倒评估,该工具敏感性值为 74.9%,特异性值为 73.9%。Morse 和 HFRMⅡ在识别跌倒高风险病人方面具有良好的预测效度，STARTIFY 在区分跌倒低风险病人和高风险病人方面效果更好。

5. 手术病人坠床/跌倒风险程度如何判定？

推荐意见：手术病人坠床/跌倒风险程度通常依据特定评估工具的评分判定，低、中、高风险区间因工具不同而异，且结合病人病情、意识状态、肢体活动能力等综合判断（证据 B，强推荐）。

目前病人跌倒风险级别界定多为 3 级分法，即低风险、中风险、高风险，其应用效果较好。目前常用 3 种量表，Morse 量表包括跌倒史、超过一个医学诊断、使用辅助器具、静脉输液或使用肝素、步态、精神状态，<25 分为跌倒低风险，25~45 分为跌倒中风险，>45 分为跌倒高风险。STRATIFY 量表包括跌倒史、精神状态、视力障碍、频繁如厕、转移和移动，总分 5 分，0 分为跌倒低风险，1 分为跌倒中风险，≥2 分为跌倒高风险。HFRM Ⅱ量表包括意识混乱/定向障碍、抑郁、排泄改变、头晕/眩晕、性别、抗癫痫药/苯二氮䓬类药物的使用、单次运动中起床和行走测试/站起能力，<3 分为跌倒低风险，3~4 分为跌倒中风险，≥5 分为跌倒高风险。

二、防控管理

1. 手术病人坠床/跌倒预防措施有哪些？

推荐意见 1：建立手术病人坠床/跌倒风险管理制度（证据 A，强推荐）。

由手术室护士长、麻醉医师、巡回护士等人员组成质量管理团队。团队成员明确分工，护士长负责整体协调和监督，麻醉医师关注病人麻醉期间的风险，巡回护士主要执行和反馈防护措施的情况，临床护理专家与其他护士管理人员合作下来指导病人预后的计划、实施和评估。建立健全管理制度，包括跌倒管理制度、跌倒报告制度、跌倒报告表、防跌倒告知书、发生跌倒的应急处理程序等。

推荐意见 2：手术室应建立完善的坠床/跌倒预防体系，从术前评估到术后管理，全流程落实风险防范措施（证据 B，强推荐）。

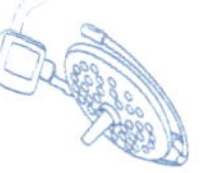

风险评估与识别：组建预防手术病人坠床/跌倒干预小组，使用统一的评估工具，如跌倒风险评估量表对手术病人进行风险评估。术前护士全面评估病人身体状况，包括年龄、意识状态、肢体活动能力、视力、听力、营养状况，了解病人术前用药情况，某些药物如镇静催眠药、抗高血压药等，使用彩色腕带提醒医务人员病人有跌倒风险。

术前环境管理：术前环境保持手术室内地面清洁、干燥，无杂物，环境舒适安静，避免转运车行进中绊倒，保证病人的安全。

术中安全管理：术中要确保病人体位固定良好。在进行特殊体位手术时，使用合适的体位垫和约束带，防止病人因体位变动而坠床，确保病人的安全。

术后安全管理：在术后阶段，对于术后麻醉苏醒期存在疼痛及意识不清的病人，做好镇痛护理的同时专人看护。在将术后病人从手术床转移至转运车时，手术室护士应锁定手术床，与麻醉医师及手术医师沟通搬运方法，使病人安全转运。

培训与教育：选取大量真实发生的手术病人坠床/跌倒案例，组织培训对象进行深入分析，探讨事件发生的原因、环节漏洞以及正确的预防和处理措施，提高培训对象在跌倒风险评估方面的动机和能力，并帮助他们提高跌倒风险评估准确性。

质量监控与改进：同时进行质量监控，医护人员可在护理记录单上详细记录病人坠床/跌倒风险评估结果、采取的防护措施等信息。质量管理团队定期对收集的数据进行分析。通过统计分析方法，找出防护措施执行过程中的薄弱环节。对于存在的问题，组织针对性的培训和整改。参照现有预防跌倒的措施，制订手术室病人坠床/跌倒的标准流程。由护理部质控追踪评价，确保质量持续改进。

2. 手术病人发生坠床/跌倒后如何应急处置？

推荐意见：手术病人发生坠床/跌倒后，应立即进行初步伤情评估与处理，同时确定跌倒的原因并采取进一步预防措施，及时记录和上报（证据B，强推荐）。

坠床/跌倒发生后，对病人进行生命体征评估和相关检查以确定是否有跌倒损伤，同时报告医疗团队、护士长和护理部，及时处理伤情，确定手术是否按计划进行，若按计划手术，手术中除常规监测外，还应持续监测跌倒可能导致的迟发性伤害；手术结束，与病房护士做好交接。事后分析跌倒的原因并改善干预措施，必要时转诊到合适的保健机构进行康复。构建跌倒防范信息系统，病人发生跌倒后及时进行不良事件数据上传，护士重新评估病人跌倒风险，管理者收集案例、讨论对策、持续质量改进。

（张　丽）

第五节　医用黏胶相关性皮肤损伤

医用黏胶相关性皮肤损伤（medical adhesive related skin injuries，MARSI）指在揭除黏胶产品后，皮肤出现持续 30min 或者更长时间的红斑或其他皮肤异常等情况。MARSI 可在不同年龄、任何人群和临床环境中发生。研究显示，MARSI 发生率为 10.7%~58.3%，多见于新生儿、老年人、肿瘤、重症等人群。常见的 MARSI 有机械性损伤、接触性皮炎、潮湿相关性皮肤损伤和毛囊炎等。MARSI 除了损害病人皮肤屏障功能并延迟愈合外，还会导致病人焦虑，降低其生活质量，增加病人痛苦，延长住院时间，还会增加病人的经济负担。

一、风险评估

1. 医用黏胶相关性皮肤损伤风险因素有哪些？

推荐意见：医用黏胶相关性皮肤损伤风险因素分为内在因素和外在因素（证据 A，强推荐）。

内在因素具体包括以下方面：①年龄：新生儿、早产儿、婴幼儿和老年人风险较高；②脱水；③营养不良；④皮肤病：湿疹、皮炎、慢性渗出性溃疡、大疱性表皮松解等；⑤可能影响皮肤的潜在疾病：糖尿病（由于糖尿病对免疫系统的影响，如果皮肤屏障受损，糖尿病病人的感染风险更高）、感染、肾功能不全、免疫抑制、慢性静脉功能不全；⑥水肿。

外在因素具体包括以下方面：①皮肤粗糙、沐浴过度、湿度低等原因导致的皮肤干燥；②长期暴露在潮湿环境中；③某些药物，如长期使用皮质类固醇、化疗药物、抗炎药物和抗凝药物；④放射治疗；⑤光损伤或暴露在紫外线下；⑥去除胶带、敷料等操作；⑦反复粘贴医用黏胶产品。

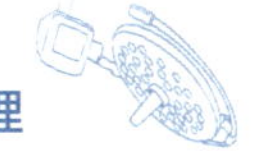

2. 医用黏胶相关性皮肤损伤风险评估的时机及如何评估?

推荐意见:**医用黏胶相关性皮肤损伤风险评估时机为在病人皮肤上应用或移除医用黏胶产品之前。医用黏胶相关性皮肤损伤风险评估方法包括全面采集病史并进行体格检查,以评估病人整体状况(证据 B,强推荐)。**

所有病人进入医疗机构时都应进行皮肤评估,住院期间对其皮肤进行定期评估,对皮肤破裂或损伤风险较高的病人增加评估频率。医用黏胶相关性皮肤损伤风险评估时机为在病人皮肤上应用或移除医用黏胶产品之前,以及使用医用黏胶产品期间。在使用医用黏胶产品期间,对皮肤进行评估尤为重要,特别是对于有医用黏胶相关损伤高风险的病人。

皮肤风险评估应包括:①记录病人的病史;②观察皮肤,应评估皮肤的颜色、质地、外观均匀性和完整性,必要时轻轻触诊皮肤以评估其状况;③观察任何皮肤刺激或损伤的迹象;④完整记录,任何皮肤损伤都应准确描述其类型、颜色、排列、大小和分布。对皮肤损伤的准确描述有助于鉴别医用黏胶相关性皮肤损伤和过敏性皮肤损伤,并可能有助于识别存在的损伤过程。

3. 使用何种工具进行医用黏胶相关性皮肤损伤的评估?

推荐意见:**医用黏胶相关性皮肤损伤的专业性评估表非常有限,现临床上采用的评估工具有 Braden 量表和营养风险筛查量表(nutrition risk screening,NRS)(证据 B,强推荐)。**

Braden 量表用于压力性损伤风险和皮肤情况的评估,为压力性损伤的预防措施提供了指导。量表项目包括感知觉、潮湿、活动能力、移动能力、营养状况、摩擦/剪切力,反映了压力性损伤发生的危险因素。在每个项目的评分表上打分,总得分为 6 分表示发生压力性损伤的风险最高,23 分表示发生压力性损伤的风险较低。

NRS 筛查病人的体重变化、食物摄入量、体重指数、疾病的严重程度和年龄。NRS 共由三部分构成,包括病人资料、疾病状态和营养状态。根据每一部分所对应的条目给分,最高 3 分,最低 0 分。研究证实,NRS 评分越高,疾病相关发病率越高、并发症发生率越高、病死率越高、住院费用越高。

二、防控管理

1. 如何处理医用黏胶相关性皮肤损伤?

推荐意见:医用黏胶相关性皮肤损伤发生后,应采取疼痛护理、皮肤护理和应用黏胶去除剂,以最大限度地减轻病人的不适和皮肤损伤(证据A,强推荐)。

疼痛管理:每次换药时都应尽量控制疼痛,医务人员在进行医用黏胶产品的操作时应把病人的疼痛感降至最低,例如,可0°或180°撕去黏胶产品;如果病人正在使用止痛剂,可以在移除产品之前给药;重视心理社会因素对病人疼痛的影响,对疼痛的负面想法、情绪困扰、预期疼痛和焦虑都会加重疼痛体验。移除医用黏胶产品对病人来说很痛苦,并可能导致其焦虑,医务人员需要与病人沟通,采取有效的措施,尽量避免在移除过程中产生的疼痛和MARSI的发生。

皮肤护理:保持皮肤健康有助于保持皮肤的完整性,从而降低MARSI的发生风险。在评估过程中应注意不良的生活方式会使皮肤老化、脱水,应该给病人提供简单的皮肤护理指导。

正确使用黏胶去除剂:医用黏胶去除剂可以帮助去除黏胶和残留物,最大限度地减少不适和皮肤损伤。临床上常用的黏胶去除剂有两种类型:以酒精或有机溶剂为基底的除胶剂和以硅酮为基底的除胶剂。去除剂的类型有湿巾、护垫、液体小袋或喷雾剂。应根据解剖位置选择,例如,避免在颈部上方喷洒。对于开放性伤口、静脉置入部位、经皮内镜胃造瘘术、新生儿和免疫功能低下的高危病人,应强烈考虑使用黏胶去除剂。

2. 如何预防医用黏胶相关性皮肤损伤的发生?

推荐意见:预防医用黏胶相关性皮肤损伤应从教育与培训入手,内容涵盖医用黏胶剂的分类与选择方法、医用黏胶产品粘贴与移除方法、皮肤保护、医用黏胶剂辅助用物、更换敷料时机等(证据A,强推荐)。

教育与培训:应将MARSI预防纳入伤口管理和皮肤护理教育中,向医护人

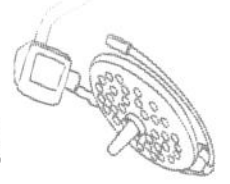

员和病人普及相关知识，包括皮肤准备、黏胶产品的正确使用、皮肤保护屏障及除胶剂的使用。

医用黏胶的分类与选择方法：医用黏胶可分为普通黏胶（用于包扎伤口、固定静脉导管、固定非关键导管和套管）、柔韧黏胶（用于肿胀或运动部位）和关键设备黏胶（用于中心静脉导管、鼻饲管等的固定）。不同医用黏胶在黏附力、可复位性和渗透性上存在差异。丙烯酸酯类黏胶价格较低、致敏性较低、透气性好，但移除时容易造成皮肤损伤；硅酮黏胶与皮肤相容性好、可重复使用，但价格较高且耐湿性较差；亲水胶体附着力随时间减弱，移除时也易损伤皮肤。选择黏胶需综合考虑病人皮肤类型、粘贴部位活动度、水肿风险、潮湿程度、使用时长、年龄、生活方式、环境条件及健康状况等因素。例如，潮湿或者高温环境下可选用丙烯酸酯，脆弱干燥皮肤则宜选择硅酮产品。

医用黏胶粘贴与移除方法：粘贴时应遵循生产厂家说明，避免使用乙醇等可能造成皮肤干燥的产品，确保皮肤干爽，进行非张力性粘贴，方向正确且无缝隙或褶皱。移除时需缓慢松开黏胶剂边缘，沿毛发生长方向水平撕下，并按压皮肤以减轻损伤。对于透明敷贴，可通过松开一角并水平拉伸移除；伤口敷料则需先松解各方位黏胶剂，再从中心揭起。

皮肤保护：应避免使用刺激性清洁用品，选择中性或弱酸性液体清洁剂，保持皮肤湿润，每日使用含保湿成分的润肤剂。清洁粘贴区域时，必要时剪除毛发，避免使用乙醇等干燥性消毒用品。在重复使用黏胶产品的部位，可先使用水胶体敷料或液体敷料保护皮肤。此外，注意防晒、避免穿戴引起瘙痒或压迫皮肤的衣物并在重新使用黏胶前去除残留黏胶。

合理选择医用黏胶剂辅助用物：皮肤保护性屏障产品（如液体敷料和含硅酮的敷料）可以在皮肤和黏胶产品之间形成保护界面，减少皮肤剥脱。使用屏障产品时需注意其成分，避免使用含乙醇的产品，尤其是对破损或感染皮肤。黏胶去除剂则有助于减少黏胶残留，减轻病人不适。

更换敷料时机：应避免频繁去除黏胶，水肿病人可缩短更换时间。静脉穿刺点有出血、渗液或多汗时，可选择纱布敷料。血管通路的透明敷料通常5~7d更换一次，纱布敷料则每2d更换一次。若敷料完整性受损（如脱落、污染，出现潮湿、渗液或渗血）或皮肤完整性受损，应立即更换并记录更换时间。

（王　雁）

第六节　手术药品安全

病人接受药物治疗时如果用药不当，不仅难以治愈疾病，还可能对病人造成伤害。由于手术室工作环境的特殊性，手术期用药具有一定的特殊性。首先，手术室所使用的药物、麻醉药品和第一类精神药品受到严格管控，其药效迅速且治疗窗口较窄；其次，在开具处方、取药、配药以及用药等环节较多且流程节奏非常快，流经人员类型也较多，因此药品的核对与检查不能缺漏。一旦出现用药错误，很可能会引发严重的不良后果。因此，完善药品管理制度，加强医护人员的专业培训，以及优化药品使用环境，确保手术药品安全至关重要。

一、手术室药品存放

1. 如何确保麻醉药品和第一类精神药品的安全存放？

推荐意见 1：设立专用药品柜，由专职麻醉科管理员负责专账记录，确保药品流向明确（证据 A，强推荐）。

麻醉药品和第一类精神药品专用药品柜应配备锁具和/或密码保护措施，仅允许授权人员访问，以确保药品安全。药品柜的存放环境也应符合相关标准，避免因环境因素导致药品变质或损坏。

专职麻醉科管理员负责药品的日常管理和盘点，他们定期检查药品库存，确保实际库存与记录一致，并根据手术的实际需求及时补充药品，以保障手术过程的顺利进行。

管理员需维护药品的专账记录，包括药品的接收、分发、使用和销毁等各个环节。通过完整的记录，可以清晰地追踪每一批药品的来源、去向和使用情况，一旦出现问题，能够迅速定位并采取相应的措施。

推荐意见 2：非工作时间由值班人员保管麻醉药品和第一类精神药品，与专职管理员进行清点交接，确保管理连续性（证据 B，强推荐）。

为确保非工作时间麻醉和第一类精神药品的管理不中断，建议指定受过专门培训的值班人员负责非工作时间的药品管理，确保他们了解药品管理规程和

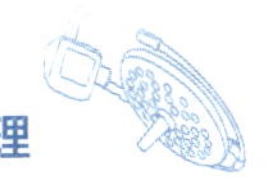

安全措施。值班人员应使用安全的药品保管设施，如锁柜，以防止药品在非工作时间被不当使用或盗取。值班人员与专职管理员之间应进行详细的药品清点和交接流程，确保药品数量和状态的准确性。所有药品的交接都应有详细的记录，包括交接时间、药品数量和状态，以及交接双方的签名，以增强药品管理的可追溯性。

推荐意见 3：宜设置智能药房，配备智能存储系统，并由药师负责管理，以实现麻醉药品和第一类精神药品的智能化管理（证据 C，强推荐）。

智能药房和药柜系统可实时监控药品库存，自动补充药品，减少人为错误，提高管理准确性。系统记录药品领用和归还，提供详细追溯信息，同时减少滥用和盗窃风险。智能存储系统确保药品有序存放，便于医护人员快速获取药品，提高手术效率。药师负责药品管理与记账，助力医护人员作出正确用药决策，从而提升医疗服务质量和手术安全。

2. 手术室的高警示药品如何存放与管理？

推荐意见 1：高警示药品须专区存放、专人管理，严禁与其他药品混放，且须有醒目的警示标识，同时对相似药品进行物理隔离和标注（证据 B，强推荐）。

高警示药品由于其药理作用强烈或副作用严重，必须严格区分存放区域，避免与其他普通药品混淆，从而降低用药错误的风险。存放区域应设置明显的警示标识，提醒医护人员注意药品的高风险性。对于外观或名称相似的高警示药品，还需进行物理隔离和特别标注，以防止误用。同时，存放区域应定期检查和维护，确保药品存储条件符合要求，进一步保障药品的安全性。

推荐意见 2：手术室应建立高警示药品目录，规范分发流程，使用专用袋并签字确认，可借助信息化手段进行标识、风险提示和监控（证据 B，强推荐）。

手术室应结合国家和专业组织发布的高警示药品目录，根据本机构的实际情况，建立自己的高警示药品目录，并定期进行修订。在分发环节，可使用高危药品专用袋，并要求药品核发人和领用人在专用领单上签字确认，以确保药品分发的准确性和可追溯性。同时，通过信息化系统对高警示药品进行标识和风险提示，有助于提升管理效率和安全性。

3. 手术室的危化品存放有哪些注意事项?

推荐意见1:依据《化学品分类和危险性公示通则》(GB 13690—2009),将危险化学品分类并建立管理台账,确保规范化管理(证据B,强推荐)。

手术室内的危险化学品应按《化学品分类和危险性公示通则》(GB 13690—2009)分为八大类,包括爆炸物、易燃气体、易燃液体、易燃固体、氧化剂、毒性和感染性物质、放射性物质及腐蚀品。建立管理台账,记录化学品名称、数量、位置、用途、供应商及安全数据表,涵盖接收、储存、使用、转移和处置等环节。定期审核更新台账,确保信息准确完整。

推荐意见2:危险化学品储存场所应指定专人管理,设置清晰的安全标识,使用防爆设备,配备气体浓度报警装置和防爆通风系统(证据B,弱推荐)。

危险化学品的储存区域必须指定专人负责管理,确保安全标识清晰可见,使用防爆照明和电气设备,配备气体浓度检测报警装置,并与防爆通风系统连接。建议安装淋洗器和洗眼器,以应对泄漏或溅出事故。配备应急救援器材,如消防器材、泄漏处理套装、急救箱和个人防护用品,合理配置消防灭火设施,确保火灾时迅速响应。

二、手术室药品使用

1. 抗菌药物的正确用药时机和用药注意事项是什么?

推荐意见1:对于Ⅰ类切口手术,术前不推荐使用抗菌药物,除非有植入物(如关节置换或心脏瓣膜手术)或其他特定指征(如免疫抑制状态或先前感染史)(证据A,强推荐)。

对于清洁手术(Ⅰ类切口),除非有特定指征,否则不推荐术前使用抗菌药物。这是因为在清洁手术中,手术部位感染的风险相对较低,而且术前使用抗菌药物可能会增加耐药性的风险。特定指征包括病人有高风险因素,如免疫抑制状态或先前感染史。然而,对于涉及植入物的手术,如关节置换或心脏瓣膜手术,术前使用抗菌药物是标准做法,以降低术后感染风险。

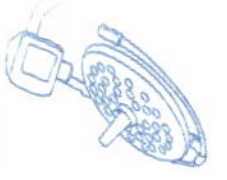

推荐意见 2：需用抗菌药物的病人，第一剂应在术前 0.5~2h 内使用，第二剂根据手术时间和出血量决定（手术时间>3h 或出血量>1 500ml 时使用）（证据 A，强推荐）。

为了预防手术部位感染，在正确的时间应用抗菌药物对于确保抗菌药物有效浓度至关重要。静脉输注推荐在皮肤、黏膜切开前 0.5~1h 内给予第一剂抗菌药物，以确保在手术开始时抗菌药物血药浓度达到峰值。万古霉素或氟喹诺酮类等由于需输注较长时间，应在手术前 1~2h 开始给药。此外，对于手术时间预计超过 3h 或术中出血量>1 500ml 的情况，术中应追加第二剂抗菌药物。应选择对手术部位常见致病菌有效的抗菌药物，并考虑病人的过敏史和抗菌药物耐药性模式。

2. 缩宫素在剖宫产手术中正确用药时机和用药注意事项是什么？

推荐意见：剖宫产手术中，缩宫素是预防产后出血的首选药物。头位胎儿前肩娩出后、胎位异常胎儿全身娩出后、多胎妊娠最后一个胎儿娩出后，给予缩宫素 10IU 稀释后静脉滴注或肌内注射（证据 A，强推荐）。

缩宫素（催产素）作为一种有效的子宫收缩剂，在剖宫产手术中被广泛用于预防和控制产后出血。缩宫素的使用需遵医嘱进行，推荐剂量为 10IU 的缩宫素，可以稀释在 500ml 的生理盐水或葡萄糖溶液中静脉滴注，或稀释后进行肌内注射。对于头位胎儿，缩宫素应在胎儿前肩娩出后立即给予，以迅速促进子宫收缩，减少出血。对于胎位异常的胎儿，缩宫素应在胎儿全身娩出后立即给予，以预防产后出血。在多胎妊娠中，缩宫素应在最后一个胎儿娩出后立即给予，以减少因子宫扩张导致的出血风险。虽然缩宫素相对安全，但仍需监测病人的生命体征，特别是血压和心率，以防止因子宫收缩过强而引起的并发症。在某些情况下，可能需要将缩宫素与其他子宫收缩药物（如米索前列醇）联合使用，以增强预防产后出血的效果。

3. 手术室人员在配制和使用抗肿瘤药物时有哪些注意事项？

推荐意见：手术室人员在配制和使用抗肿瘤药物时，应穿戴防护服、佩戴耐化学品手套和面罩，防止药物暴露和职业风险（证据 B，弱推荐）。

手术室人员应选择能防止药物渗透的防护服、耐化学品且无粉的手套，以及能保护眼睛和面部免受药物喷溅的面罩或护目镜。抗肿瘤药物应在生物安全柜内配制，以控制药物颗粒和蒸汽扩散，减少对手术室环境和人员的影响。手术室需制订抗肿瘤药物溢出处理流程，包括使用专用清洁工具和清洁剂，以及对处理人员进行培训。此外，应定期对手术室人员进行健康监测和风险评估，识别和减少长期接触抗肿瘤药物可能导致的健康问题。

4. 手术台上的备用药品应如何进行规范管理?

推荐意见：手术中台上用药时，巡回护士和洗手护士应共同复述药物名称，并使用专用标识区分不同药品，洗手护士手术中一次仅传递一种药物，避免混淆（证据 D，弱推荐）。

巡回护士和洗手护士共同复述药物名称，可减少因听错或误解而导致的用药错误。这种双重核对机制是提高手术用药安全性的有效手段。专用药物标识有助于快速识别药物，减少因外观相似或名称相似而导致的混淆。标识的设计（颜色和字体大小）应确保在手术室的各种光线条件下都能清晰阅读，包括在紧急情况下也能迅速识别。洗手护士一次只传递一种药物，可减少因多任务处理导致的药物混淆或错误，提高手术团队的注意力，降低用药错误风险。手术结束后丢弃所有使用过的药物与容器，有助于维护手术室卫生标准，为下一台手术创造安全环境。

三、手术室用药不良事件管理

1. 如何识别与报告手术室用药不良事件?

推荐意见 1：对手术室医护人员进行基于岗位胜任力的专业技能培训，识别药品不良反应，记录详细临床表现（证据 D，强推荐）。

手术人员流动性大，岗位类别多，医师和护士应接受系统培训，掌握药品不良反应的识别方法和临床表现。手术室用药记录系统应记录药物名称、剂量、给药时间、给药途径、病人反应等信息。在病人出现不良反应时，应详细记录事件发生的时间、经过、处理措施及病人后续情况，为后续的调查和改进提供依据。

推荐意见 2：通过国家或地区或机构的药品不良反应监测系统，及时上报所有确定或疑似的药品不良反应（证据 B，强推荐）。

手术室应建立完善的监测系统，涵盖药物使用前、中、后的全过程。同时，宜与国家或地区药品不良反应监测系统对接，确保所有确定或疑似药品不良反应能够及时、准确上报。这有助于从更广泛的层面收集数据，为药品安全监管提供支持。

2. 如何提升手术室用药安全文化？

推荐意见 1：培育非惩罚性用药错误自愿上报的氛围，出现药品使用、储存错误或药品质量事件应积极上报（证据 C，强推荐）。

医疗机构应建立非惩罚性的用药错误报告文化，鼓励手术室医护人员积极监测和报告用药错误以及潜在的用药错误和不良反应。评估过程需要公正透明，将系统缺陷和人为错误分开，并保护当事人、报告人信息。

推荐意见 2：建立用药错误管理制度，利用 PDCA 循环的工作模式，持续改进从而降低手术室用药错误的发生率（证据 D，强推荐）。

医疗机构应建立用药错误管理制度，利用 PDCA（计划—执行—检查—行动）循环的工作模式，持续改善从而降低手术室用药错误的发生率。同时，可建立由手术室、药剂科、医院药事和药物治疗学委员会组成的三级管理制度，对手术室药品定期进行自查和督查。

（敬 洁　杨丽娜）

第七节　手术室医用耗材管理

手术室医用耗材管理（management of surgical room medical consumables）是指对在手术室中使用的各类医用耗材进行计划、采购、储存、发放、使用以及质量监控等全过程进行有效组织实施与管理，以促进临床科学、合理使用医用耗材的专业技术服务和相关的医用耗材管理工作，是手术室医疗管理工作的重要组成部分。

1. 手术室医用耗材的申领流程是什么？

推荐意见：**手术室根据需要，向医用耗材管理部门提出领用申请，医用耗材管理部门按照规定进行审核和发放（证据 A，强推荐）。**

根据《医疗机构医用耗材管理办法（试行）》要求，手术室应指定人员负责医用耗材管理，同时根据科室需要，向医用耗材管理部门提出领用申请，医用耗材管理部门按照规定进行审核和发放。领取的医用耗材品种、品规和数量既满足工作需要，又不形成积压。申领人对出库医用耗材有关信息进行复核，并与发放人共同确认，保证医用耗材安全和质量。

2. 手术室医用耗材的验收流程是什么？

推荐意见：**手术室建立医用耗材验收制度，由验收人员严格进行验收操作，并真实、完整、准确地进行验收记录，验收合格后方可入库（证据 A，强推荐）。**

手术室建立医用耗材验收制度，由验收人员严格进行验收操作。医用耗材验收人员应当熟练掌握医用耗材验收有关要求，重点对医用耗材是否符合遴选规定、质量、有效期情况等进行查验，不符合遴选规定以及无质量合格证明、过期、失效或者淘汰的医用耗材不得验收入库，并真实、完整、准确地进行验收记录。

医用耗材验收记录及保存：①常规记录应包括医用耗材的购入日期、名称、规格（型号）、注册证号或备案凭证号、生产批号或序列号、医疗器械唯一标识码、生产日期或有效期或失效期、生产企业、供货者、到货数量、到货日期、验收合格数量、验收结果等内容，记录应标记验收人员姓名和验收日期。使用后的医用耗材进货查验记录应当保存至使用终止后 2 年。未使用的医用耗材进货查验记录应当保存至规定使用期限结束后 2 年。植入性医用耗材进货查验记录应当永久保存。购入Ⅲ级医用耗材的原始资料应当妥善保存，确保信息可追溯。②对需要冷链管理的医用耗材验收：验收时还应对其运输方式及运输过程的温度记录，运输时间、到货温度等质量控制状况进行重点检查并记录，不符合温度要求的应拒收。③对消毒产品进行验收时，应设专人对所购消毒灭菌产品进行入库验收。特别对产品的灭菌有效期、标识等相关信息进行核对检查，验收合

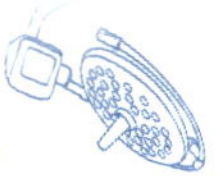

格的产品方可办理入库手续。对不能提供消毒产品,生产企业卫生许可证及安全评价报告的产品不予验收入库。

3. 手术室医用耗材的存储要求有哪些?

推荐意见 1:手术室应当设置相对独立的医用耗材存储库房,无菌医用耗材存储环境应符合《医院消毒供应中心 第 2 部分:清洗消毒及灭菌技术操作规范》(WS 310.2—2016)要求。并对医用耗材实行分类分区管理,建议采用色标管理进行区分(证据 A,强推荐)。

手术室应当设立相对独立的医用耗材储存库房,配备相应的设备设施,制定相应的管理制度,并定期对库存医用耗材进行养护与质量检查,将检查情况做好记录。

无菌医用耗材存储环境应符合《医院消毒供应中心 第 2 部分:清洗消毒及灭菌技术操作规范》(WS 310.2—2016)要求,储存医用耗材的货架、托盘等设施设备应当保持清洁,无破损。医用耗材应与墙、柱、屋顶等间距≥30cm,与地面间距≥10cm;医用耗材应按温湿度要求储存于常温库(0~30℃),相对湿度为45%~75%,库房人员应每日做好温湿度记录,做好防火、防潮、防霉、防虫、防鼠及防污染等工作。

按照医用耗材说明书或者标签标识的要求对医用耗材进行储存。根据医用耗材品种、规格、型号分开存放并实行分区管理。可以分为待验区、合格品区、不合格品区、发货区等,可采用色标管理进行明显区分。如待验区、退货区为黄色,合格品区和发货区为绿色,不合格品区为红色,退货产品单独存放。库存医用耗材存放的位置应固定,按批号和有效期远近依次或分开放置。

推荐意见 2:建议使用医用耗材智能存储设备(证据 B,强推荐)。

2019 年,国务院办公厅发布的《治理高值医用耗材改革方案的通知》提出全面深入治理高值耗材,规范医疗服务行为。而传统的人工管理模式需要投入大量的人力、物力,且难以在申领、取用、计费等环节对医用高值耗材的品名、规格、批号、有效期等信息做到全程、精准管理,存在一定安全隐患。而医用耗材智能存储设备具有以下功能可提高精确性和管理效率:①取用便捷。智能存储设备通过与物流管理系统、医院信息系统结合,可以通过触发、指纹认证等方式领用耗材。②信息同步。医用耗材取用的出库、入库与指纹信息绑定,使用后自动计入病人费用中,未使用时归还可自动更新库存,实现信息同步更新。③平衡库存,避免积压或短缺。医用耗材智能存储设备设置预警功能,可根据每种耗材基数和最低安全基础预警,实时提醒补给,从而减少护士的耗材管理时间和投入的精力,让护士回归到护理工作中,提高护理质量。

推荐意见3:宜对医用耗材进行基数定量、虚拟库房、供应链管理模式SPD等管理方法,做到医用耗材的全流程可追溯(证据B,强推荐)。

(1) 定基数。①常规医用耗材:基数确定可以根据上一申领周期的历史平均量外加一定数量的安全库存作为手术室二级库耗材基数,即最高限量。②高值医用耗材:可以根据手术种类进行分类、登记和保管,根据手术种类及其使用量变化,调整基数;对于少数价格较高的或者使用频率较少的高值耗材,不备用基数,可术前进行临时申领,避免人力、物力浪费。

(2) 虚拟库房。是建立在计算机和网络通信基础上,将地理上分散的、属于不同供应商或生产厂商高值耗材储存、保管和远程控制的物流设施进行整合,形成具有统一目标、统一任务和统一流程的暂时性物资存储与控制组织,可以实现不同状态、空间及事件的物资有效调度和统一管理。虚拟库房可以将医用高值耗材以信息形式存储在数据系统之中,不需要实体库房保存物品。使用者短时间内可以从虚拟库房检索出所需产品信息,包括高值耗材规格型号及生产厂商,向采购部门提供详细产品信息,采购部门根据这些信息可在短时间内将产品调配至使用者。

(3) 医用耗材供应链管理模式(supply-processing-distribution,SPD)。2019年,国家卫生健康委员会发布的《医院智慧管理分级评估标准体系(试行)》要求医院逐步建立医用耗材管理信息系统,对耗材进行全流程追溯和质量监管SPD模式是物资供应、分拆加工和配送一体化管理模式。系统主要由运营团队、硬件系统和软件系统组成,运营团队由项目经理、采购、库房、配送、结算等人员组成,硬件系统包括智能柜、智能门禁、智能货架、智能冷库等,软件系统对内与医院相关信息系统对接,对外与供应商的平台对接。运营团队通过硬件系统和软件系统共同构建信息化平台,实现医用耗材的精细化管理。

推荐意见4:需要冷链管理的医用耗材,应严格落实冷链管理要求规范,并确保各个环节温度可追溯(证据A,强推荐)。

储存需要冷链管理的医用耗材,应按照产品说明书或标签标识的要求进行储存和检查,重点检查包装、标签、外观及温度状况等,并记录。储存医用耗材

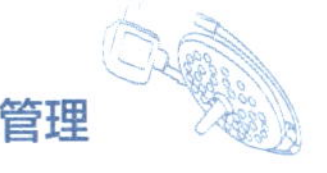

的冷库应具有自动调控温度的功能，机组的制冷能力应与冷库容积相适应。冷库应配备备用发电机组或双回路供电系统等，保证制冷系统的连续供电。冷库内制冷机组出风口须避免遮挡，根据冷库验证报告确定合理的储存区域。

推荐意见5：手术室医用耗材出库时，应当按照剩余有效期由短至长顺序发放（证据A，强推荐）。

手术室医用耗材出库时，应做到先进先出，对接近失效期的产品，及时通知科室使用或进行换货等处理，尽可能减少损失。定期对库存医用耗材进行盘点，检查产品有效期，做到账物相符、账账相符。同时做好近效期产品的登记，以防积压和失效。

医用耗材出库应复核并记录，复核内容包括出库对象、医用耗材的名称、规格（型号）、注册证号或者备案凭证编号、生产批号或者序列号、生产日期和有效期（或者失效期）、生产企业、数量、出库日期等内容。管理人员应对出库医用耗材进行核对，发现以下情况不得出库，并登记处理：①医用耗材包装出现破损、污染、封口不牢、封条损坏等问题；②标签脱落、字迹模糊不清或者标内容与实物不符；③医用耗材超过有效期；④存在其他异常情况的医用耗材。

4. 手术室医用耗材的使用管理要求有哪些？

推荐意见1：建立医用耗材使用管理相关制度，使医用耗材信息、病人信息以及诊疗相关信息相互关联，保证使用的医用耗材往前可溯源、可追踪（证据A，强推荐）。

医疗机构根据国家卫生健康委、国家中医药管理局组织制定的《医疗机构医用耗材管理办法》建立医用耗材使用相关制度，根据《医疗器械分类目录》和《医疗机构手术分级管理办法》，对本机构内临床诊断、预防和治疗疾病使用医用耗材的全过程实施监督管理。

医疗机构应建立医用耗材临床应用登记制度，使医用耗材信息、病人信息以及诊疗相关信息相互关联，保证使用的医用耗材向前可溯源、向后可追踪。医务人员要认真执行疾病诊疗常规，严格手术指征和医用耗材适用范围；应认真记录手术操作过程，详细记录病变部位，使用医用耗材的名称、规格、型号和数量，并将使用的医用耗材产品条形码粘贴在住院病历和耗材使用登记单中。

医疗机构耗材管理信息系统应当覆盖医用耗材遴选、采购、验收、入库、储存、盘点、申领、出库、临床使用、质量安全事件报告、不良反应监测、重点监控、超常预警、点评等各环节，实现每一件医用耗材的全生命周期可溯源。

推荐意见 2：从事医用耗材相关工作的技术人员应当具备相应的专业学历，技术职称或者经过相关技术培训，并获得国家认可的执业技术水平资格（证据 A，强推荐）。

按照国家卫生健康委员会《医疗机构医用耗材管理办法》的要求，植入类医用耗材，应当由具有有关医疗技术操作资格的卫生技术人员使用，并将拟使用的医用耗材情况纳入术前讨论，包括拟使用医用耗材的必要性、可行性和经济性等；非植入类医用耗材的使用，应当符合医疗技术管理等有关医疗管理规定。

在诊疗活动中：Ⅰ级医用耗材，应当由卫生技术人员使用；Ⅱ级医用耗材，应当由有资格的卫生技术人员经过相关培训后使用，尚未取得资格的，应当在有资格的卫生技术人员指导下使用；Ⅲ级医用耗材，应当按照医疗技术管理有关规定，由具有有关技术操作资格的卫生技术人员使用。

推荐意见 3：医用耗材使用过程中严格落实医院感染管理有关规定（证据 A，强推荐）。

耗材使用：①使用无菌医用耗材前，应当检查医用耗材的包装及其有效期限；②医用耗材使用时，应根据不同的材料，按照相应的使用规范、操作标准进行使用；③严格执行无菌操作技术、医疗技术的准入制度及操作技术规范；④使用者在使用医用耗材时应掌握使用标准、使用方法、注意事项，严格按照产品说明书、操作规范执行，需向病人说明的事项需如实告知，并遵守相应的规定。

推荐意见 4：医疗机构应当加强对使用后医用耗材的处置管理（证据 A，强推荐）。

医疗机构应当加强对使用后医用耗材的处置管理。医用耗材使用后属于医疗废物的，应当严格按照医疗废物管理有关规定处理。

根据医疗废物的类别，将医疗废物分置于符合《医疗废物专用包装物、容器的标准和警示标识的规定》的包装物或者容器内；在盛装医疗废物前，应当对医疗废物包装物或者容器进行认真检查，确保无破损、渗漏和其他缺陷；感染性废物、病理性废物、损伤性废物、药物性废物及化学性废物不能混合收集。少量的药物性废物可以混入感染性废物，但应当在标签上注明。

重复使用的医用耗材，应当严格按照要求清洗、消毒或者灭菌，并进行效果

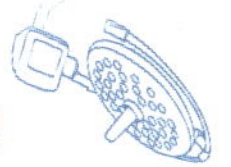

监测。

推荐意见5：医院应该通过构建组织管理体系、制订重点监控耗材清单、搭配信息系统和数据库、建立医用耗材使用预警机制等对医用耗材的使用进行评价，发现存在的或潜在的问题，制订并实施干预和改进措施，促进医用耗材合理使用（证据A，强推荐）。

根据《医疗机构医用耗材管理办法》的相关要求，二级以上医院应当设立医用耗材管理委员会，其他医疗机构应当成立医用耗材管理组织。医用耗材管理组织由具有高级技术职务任职资格的相关临床科室、药学、医学工程、护理、医技科室人员以及医院感染管理、医用耗材管理、医务管理、财务管理、医保管理、信息管理、纪检监察、审计等部门负责人组成。

宜构建信息系统，实现对医用耗材的全程跟踪和管理。从耗材目录确认、条码录入、手术申请、计划采购、入库验收、记账出库、财务汇付等全过程实施一体化管理。宜建立医用耗材使用预警机制及时发现异常情况，采取干预措施，防止不合理使用。预警机制可以根据耗材的使用量、费用、使用频率等指标设定预警阈值。当耗材的使用情况超过预警阈值时，系统自动发出预警信息，提醒管理人员进行关注和处理。

推荐意见6：医院应根据医用耗材临床使用评价的结果应用干预措施（证据A，强推荐）。

医院应当加强医用耗材临床使用评价结果的应用，对存在不合理使用的品种可以采取停用、重新招标等干预措施。同时将评价结果作为科室和医护人员相应临床技术操作资格或权限调整、绩效考核、评优评先等的重要依据。在绩效考核中，可以设置与医用耗材合理使用相关的指标，如耗材费用占比、耗材使用合理性等。并通过绩效奖励或相应教育，促进医用耗材的合理使用。

5. 手术室医用耗材不良事件是什么？

推荐意见：手术室医用耗材不良事件是指已上市的医疗器械，在正常使用情况下发生的，导致或者可能导致人体伤害的各种有害事件（证据A，强推荐）。

医疗器械不良事件属于医疗器械不良事件范畴。医疗器械中的严重伤害，是指有下列情况之一者：①危及生命；②导致机体功能的永久性伤害或者机体结构的永久性损伤；③必须采取医疗措施才能避免上述永久性伤害或者损伤。

群体医疗器械不良事件，是指同一医疗器械在使用过程中，在相对集中的时间、区域内发生，对一定数量人群的身体健康或者生命安全造成损害或者威胁的事件。

6. 发生手术室医用耗材不良事件应该如何处理？

推荐意见 1：**医院应当制订本单位的医用耗材不良事件处置方案。发生或者发现医用耗材使用安全事件或者可疑安全事件时，立即停止使用、通知监测和分析，避免或者减轻对病人身体健康的损害（证据 A，强推荐）。**

当发现使用的医用耗材存在安全隐患，相关人员应当立即停止使用。当发生医用耗材相关质量安全不良事件时，应遵循可疑即报、及时上报的原则。同时，医疗机构应制订与其规模、功能相匹配的医用耗材紧急替代流程，配备必要的替代耗材，做好后续调查，分析原因，必要时召回剩余耗材并做好对病人的医疗救治等工作。

推荐意见 2：**医院通过监测发现医用耗材不良事件或者可疑不良事件，应当按照有关规定向地县级卫生健康主管部门上报（证据 A，强推荐）。**

按照《医疗器械不良事件监测和再评价管理办法》，报告医疗器械不良事件应当遵循可疑即报的原则。即怀疑某事件为医疗器械不良事件时，均可以作为医疗器械不良事件进行报告。导致或者可能导致严重伤害或者死亡的可疑医疗器械不良事件应当报告；创新医疗器械在首个注册周期内，应当报告该产品的所有医疗器械不良事件。报告内容应当真实、完整、准确。

推荐意见 3：**对可疑医用耗材质量问题造成病人损害的，根据影响大小采取相应措施（证据 A，强推荐）。**

发生或者发现因医疗器械使用行为导致或者可能导致病人死亡、残疾或者二人以上人身损害时，医疗机构应当在 24h 内报告所在地县级卫生健康主管部门，必要时可以同时向上级卫生健康主管部门报告。医疗机构应当立即对医疗器械使用行为进行调查、核实；必要时，应当对发生使用安全事件的医疗器械同批次同规格型号库存产品暂缓使用，对剩余产品进行登记封存。

个案医疗器械不良事件：医疗器械经营企业、使用单位发现或者获知可疑医疗器械不良事件的，应当及时告知持有人。其中，导致死亡的还应当在 7d 内，导致严重伤害、可能导致严重伤害或者死亡的在 20d 内，通过国家医疗器械不

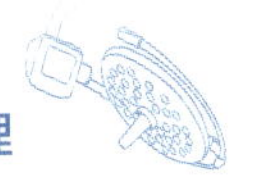

良事件监测信息系统报告。

群体医疗器械不良事件：持有人、经营企业、使用单位发现或者获知群体医疗器械不良事件后，应当在 12h 内通过电话或者传真等方式报告不良事件发生地的药品监督管理部门和卫生行政部门，必要时可以越级报告，同时通过国家医疗器械不良事件监测信息系统报告群体医疗器械不良事件基本信息，对每一事件还应当在 24h 内按个例事件报告。

（刘健佳　李宝妤）

第八节　术中获得性压力性损伤预防

术中获得性压力性损伤（intraoperative acquired pressure injuries，IAPI）是指病人在接受手术过程中发生的与手术体位相关的受压部位皮肤及皮下组织压力性损伤，通常位于骨突处或者涉及医疗器械/设备接触的界面处。手术病人接受手术和其他外科侵入性医疗操作时存在较高压力性损伤的风险，其发生率为 0.3%~57.4%。IAPI 造成的并发症严重程度不一，若不加以重视，损伤的影响范围可能从轻微的不便进展至长期的功能受限、严重器官损伤甚至死亡。

一、风险评估

1. 手术病人 IAPI 风险由谁评估？

推荐意见：应是接受过相关系统培训的医护人员参与 IAPI 的风险评估（证据 B，强推荐）。

目前，国内大多数医疗机构主要是接受专业培训的医护人员凭借专业知识和经验，依据风险评估表内容，对病人各项评估内容进行观察、测量和记录，从而判断病人发生 IAPI 的风险程度。未来趋势是利用人工智能优势，通过智能化手段进行图文识别，智能判读及预防措施指引自动推送，为临床护理人员提供智能决策支持。在手术麻醉过程中，病人由于长期处于制动状态，术中压力或压力联合剪切力改变，局部皮肤长期受压、术中低体温等原因，使其 IAPI 发生风险较高。因此，有必要对所有手术病人进行 IAPI 风险评估。且应由 1 名或多名具有护士或医师执业资格、接受过相关专业系统培训的医护人员参与

IAPI 的风险评估，并记录。

2. 手术病人 IAPI 风险因素有哪些？

推荐意见：术前风险因素包括麻醉分级、体重指数（body mass index，BMI）、受压部位皮肤状态、术前肢体活动、预计手术时间、糖尿病等。术中风险因素包括术中低体温、手术出血量、压力剪切力改变和实际手术时间等（证据 B，强推荐）。

手术病人 IAPI 的发生是由多种风险因素共同作用的结果，根据其作用时机将其分为术前风险因素和术中风险因素。

术前风险因素：①美国麻醉医师协会分级：ASA 分级是对病人体质状况和麻醉手术危险性进行分级评估，级别越高，手术风险越大，则 IAPI 发生风险越高。②体重指数：体重指数是用于评估病人的肌肉和脂肪含量，当手术病人体重指数过大时，其受压部位承受压力增加；体重指数过低时，受压部位和骨隆突部位缺少脂肪和肌肉组织支撑和缓冲，压力性损伤风险也会增加。③受压部位皮肤状态：当机体处于低蛋白血症合并水肿状态，或受压部位皮肤已有局部损伤如红斑、水疱、破溃等，病人皮肤的屏障作用降低、弹力降低、渗透压下降，对压力耐受性降低，其发生压力性损伤风险增加。④术前肢体活动：若病人在术前已存在肢体活动受限、躯体处于长时间固定状态，如长时间卧床不能自理、昏迷及受约束的躁动手术病人等，其皮肤局部受压风险持续增加。⑤预计手术时间：预计病人安置手术体位后，术中皮肤持续受压的时间。因病人在麻醉和手术特殊环境下，术中不能实施翻身、更换体位等减压护理措施，被动体位安置病人手术时间越长，体位受压部位的皮肤及皮下组织持续受压时间就越长，IAPI 风险就越大。⑥糖尿病：糖尿病可造成周身皮肤小动脉粥样硬化、周围神经变性，导致皮肤正常生理状态改变，使糖尿病病人皮肤极易发生压力性损伤。

术中风险因素：①术中低体温：低体温会增加手术失血、术后苏醒延迟，激活交感神经系统导致皮肤和皮下组织的血管收缩等，病人 IAPI 风险增加。②手术出血量：术中大量出血可引起机体蛋白丢失和外周毛细血管循环不良，导致组织缺血缺氧状态，是术中发生皮肤形态改变的高危因素。③术中压力剪切力改变：手术体位的调整会使病人皮肤受重力和接触面摩擦力作用而形成剪切力，使局部血管扭曲或压缩，剪切力会破坏血流，增加深部组织压力性损伤。

④实际手术时间：实际手术时间代表病人受压部位的持续受压时间，局部组织受压时间越长，IAPI 风险越大。

3. 手术病人 IAPI 风险评估的时机有哪些？

推荐意见：择期手术病人的 IAPI 风险评估时机为术前 1d 或进入手术室时，急诊手术为接诊时，术中结合病人手术进程动态评估（证据 B，强推荐）。

全面、专业的评估是早期识别病人压力性损伤发生风险和识别高危人群的关键步骤，是预防 IAPI 发生的首要内容，也是采取有效预防措施的重要依据。择期手术病人应在术前 1d 或进入手术室时进行评估，而急诊手术也应在接诊时快速评估，并记录、交接，以确保评估结果的连续性和可追溯性。对于已经发生压力性损伤的病人，术前交接时需详细描述发生部位、分期、面积、渗液及是否采取干预措施等，手术室护理人员能够迅速且全面地掌握病人皮肤状况。

手术病人 IAPI 风险因素也会随着疾病状况和手术进程而动态变化，除术前已明确的风险因素以外，术中风险因素如术中低体温、手术出血量、压力剪切力改变和实际手术时间等均处于不可控制状态。因此，术中应结合手术进程对病人 IAPI 风险进行持续、动态的评估，即对照评估量表中的风险因素发生变化时实时评估，并根据评估结果及时调整预防措施，以降低 IAPI 的发生率。

二、预防措施

1. 如何安置手术体位？

推荐意见 1：应规范摆放手术体位（证据 B，强推荐）。

体位摆放不当不仅会影响手术操作，还会显著增加术中并发症的发生率，尤其是神经损伤及压力性损伤的风险。因此，安置病人手术体位时需操作规范，以病人舒适、安全，便于手术为原则，符合人体力学原理，采用合适体位用具规范安置手术体位，降低因压力集中而导致的皮肤和软组织扭曲或变形，选择适合的支撑面，并合理使用预防性敷料，最大限度地降低因体位安置不当导致的神经损伤及压力性损伤的发生风险。手术过程中注意观察手术体位受压部位皮肤状态，保持病人肢体、躯干处于功能位，避免过度牵拉增加剪切力，减少压力性损伤发生风险。

推荐意见 2：**手术时间超过 3h 病人，术中可对头面部、肢体等可干预的受压部位，定时实施手术体位微调整，减轻局部压力，促进血液循环（证据 A，强推荐）。**

手术持续时间长，则局部组织长时间受压，可能使 IAPI 风险增加。有研究表明，手术持续时间≥3h 是 IAPI 发生的风险因素。因此，在手术允许的情况下，当手术时间超过 3h，可定时对病人头面部、肢体等可干预的受压部位进行体位微调整，尽可能减轻骨隆突处受压、最大限度使压力再分布，并且基于病人和特定情况确定调整方式和调整频次。

2. 如何使用预防性敷料？

推荐意见 1：**应根据不同手术体位和受压部位情况，选择适合的预防性敷料（证据 A，强推荐）。**

推荐意见 2：**风险评定为高风险的病人，应在各种手术体位的高危部位（可能与器械、手术床接触的骨隆突处）应用泡沫敷料进行预防（证据 A，强推荐）。**

关于不同类型设备和敷料对 IAPI 预防效果的 Meta 分析显示，泡沫敷料能有效降低高危风险病人 IAPI 的发生率。泡沫敷料通过分散压力、减少摩擦力与剪切力以及降低皮肤湿度等机制，通过改善局部血液循环，增强皮肤组织的耐受性，对保护皮肤免受损伤起到积极作用。

不同敷料的不同材料和构造方式产生的物理效应各异，这要求医护人员在选择预防性敷料时，应基于皮肤评估和 IAPI 风险评估的结果，结合不同解剖部位的需求，谨慎选择并正确使用。可根据不同器械的类型和放置部位，选择适当的敷料。例如，在呼吸面罩下方，由于皮肤潮湿且受力面积较大，可以考虑使用多层软硅酮泡沫敷料；在耳郭或面颊上的管道固定，以及器械固定系带下方等摩擦力较大且受力面积较小的皮肤区域，水胶体敷料可能更加适合。此外，应根据不同手术体位和受压部位选择适当敷料（表 2-1），如俯卧位可选择水胶体、透明薄膜或硅胶敷料等，以在病人额头、下颌以及胸部进行缓冲减压。

表 2-1　不同手术体位的受压部位

手术体位	受压部位	备注(术中体位调节后受压部位)
仰卧位	枕部,肩胛部,骶尾部,足跟,肘部	双肩部,双足底等
侧卧位	面及耳部,肩部,腋下,肘部,健侧胸部,髋部,膝部,足部	背部,臀部等
截石位	枕部,肩胛部,骶尾部,腘窝,肘部	足跟,双肩等
俯卧位	前额,面颊,下颌,肘部,胸部(乳房),腹部,骨盆,生殖器,膝部(髌骨),足背和足趾	唇部,鼻部等
膝胸卧位	头面部,胸部,膝部,足部,肘部	会阴部等

3. 术中如何选择支撑工具?

推荐意见:对于 IAPI 风险评估为中高风险的手术病人,应在术前、术中和术后使用高规格感应或压力可交替变化的支撑面(证据 A,强推荐)。

根据《压力性损伤临床防治快速参考指南》推荐,选择支撑面应综合考虑病人的活动程度、皮肤微环境情况、剪切力、个人体型和体重、已有压力性损伤数量、严重程度和位置,以及新发压力性损伤的风险等因素,以满足个体对压力再分布的需求。

高规格感应或压力可交替变化的支撑面通过周期性减压,减轻局部组织的持续受压,改善血液循环。同时,这类支撑面可通过实时监测功能精准调整压力分布,确保支撑的稳定性,减少剪切力和摩擦力。这些功能的协同作用,不仅有利于降低 IAPI 发生风险,还能够提高病人术中安全性和舒适性。

4. 术中如何保持正常体温?

推荐意见:可在术前采用预保温,术中采用复合保温方式(主动保温 + 被动保温)维持体温在 36℃以上(证据 B,强推荐)。

《手术室护理实践指南》(2024 年版)与《术中获得性压力性损伤手术室全程管理专家共识》均强调,维持病人皮肤适宜的温度和干燥状态对减少 IAPI 发生至关重要。皮肤温度的升高增加外部因素对皮肤的破坏风险。温度过低会导致局部血液循环不良,增加组织缺血和压力性损伤的风险,从而提高 IAPI 发生的风险。因此，术中应根据病人体温情况，积极采取室温调控、输注加温以及充气式加温等措施维持病人体温恒定。

三、处理措施

1. 发生 IAPI 后如何处理?

推荐意见 1：应及时去除压力性损伤部位危险因素（证据 B，强推荐）。

推荐意见 2：可选择透明薄膜敷料、水胶体敷料、泡沫敷料等对损伤部位进行保护，不可按摩受损部位（证据 B，强推荐）。

推荐意见 3：皮肤破损时，应保持损伤部位及其周围皮肤清洁，根据湿性愈合原则，使用湿润纱布保持伤口湿润，并用透明薄膜敷料固定（证据 B，强推荐）。

发生 IAPI 后，先识别严重程度，再采取针对性处理措施，并再次评估。1 期处理：彻底缓解局部受压，改善局部血运，去除危险因素，定时改变压迫部位，避免进一步受压。选择透明薄膜敷料、水胶体敷料。2 期处理：保护皮肤，预防感染，注意对出现水疱的皮肤进行护理(同医用黏胶相关性皮肤损伤的水疱处理)。对非感染的 2 期压力性损伤使用水胶体敷料、水凝胶敷料或聚合物敷料；伴有中/重度渗出液的 2 期或更高分期的压力性损伤使用泡沫敷料。3 期或 4 期处理：伴有少量渗出液的 3 期或 4 期压力性损伤使用水凝胶敷料；伴有中度渗出液的 3 期或 4 期压力性损伤使用藻酸盐敷料。伴有高渗出液的压力性损伤使用高吸收性的敷料；在不能使用新型伤口敷料时，仍应遵循湿性愈合原则，使用湿润的纱布保持伤口湿润环境，透明薄膜敷料固定伤口敷料。

透明薄膜敷料能够形成防水、透气的屏障，防止细菌和污染物进入伤口，同时保持湿润环境，促进上皮细胞迁移和愈合，适用于 1 期压力性损伤和浅表伤口；水胶体敷料能吸收少量至中量渗液，形成凝胶状物质，保持伤口湿润，促进自溶性清创，减轻疼痛，并具有防水防菌功能，适用于 1 期和 2 期压力性损伤以及低至中度渗液的伤口；水凝胶敷料通过高含水量为干燥或少量渗液的伤口提供水分，保持湿润环境，促进清创和缓解疼痛，适用于干燥伤口或慢性伤口；泡沫敷料具有高吸收性，能够快速吸收并锁住中至大量渗液，减少渗液对伤口的刺激，适用于中至高度渗液的 2 期或更高分期压力性损伤；藻酸盐敷料则适用

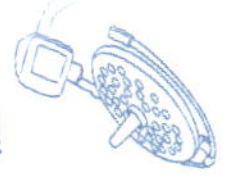

于中度渗出液的3期或4期压力性损伤，能够吸收渗液并形成凝胶，保持湿润环境，促进愈合。通过根据伤口的分期和渗液量选择合适的敷料，能够有效保护伤口、促进愈合并降低感染风险，符合湿性愈合原则。

2. 发生IAPI后，应记录、交接、上报哪些内容？

推荐意见1：应记录损伤部位、面积、深度、分期以及受压时间，推荐采集照片以便监测和追踪（证据D，弱推荐）。

及时、准确地记录是IAPI管理的重要环节。发生IAPI后，首先应详细记录皮肤损伤的具体信息，包括损伤部位、面积、深度、分期以及受压时间，这些信息是评估损伤严重程度和制订干预措施的重要依据。推荐采集损伤部位的照片，以便更直观地监测损伤的进展情况，为后续追踪提供可视化证据。

推荐意见2：应与麻醉恢复室、ICU或病房单元责任护士进行交接（证据A，强推荐）。

规范交接是确保IAPI预防措施连续性和有效性的关键环节。依据AORN指南推荐，无论是否发生IAPI，都要求做好手术病人的交接工作，以确保术后医护人员能够掌握病人的皮肤状况及术中采取的预防措施，避免因信息遗漏或沟通不足导致的压力性损伤风险。因此，手术室护士应与麻醉恢复室、ICU或病房单元责任护士进行规范交接。交接时应充分沟通，交接内容包括是否为高风险病人、特定风险因素、皮肤检查结果（特别是受压部位情况）、术中受压点以及已经采取的应对措施。通过规范交接，实现压力性损伤链式管理的闭环，确保术前、术中和术后措施无缝衔接，降低IAPI发生风险。

推荐意见3：手术室护士应随访观察病人IAPI发展情况，按要求执行不良事件上报制度（证据A，强推荐）。

应对发生IAPI病人和未发生IAPI但存在高危影响因素尤其是术中高危因素的病人进行随访。手术室护士于病人术后24h内观察病人IAPI发展情况，此期间发生IAPI或原有IAPI加重时，需执行不良事件上报制度。手术结束后1~3d，手术室护士须对发生IAPI的病人进行随访，询问病人受压部位疼痛及愈合情况，记录病人IAPI转归情况，发现问题及时处理。

（李国宏　韦金翠　崔　颖）

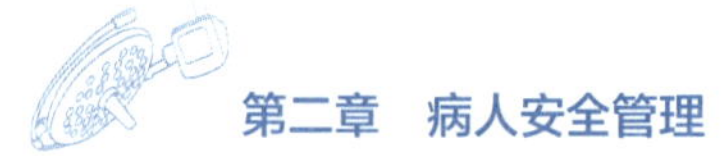

第九节　成人腹腔镜手术引起的皮下气肿的预防

一、高危人群与医源性因素

1. 什么类型的病人更容易出现皮下气肿？

推荐意见：**体重指数低和皮下脂肪薄、有腹腔手术史及心肺储备能力差的病人容易出现皮下气肿（证据 A，强推荐）。**

消瘦病人，尤其是体重指数低于 19kg/m^2 的病人，由于皮下脂肪组织匮乏，脂肪组织对 CO_2 气体的阻挡作用弱，气体易沿皮下迅速扩散从而形成皮下气肿。曾经接受过腹部或盆腔手术（例如憩室炎、盆腔炎）的病人，将面临较高的粘连相关并发症风险。鉴于气腹可能引起的生理变化，心肺储备功能不佳的病人可能不适合进行腹部充气手术。

2. 影响皮下气肿发生的医源性因素有哪些？

推荐意见：**外科医师经验、手术复杂度、CO_2 气腹流量和压力、气腹针放置位置及套管针数量影响皮下气肿的发生（证据 A，强推荐）。**

并发症的发生可能与外科医师的经验以及某些手术类型的手术频次相关，选择经验丰富的外科医师，病人预后将更好。手术的复杂性，如严重的肠胀气、腹部疾病或盆腔包块、膈疝等情况都可能会增加并发症的发生率。手术越复杂，其消耗的时间也越长，长时间的手术增加了病人出现高碳酸血症和皮下气肿的风险。CO_2 吸收率在手术早期的增长速度是最大的，在手术接近尾声时，其吸收率的增长趋于平稳。长时间的手术过程中，频繁地更换手术器械以及持续的 CO_2 气腹是导致皮下气肿形成的重要因素。由于手术时间相对较长，客观上增加了皮下气肿的发生。同时，手术的持续时间同样会受到麻醉药物使用时长以及用于吸入或其他治疗目的（例如镇痛、心脏或血压调节）的药物种类、效力、剂量和体积的影响。

在妇科腹腔镜手术中，腹腔内压力越高，皮下肺气肿的发生率越高。向腹

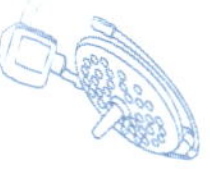

膜腔内注入气体将导致腹内压升高，这种压力的增加会传递至腹壁并进一步影响到组织，从而可能引起局部组织灌注减少、缺氧以及气体吸收的增加，进而提高组织剥离和皮下气肿的风险。气腹压越高、流速越快、术野暴露越充分，手术操作越方便。但是，高压气腹使 CO_2 在短时间内迅速弥散，皮下吸收较快，从而增加皮下气肿的发生率。气腹对人的生理功能，特别是呼吸系统，会产生显著影响，从而提高病人的风险并增加麻醉管理的难度，严重时甚至可能危及生命。

在建立气腹时，若气腹针或穿刺器未能一次成功，反复多次尝试穿刺可能导致多个腹膜穿刺孔的形成，从而引起 CO_2 气体从这些穿刺孔逸出，造成皮下气肿。医师的术前准备、专业知识和经验将影响穿刺器的定位。此外，切口的数量和尺寸、腔镜套管的数量和尺寸，以及切口与套管的匹配、套管定位和角度（皮肤和筋膜关系）都会影响气腹的建立，从而影响皮下气肿的发生概率。

二、预防措施及注意事项

1. 皮下气肿的预防措施有哪些?

推荐意见 1：正确放置气腹针，建立初始腹腔通道时应避免穿刺失败、穿刺口漏出或脱落。减少气腹针进入腹部的次数（证据 A，强推荐）。

推荐意见 2：CO_2 流量和压力适宜，腹腔内 CO_2 压力根据手术类型而有所不同，范围为 12~15mmHg，但有时较低的压力也是可行的（证据 A，强推荐）。

推荐意见 3：可通过警报设置监测充气器的压力、流量和气体量（证据 A，强推荐）。

在进行腹腔镜手术之前，首先需要进入腹腔，接着建立气腹，随后为腹腔镜设备安置一个端口，并为其他腹腔镜器械安装额外的端口。在腹腔镜检查时，当 CO_2 被注入皮下组织时，使用的气腹针或套管放置不当可发生皮下气肿。进行腹膜内注入、腹膜外腹腔镜检查（如肾手术）或上腹部腹腔镜检查期间，在极少数情况下，气体可进入胸腔和纵隔，导致胸腔气肿或纵隔气肿。在建立气腹时，要确保气腹针的位置准确无误。在多次穿刺过程中，套管可能会不经意间滑入腹膜下、腹壁肌层或皮下组织间隙，导致人工腔隙的形成。此时，CO_2 气体可能会通过松弛的腹膜开口或人工腔隙逸出，从而引发皮下气肿。手术医师应注意腹部入路的细节，减少器械进入腹部的次数，观察套管周围的皮肤状况。

气腹的腹内压“安全”范围是0~20mmHg。当腹腔内有足够的空间进行手术时，即使低于压力设定点，气体流量也应停止，否则在腹腔内注入气体会增加腹内压，却不会增加操作空间，还可能会危害病人的安全。在充气过程中应监测腹内压，目标是将压力维持在≤15mmHg，以尽可能降低对生理的影响。对于腹腔镜前列腺切除术，欧洲内镜协会建议腹内压应低于12mmHg。一旦创建了气腹通道，腹部便会充气，通常采用12~15mmHg的CO_2气腹压力。为减少皮下气肿的可能性，可通过设置报警装置，监测充气压力、流量以及气体的体积，确保手术过程迅速而平稳。

2. 建立和管理气腹时应注意什么？

推荐意见1：开始充气时，腹腔内CO_2压力及气体流量应保持在较低水平，并且缓慢增加，避免针/端口被移位或堵塞（证据A，强推荐）。

推荐意见2：一旦手术所需的腹内空间得到保证，即使低于压力设定值，也应停止充气（证据A，强推荐）。

推荐意见3：没有必要增加加热或加湿CO_2的额外费用（证据A，强推荐）。

一般腹腔镜手术，安全的CO_2气腹压力为12~15mmHg，刚开始充气时应该将压力调至10mmHg，流量2~3L/min，并观察病人生命体征。待机体有一个适应的过程，生命体征平稳后再将压力设定为12mmHg，流量6~8L/min。不同的手术方法和入路方式要求不同的CO_2注气灌注压力，腹内正压应维持在适当的水平，避免出现不正常的注气压力升高。若压力迅速增加至目标值，初始CO_2气体流速可能设置较低。气腹针时最大流量为3L/min，初始血压应<10mmHg并缓慢升高。如果压力迅速增加到目标值，可能表明针头或端口发生了移位或阻塞。此时，可以轻轻提起腹壁，以避免针头或端口的阻塞。

较低的充气压力对某些病人是可行的，并可减少术后疼痛。CO_2气体能够经历冷却或加热处理，以及加湿或不加湿的调整。目前尚无明确证据显示，在腹腔镜腹部手术中，相较于使用冷气体，采用加热气体（无论是加湿还是未加湿）对病人的治疗结果或手术操作难度无显著的积极影响。因此在腹腔镜检查中采用加热和/或湿化气体的额外成本并不合理。

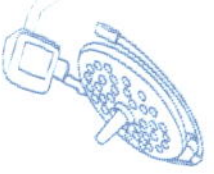

3. 术中监测时的注意要点有哪些？

推荐意见 1：如果发生了轻微的皮下气肿，对病人没有明显的影响，可以暂时不治疗，尽快完成手术（证据 A，强推荐）。

推荐意见 2：术中一旦发现病人出现严重皮下气肿、呼气末 CO_2 分压异常升高，应立即停止 CO_2 注气，并通知医师；协助术者在气肿明显处多点穿刺排气，并尽快结束手术或改开腹手术（证据 A，强推荐）。

推荐意见 3：拔管后，头、颈、上胸部出现皮下气肿时，气道受损的风险可能会增加（证据 A，强推荐）。

在手术过程中，医护人员应密切观察手术和穿刺部位的皮肤状况，监测生命体征，以确保病人的安全。由于手术部位和穿刺孔位置的不同，皮下气肿发生部位也有所不同，应该密切观察局部皮肤是否有握雪感、皮下捻发音等。严密监测生命体征，术中皮下组织大量的 CO_2 吸收会造成 CO_2 潴留，从而引起心率加快、血压升高，重者会发生心律失常。

若出现轻微的皮下气肿，且未对病人造成显著影响，可暂时不采取治疗措施。然而，密切监测是不可或缺的，并应尽快完成手术。如果出现严重皮下气肿，应检查病人腹部、胸部和颈部是否有皮下气肿的迹象，如果发现捻发音或肿胀，应立即通知外科医师，可能需要重新调整操作孔，降低充气压力，或转换为开放手术。或者停止 CO_2 充气，挤压穿刺皮肤排空气腹，防止皮下气肿进一步发展和 CO_2 吸收。在大多数情况下，皮下肺气肿在腹部放气后消退，不需要特殊干预。当头颈部或上胸部发生捻发音或肿胀时，拔管后气道受损的可能性将增加。对于表现出头颈部皮下肺气肿症状的病人，术后应进行胸部 X 线检查确认是否存在气胸。病人应在麻醉复苏室进行持续数小时的观察，直到肿胀开始消退且生命体征恢复至正常水平。

4. 有哪些干预方法可以预防皮下气肿的发生？

推荐意见：推荐使用持续吸引排气法、单侧肺通气、加压装置预防皮下气肿（证据 B，强推荐）。

已有相关的研究表明，通过一些干预方法能够减少皮下气肿的发生。在插入双腔支气管导管后，通过纤维支气管镜确认导管位置准确后行双肺通气，于气腹前 10~15min 行非手术侧单肺通气至气腹结束后恢复双肺通气。泌尿外科行腹膜后腔镜手术气腹期间，非手术侧单肺通气可减少 CO_2 吸收量，降低皮下气肿的程度和发生。

使用胸部加压带：首先在里层放置平整的纱布层做衬垫，以保护皮肤，厚度为 5~10mm，宽度为 5~7cm，左右延伸至腋后线，下缘位于双侧乳头连线水平。外层用弹力绷带缠绕 5 圈，绷带的松紧度应允许放入两横指，术毕即可解除胸带。加压胸带能有效地预防腹腔镜手术中皮下气肿，减轻高碳酸血症及呼吸性酸中毒，对呼吸循环功能影响较小。在常规预防皮下气肿措施基础上使用自制充气加压装置，手术开始前在病人腋下至胸前区域固定充气加压带，确保其紧贴病人皮肤。手术开始后，对病人施加恒定压力，以保持对皮肤的持续压力。在妇科腹腔镜手术中应用充气加压装置，能够显著降低皮下气肿的发生率。

通过持续排气维持术中气腹压力的稳定性，显著降低了皮下气肿的发生率。气腹管一端连接气腹机，另一端则接入 12mm 套管的侧孔，持续注入 CO_2 气体。同时，使用一根吸引器连接管，一端连接至远离镜头的套管侧孔（确保术中侧孔阀门处于开启状态），另一端连接至中央负压吸引器的引流瓶。设置中心负压在 0.01~0.02kPa，手术期间进行持续的吸引排气操作，有效减少了皮下气肿的发生。

（倪　荔　赵丰雪　卞海磊）

第三章
感染控制管理

手术室是外科诊疗的核心场所，其感染控制管理直接关系到病人安全、手术质量及医疗成本。WHO 数据显示，全球范围内约 11% 的手术病人发生 SSI，其中近半数为可预防性感染，由此导致的住院时间延长、抗生素滥用及医疗资源浪费已成为全球公共卫生的重要挑战。随着外科技术向微创化、复杂化发展，多重耐药菌的流行以及新型侵入性设备的应用，手术室感染风险呈现多元化趋势。在此背景下，建立基于循证医学的感染控制管理体系，不仅是降低术后并发症的核心策略，更是提升手术病人质量安全的必然要求。

本章节立足当前手术室感染防控的最新证据，系统整合国内外权威研究、临床实践指南及多学科专家共识，从环境控制、无菌操作规范、人员行为管理、监测预警机制等维度构建科学防控框架。通过证据分级与推荐强度评估，旨在为不同层级医疗机构提供兼具普适性与可操作性的实践标准，推动手术室感染管理向精准化、同质化迈进，最终实现以循证实践保障病人安全的核心目标。

第一节　手术部位感染预防

手术室是医院感染预防与控制过程中需要重点关注的、具有感染率高或引发感染风险高等特点的科室。外科手术治疗要求在一定洁净度的环境中进行，而手术环境中的粉尘、污染物主要来源之一便是手术人员自身。根据《医院隔离技术标准》规定，应严格按照医院感染预防与控制要求，根据标准预防选择适宜的个人防护用品(personal protective equipment，PPE)，如手术帽、口罩、手术衣、护目镜等，并在使用后正确处理，以确保手术环境的清洁和卫生，减少病人接触从围手术期人员皮肤和头发脱落的微生物，降低病人发生 SSI 的风险。手术部位感染是病人、家庭和医疗保健系统的负担，术前准备是预防 SSI 的关键部分。术前沐浴是指病人在手术前进行的清洁皮肤的程序，目的是减少皮肤表面的细菌数量，保持皮肤清洁状态，从而降低发生 SSI 的风险。

一、手术人员着装

1. 手术人员应如何正确使用手术帽?

推荐意见 1：**手术帽应遮盖佩戴人员的全部头发（证据 A，强推荐）。**

推荐意见 2：**重复使用布质手术帽应保持清洁，每天更换与清洁；一次性手术帽子应一次性使用（证据 A，强推荐）。**

推荐意见 3：**特殊手术时宜佩戴全包围手术帽或是佩戴医用个人防护罩（证据 A，强推荐）。**

根据《医院隔离技术标准》规定，在佩戴手术帽时应能够遮盖手术参与人员全部头发并固定牢固，防止一切有害物质污染手术部位，增加 SSI 的风险。目前，国内手术室使用的手术帽可分为一次性手术帽和可重复使用布质手术帽，而一次性手术帽分为蓬松帽和圆帽两种。

2020 年 12 月 21 日中华人民共和国国务院对《医疗器械监督管理条例》修订通过并实施，将直接或是间接用于人体的仪器、设备、器具、材料以及其他相关的物品统称为医疗器械，应遵循医疗器械的风险管理、全程管控以及科学监管等原则，其手术帽列为第一类医疗器械，可实行常规管理保证其安全、有效。《医疗器械监督管理条例》第四十九条明确规定“医疗器械使用单位对重复使用的医疗器械，应当按照国务院卫生主管部门制定的消毒和管理的规定进行处理。一次性使用医疗器械不得重复使用，对使用过的应当按照国家有关规定销毁并记录”。可重复使用布质手术帽在材质选择上，应优先选用不起毛织物等适宜类型，减少毛发皮屑附着微生物滋生传播风险。明确规定清洗频率，确保及时去除污染物，维持手术帽的清洁度，降低感染隐患；若被病人体液（血液、组织液等）、分泌物等污染时，应立即更换；一次性手术帽应一次性使用，禁止重复使用。

特殊手术过程中接触或含潜在感染性污染物时需佩戴全包围医用防护帽

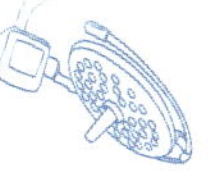

或防护头罩，应符合《一次性使用医用防护帽》（YY/T 1642—2019）或中国生物医学工程学会发布的团体标准《医用防护头罩》（T/CSBME 016—2020）要求，要兼具口罩、眼鼻罩、面罩等产品功能，用于防止来自病人的病原微生物向医务人员传播、隔离和预防感染。

2. 手术人员如何正确使用口罩?

推荐意见 1：手术人员应根据标准预防原则、不同传播途径疾病预防与控制需要及疾病危害性选择适宜的口罩类型（证据 A，强推荐）。

我国的医用口罩包括：一次性使用医用口罩、医用外科口罩、医用防护口罩。一次性使用医用口罩适用于普通医疗环境中佩戴，阻隔口腔和鼻腔呼出或喷出污染物，标准依据为《一次性使用医用口罩》（YY/T 0969—2023）；医用外科口罩适用于临床医务人员在有创操作等过程中佩戴，有一定的颗粒物过滤能力、液体阻隔性能，标准依据为《医用外科口罩》（YY 0469—2023）；医用防护口罩适用于防护要求较高的医疗工作中佩戴，有较强的颗粒物过滤能力、液体阻隔性能，标准依据为《医用防护口罩》（GB 19083—2023）。

手术人员应根据标准预防原则佩戴医用外科口罩。

2023 年 8 月 20 日由国家卫生健康委员会发布的《医院隔离技术标准》（WS/T 311—2023）指出手术室是病人获得感染的高度风险区域，并且明确规定："手术室工作或诊疗护理免疫功能低下患者、进行有体液喷溅的操作或侵入性操作时应戴医用外科口罩。"根据《医用外科口罩》（YY 0469—2023），医用外科口罩对细菌过滤效率>95.0%，对 0.3μm 非油性颗粒的过滤效率>30.0%，可以阻挡大部分细菌和一部分病毒，同时具有一定的液体阻隔性能，能阻挡血液、体液、分泌物等的喷溅。因此手术人员应根据标准预防原则佩戴符合 YY 0469—2023 要求的医用外科口罩，以防止医务人员与病人的交叉感染。

参与甲类或按甲类管理传染病病人、经空气或经飞沫传播的传染病病人手术时或手术中可能产生气溶胶时，手术人员应佩戴医用防护口罩。

2020 年 12 月 29 日中国疾病预防控制中心印发的《医务人员职业健康促进指南（试行）》明确指出：为疑似或确诊甲类或按甲类管理传染病患者手术的医务人员应佩戴医用防护口罩，必要时加戴防护面罩，有条件的尽量使用加正压头套或全面防护型呼吸防护器。《医院隔离技术标准》（WS/T 311—2023）规定："接触经空气传播传染病患者、近距离（≤1m）接触飞沫传播的传染病患者或进行产生气溶胶操作时，应戴医用防护口罩。"根据《医用防护口罩》（GB 19083—2023），医用防护口罩对细菌过滤效率>95.0%，对0.3μm非油性颗粒的过滤效率>95.0%，可以阻止大部分细菌、病毒等病原体，同时具有一定的液体阻隔性能，能阻挡血液、体液、分泌物等的喷溅。因此手术人员参与甲类或按甲类管理传染病病人、经空气或经飞沫传播的传染病病人手术时或手术中可能产生气溶胶时，应佩戴符合《医用防护口罩》（GB 19083—2023）要求的医用防护口罩，以防止医务人员与病人的交叉感染。

推荐意见2：医用口罩只能一次性使用，使用后按照感染性医疗废物处理（证据A，强推荐）。

手术室常用的医用口罩为医用外科口罩和医用防护口罩，《医院隔离技术标准》（WS/T 311—2023）规定："医用外科口罩和医用防护口罩只能一次性使用。"在手术室使用后的医用口罩应按照感染性医疗废物进行处理，参与甲类及乙类按甲类管理的传染病病人手术后应在离开手术室时脱去口罩与其他防护用品并按医疗废物管理要求进行处理。

推荐意见3：口罩潮湿后或受到病人体液（血液、组织液等）污染后应及时更换（证据A，强推荐）。

《医院隔离技术标准》（WS/T 311—2023）规定："口罩潮湿后或受到病人体液（血液、组织液等）污染后，应及时更换"。AORN发布的《手术着装推荐指南》也建议：污染或潮湿的口罩应丢弃并更换。医用口罩均具有较好的防血液穿透性能，但当医用口罩潮湿或污染后会导致防护效果下降、细菌穿透能力增强、佩戴舒适度下降、滋生细菌等问题，因此应及时更换口罩以保证防护效果，避免交叉感染。

推荐意见4：医用防护口罩宜佩戴6~8h后或遵循厂家使用说明进行更换（证据A，强推荐）。

医用防护口罩随着佩戴时间的延长，呼吸气息以及口面部湿气等导致口罩结构变化，影响口罩气密性，从而导致滤过效率下降。《医院隔离技术标准》（WS/T 311—2023）指出：医用防护口罩在佩戴6~8h后防护效能降低，宜在佩戴6~8h后或遵循厂家使用说明的时间进行更换，以保护病人及手术人员的安全。

医用外科口罩佩戴时长尚无高质量证据，有专家建议医用外科口罩一般佩戴4h后滤过效率不能满足防护要求而需更换。同时有针对不同环境人群医用

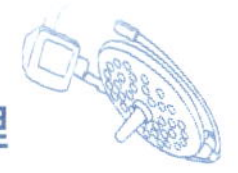

外科口罩佩戴时长与菌落总数的研究显示：在佩戴口罩的4h内，不同工作环境人员口罩内侧面平均菌落总数均低于口罩外侧面平均菌落总数，但当达到4h时，内侧面平均菌落总数大幅超过外侧面平均菌落总数且呈几何级数增长。

推荐意见5：严格按照要求摘戴医用口罩（证据A，强推荐）。

医用外科口罩和医用防护口罩的摘戴方法应符合《医院隔离技术标准》（WS/T 311—2023）附录3的要求以保证防护效果。国内有专家调查医务人员佩戴医用防护口罩的行为现状，发现医用防护口罩的佩戴规范率并不理想，建议进行医用防护口罩摘戴培训时，对不同形状的医用防护口罩应进行针对性的培训，重点关注后勤人员、实习生、BMI高者、从未接受过医用防护口罩佩戴培训者及无呼吸道传染病防治相关工作经验者。

摘戴口罩时应特别注意：医用外科口罩上方带系于头顶中部，下方带应系于颈后，不可绕系于颈前；每次佩戴医用防护口罩进入工作区域之前，应按照《医院隔离技术标准》（WS/T 311—2023）规定方法做佩戴气密性检查；当进入存在开放的无菌用品的限制区时均应佩戴医用口罩；每次操作结束后应捏住口罩的系带小心取下口罩放入医疗废物容器内并进行手卫生，不应用手触及口罩的前面，不应挂在脖子上；手术人员不应将医用口罩佩戴到围手术期病房（perioperative suite，包括除术前准备室、手术间、术后恢复室等）以外的地方；参与经空气传播传染病病人的手术人员应到安全区域后最后脱卸医用防护口罩。

AORN发布的《手术着装推荐指南》建议：一次只能戴一个口罩。有研究发现双层佩戴方式对液体和颗粒物的防护性能提升较小甚至降低，并且导致透湿性严重下降、呼吸阻力升高及舒适性问题，不仅会对使用者带来机体伤害和不适感，还会增加泄漏、感染的风险。也有研究指出，一次戴多个口罩并不能累加防护效果，口罩之间还会产生摩擦，容易使内层口罩移位，影响其与面部的密封性并增加不适感，佩戴合适的单层医用口罩足以满足国家要求的防护标准，不推荐医务人员为提高防护效果同时戴多个口罩。

3. 手术人员应如何正确使用手术鞋？

推荐意见1：手术人员应使用乙烯-醋酸乙烯酯共聚物（ethylene vinyl acetate，EVA）材质的包头式手术鞋（证据B，强推荐）。

与普通的拖鞋形态相比，包头鞋采用整块材料无孔，前端一鼻孔，侧面六个透气的设计，这能避免液体流入鞋内导致污染，同时还能保持空气流通，保持脚部干爽并防臭。采用防滑处理的鞋底，能保证行走安全，而人体工学的阔口设计，更为柔软舒适。此外，手术室拖鞋在使用后需及时进行清洗消毒，而采用EVA原料制作的鞋体，具有防水和耐漂白的效果，可以很好地进行清洁与消毒，以减少手术人员脚部病原体交叉感染的可能性，有助于防护鞋的重复使用。因此，建议手术室工作人员选择和使用合适的包头防护鞋，以有效减少交叉感染的概率和更好地保护自身安全，为手术室工作的开展提供保障。

推荐意见2：手术鞋应一人一穿一清洗消毒（证据A，强推荐）。

一项纳入30项研究的系统性综述结果显示，鞋底的病原微生物负荷密度很高，可能是医院病原体传播的潜在宿主。50%以上的手术室拖鞋存在血迹污染，大部分防护鞋的表面和鞋底部均有不同程度的细菌污染，即使血液干燥后，一些血源性病毒仍可在干燥的血液中存活5周甚至更长时间。AORN指南中要求，手术室工作人员进入手术室必须更换手术室拖鞋，以防止医务人员自身鞋子带入各种污染物，保持手术环境清洁，预防手术感染。AORN指南要求手术人员进入手术室须穿干净的防护鞋，以减少感染的发生。有研究者对比了自动清洗机与手动清洗对手术鞋的清洗效果，发现两种方式使用含氯消毒液进行清洗消毒后均能达到较为满意的效果。2021年的研究显示，个人保管并自行清洗的鞋在细菌集落数上显著高于统一清洗的鞋，因此不建议对防护鞋进行个人清洗，手工清洗与机器清洗虽均达到清洗标准，但穿戴机洗鞋的医护人员可能存在摔倒概率，这可能与机器清洗过程中引起的鞋面损伤有关。因此，建议手术鞋由专人负责清洗消毒，使用含氯消毒液，采用手洗或清洗机清洗的方式进行统一清洗消毒处理，保证一人一穿一消毒，既保护了医护工作者的安全，也保证了手术室环境的洁净，极大程度地规范了手术室的消毒隔离管理流程。

二、手卫生与术前病人沐浴

1. 手术人员如何进行外科手消毒质量监测？

推荐意见1：应每季度对手术人员进行外科手消毒效果的监测（证据A，强推荐）。

外科手消毒（surgical hand antisepsis）是指外科手术前医护人员用流动水和

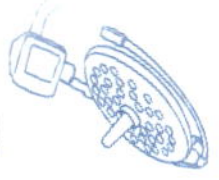

洗手液揉搓冲洗双手、前臂至上臂下 1/3，再用手消毒剂清除或者杀灭手部、前臂至上臂下 1/3 暂居菌和减少常居菌的过程。医疗机构应定期进行医务人员手卫生依从性的监测与反馈，有利于对医务人员手卫生工作进行指导和促进，也是对手卫生工作效果进行评估和考核的基础。

我国《医务人员手卫生规范》（WS/T 313—2019）规定，医疗机构应每季度对手术室、产房、导管室、洁净层流病区、骨髓移植病区、器官移植病区、重症监护病房、新生儿室、母婴同室、血液透析中心（室）、烧伤病区、感染性疾病科病区、口腔科、内镜中心（室）等部门工作的医务人员进行手卫生消毒效果的监测。当怀疑医院感染暴发与医务人员手卫生有关时，应及时进行监测，并进行相应病原微生物的检测，采样时机为工作中随机采样，采样方法遵循《医院消毒卫生标准》（GB 15982—2012）的要求进行。

推荐意见 2：应在手术人员外科手消毒后遵循《医院消毒卫生标准》的方法要求进行采样（证据 A，强推荐）。

手术人员外科手消毒效果监测方法遵循《医务人员手卫生规范》（WS/T 313—2019）中的要求，采用以下方法：①倾注培养法：采样和培养方法遵循《医院消毒卫生标准》（GB 15982—2012）的要求进行。采样方法是将浸有无菌 0.03mol/L 磷酸盐缓冲液或生理盐水采样液的棉拭子一支在双手指曲面从指根到指端来回涂擦各两次（一只手涂擦面积约 30cm^2），并随之转动采样棉拭子，剪去手接触部位，将棉拭子放入装有 10ml 采样液的试管内送检。检测时把采样管充分振荡后，取不同稀释倍数的洗脱液 1.0ml 接种平皿，将冷至 40~45℃的熔化营养琼脂培养基每皿倾注 15~20ml，36℃ ±1℃恒温箱培养 48h，计数菌落数。②涂抹培养法：采样方法遵循《医院消毒卫生标准》（GB 15982—2012）的要求；检测时把采样管充分振荡后，分别取不同稀释倍数的洗脱液 0.2ml 接种于两份普通琼脂平板的表面，用灭菌“L”形棒涂抹均匀，放置 36℃ ±1℃恒温箱培养 48h，计数菌落数。

《医务人员手卫生规范》（WS/T 313—2019）规定，细菌菌落总数应达到如下相应要求：外科手消毒，监测的细菌菌落总数应小于或等于 5cfu/cm^2。

2. 术前沐浴对预防病人手术部位感染有何作用？

高质量证据支持在手术或其他侵入性操作前进行术前沐浴可减少病人皮

肤上的微生物菌群。术前抗菌沐浴对病人皮肤大范围进行的清洗可以去除皮肤表面的污染，减少隐藏于毛囊、汗腺等皮肤深层部位的病原菌并保持长效的抗抑菌作用，有效避免清洗后的重复感染和交叉感染，为术前皮肤消毒创造更好的条件。既往研究提示，如无特殊情况，手术病人应常规进行术前沐浴以保持皮肤的清洁，减少皮肤表面细菌数量。

推荐意见 1：**建议使用普通肥皂进行术前沐浴。特定情况下，使用抗菌肥皂或葡萄糖酸氯己定（chlorhexidine gluconate，CHG）擦拭巾进行术前沐浴（证据 B，条件推荐）。**

美国疾病控制和预防中心（centers for disease control and prevention，CDC）预防 SSI 指南强烈推荐“至少手术前 1d 晚，病人洗澡或淋浴”。英国国家健康和保健卓越研究所（national institute for health and care excellence，NICE）手术部位感染预防和治疗强调“术前淋浴或洗澡，手术前 1d 甚至手术当日”。WHO 预防手术部位感染全球指南推荐“术前洗澡”。目前证据提示，对于大多数手术病人，可以使用普通肥皂进行术前沐浴。目前的研究尚未发现使用普通肥皂与抗菌肥皂在预防 SSI 的发生率上存在具有统计学意义的显著性差异。使用普通肥皂进行术前沐浴已被证实能有效减少皮肤污染。对于儿科手术病人，术前采用肥皂沐浴能显著降低 SSI 风险，是一种既简单又经济高效的预防措施。如病人皮肤存在特殊菌群或高风险感染因素时，可考虑使用抗菌肥皂或 CHG 擦拭巾进行术前沐浴。

推荐意见 2：**应为病人及其照护者提供明确的术前沐浴指导，以确保病人能够正确执行术前清洁程序（证据 B，弱推荐）。**

既往研究提示，部分病人没有按照指示完成术前沐浴方案，原因是方案的益处没有被明确传达，病人觉得一次沐浴即可或者忘记术前沐浴影响了其对术前沐浴的依从性。AORN 术前病人皮肤消毒指南建议，在使用皮肤消毒产品时，指导病人按照生产厂家的说明进行安全使用。为病人及其照护者提供明确的口头和书面的术前沐浴指导可能促进术前沐浴的落实。截至目前，关于术前沐浴的最佳方案尚无定论，需要在确保病人依从性前提下继续开展相关探索。

（郝雪梅　曲　华　张满红　李跃荣　孙育红　王　菲　张琳娟　马　艳）

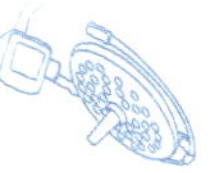

第二节　手术室环境表面清洁与消毒

手术室是侵入性诊疗的重要场所，手术病人的血液、体液、分泌物等易污染手术室环境表面，使其成为各种病原菌的“储藏库”，手术室医护人员、病人与环境表面多次接触促使病原菌的传播。Loftus 等发现，医护人员的双手及周围环境是细菌传播的重要因素，与病人术后 30d 的死亡率增加相关。Jefferson 等对 6 家医院的研究结果显示，手术室环境表面的清洁消毒率仅为 25%，并未达到预期要求和标准，Munoz-Price 等发现手术间的清洁消毒情况，清洁消毒率仅为 50%。提高手术室环境清洁质量，强化手术室消毒能降低 10%~30% 的多重耐药菌感染发生率。因此，为进一步规范手术间环境表面清洁消毒，更好指导临床工作，本指南为医护人员对手术间环境表面的清洁消毒提供参考依据。

一、手术室环境表面日常清洁与消毒

1. 手术室环境表面清洁消毒的时机与范围？

推荐意见 1：每日启用手术间前对物表进行湿式清洁（证据 A，强推荐）。

手术间在未使用时，由于空气中颗粒物的沉降和人员走动，清洁后的环境表面会再次受到污染，可能存在附着微生物的尘埃沉积。清洁可去除物表污垢、灰尘以及部分微生物，减少病人、医护人员与有害微生物的接触机会，预防医院感染的发生。

在每日启用手术间前，应对所有水平表面（如设备、无影灯、吊塔等）进行湿式清洁。目前国内外针对湿式清洁应使用清水还是消毒剂存在争议，2024 年 AORN 指南提出，在每日启用手术间前，采用消毒剂对所有水平表面进行湿式清洁，以去除过夜积聚的灰尘。2017 年《手术部（室）医院感染控制规范》规定，每日启用手术间前应用清水擦拭手术间物表，必要时辅以合适的消毒剂。《手术室护理实践指南》（2024 年版）中提出，每日启用手术间前应用清水进行物表清洁。未被血液污染的手术室物表，使用清水与含氯消毒液擦拭比较，细菌培养合格率无显著差异。因此，每日启用手术间前的湿式清洁使用清水还是消毒剂有待进一步研究。

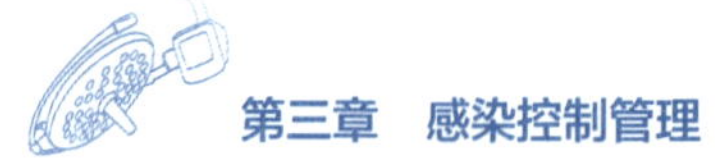

推荐意见 2：当环境表面出现可见的血液、体液等污染物时，应立即对该区域进行清洁和消毒（证据 A，强推荐）。

血液、体液等污染物可能含有各种病原体，如乙肝病毒、丙肝病毒、人类免疫缺陷病毒以及各种耐药菌等，当这些污染物存在环境表面时，会快速增加手术间微生物的数量，增加手术病人感染的风险，立即清洁和消毒可以及时阻断病原体的传播。

《医疗机构环境表面清洁与消毒管理规范》（WS/T 512—2016）规定有明确病原体污染的环境表面，应根据病原体抗力选择有效的消毒剂。对于少量（<10ml）的溅污，先清洁再消毒，或使用消毒湿巾直接擦拭，实现清洁和消毒一步完成；对于大量（>10ml）的溅污，先采用吸附材料覆盖、消毒清除后，再实施清洁消毒措施。

推荐意见 3：病人离开手术间之前，不应进行环境清洁消毒（证据 A，强推荐）。

2024 年 AORN 发布的《围手术期实践指南》指出，病人离开手术间之前，不应进行环境清洁消毒。若病人在手术间时开展环境清洁消毒，清洁人员进出手术间、频繁走动、清洁操作会产生额外噪声，导致病人心理应激，直接影响生理平衡，严重者可影响手术麻醉过程的平稳性，且环境表面可能在此期间再次受到污染。因此，在手术结束将病人送出手术间，且清除垃圾和敷料后，方可进行环境清洁消毒。

推荐意见 4：接台手术之间应对手术台及周边至少 1~1.5m 范围的物表进行清洁消毒，对高频接触物表重点清洁消毒（证据 A，强推荐）。

在接台手术之间对手术间物表进行清洁消毒，可以有效降低手术间的污染程度，保持接台手术时手术间物表良好的清洁状态。2018 年《医院感染预防与控制评价规范》中规定，接台手术时应及时对手术间进行清洁、消毒处理，2017 年《手术部（室）医院感染控制规范》中提出，接台手术之间应对手术台及周边至少 1~1.5m 范围的物表进行清洁与消毒。

高频接触物表是指病人或医护人员频繁接触的表面，包括手术床、麻醉机、麻醉操作台、麻醉机旋钮、控制面板、电脑键盘、鼠标、电话、脚踏凳、垃圾桶、圆凳、柜门等。高频接触物表比低频接触物表污染更严重，接台手术之间应对高频接触物表重点清洁消毒。当地面被明显的血液、体液污染或疑似污染时，用拖把清洁和消毒地面，当墙壁被污染时，对墙壁局部进行清洁和消毒。

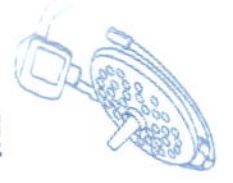

推荐意见 5：全天手术结束后应对所有物表进行终末清洁和消毒（可除外 2m 以上的墙面、天花板）（证据 A，强推荐）。

《手术室护理实践指南》（2024 年版）指出，全天手术结束后，应对手术间内的高频接触区域、低频接触区域以及固定设备（含车轮和脚轮）进行终末清洁和消毒（可除外 2m 以上的墙面、天花板）。可用湿式真空吸尘器或拖把清洁和消毒整个地面，包括手术床下、移动设备下的区域。

推荐意见 6：每周应对手术间所有物表进行彻底的清洁或消毒（证据 B，强推荐）。

《手术室护理实践指南》（2024 年版）指出，每周应对手术间所有物表进行清洁或消毒，可防止灰尘沉积，最大程度降低微生物滋生和病原菌传播，保障手术病人安全。每周应对手术室门、顶棚、墙壁、回风口、柜体内、无影灯、手术床、多功能塔、麻醉机、输液架、器械车、踏脚凳、污物桶、地面等进行清洁消毒。

2. 手术间环境表面清洁消毒的顺序？

推荐意见：应遵循由上而下、由周围区到中心区的顺序对手术间环境进行清洁消毒（证据 A，强推荐）。

2024 年 AORN 发布的《围手术期实践指南》指出，清洁手术间应遵循由上而下、由周围区到中心区有序进行清洁消毒。清洁高处区域时，由于清洁工具的移动、擦拭、清扫等动作，会使原本附着在高处表面的灰尘脱离原位，变成悬浮颗粒或散落的碎片，同时，清洁过程中使用的清洁溶液可能会因工具的挥洒、滴落等情况而飞溅到周围空间。优先清洁较低区域时，则可能被高处区域掉落的灰尘或受污染的清洁溶液再次污染，影响清洁效果。

中心区一般比周围区的污染程度更重，由周围区到中心区进行清洁消毒可以防止交叉污染，优先清洁中心区时，清洁工具上沾染的污染物很容易携带至周围区，从而使周围区也受到污染。

每次清洁消毒按照顺时针或逆时针方向有序进行，便于记忆清洁消毒的顺序和路径，确保不重复且每个物品和区域都能被彻底清洁消毒，降低遗漏风险，有利于高效地完成清洁消毒工作。

3. 清洁消毒工具应该如何选择及处理？

推荐意见 1：擦拭布巾和地巾应选择不易掉纤维的织物，宜选择微细纤维材料（证据 A，强推荐）。

《手术室护理实践指南》（2024 年版）中提出，擦拭布巾和地巾应选择不易掉纤维的织物。使用易掉纤维的织物进行清洁消毒时，可能会导致纤维残留在环境表面，并在空气中形成气溶胶，这些纤维有可能附着在手术切口或无菌物品上，从而增加感染风险。

擦拭地巾和布巾宜使用微细纤维材质，它具有易吸水、易清洗、去污力强等特点。微细纤维是由聚酯和聚酰胺紧密混合制成，纤维直径约为人类头发的 1/16，微细纤维带正电荷，能吸附带负电荷的灰尘。研究结果表明，在减少有机污垢及清除微生物方面，微细纤维布巾明显优于棉质布巾（分别为 95% 和 68%），还能降低艰难梭菌孢子转移的风险，提高环境表面清洁消毒的效果。

推荐意见 2：可采用一次性消毒湿巾作为清洁消毒工具（证据 A，强推荐）。

一次性消毒湿巾以无纺布作为载体，能有效吸附消毒液和表面活性剂，通过对环境表面的擦拭和摩擦，释放消毒因子，以清除和杀灭环境表面的病原菌。一次性消毒湿巾使用便捷高效，可实现清洁和消毒一步完成，已广泛应用于物表清洁消毒。研究显示，一次性消毒湿巾的抑菌率为 90.6%，显著高于传统消毒方法的 78.8%。此外，它们在去除环境表面的有机负载方面效果显著，细菌清除率更高，从而有效提升医院环境的清洁消毒效果。

推荐意见 3：宜采用有实时变色视觉反馈标识的一次性消毒湿巾作为清洁工具（证据 B，弱推荐）。

为使环境表面清洁消毒更彻底，直观判断清洁消毒效果，防止消毒湿巾的过度使用或使用不足，Tyan 等研究者在 2019 年引入了含氯变色消毒湿巾，通过加入能够实时变色的视觉反馈标识（如蓝色），试验中腺苷三磷酸（ATP）检测合格率达到了 100%，提高了消毒操作的直观性和有效性。颜色添加剂能够实现一次性消毒湿巾的可视化，工作人员通过目视便可确认已被清洁消毒的表面，并评估消毒剂在环境表面上的涂抹范围，这种颜色会在几分钟内消失且无须进一步清理，可提高环境清洁的彻底性。

推荐意见4:复用清洁工具使用后应及时进行手工或机械清洗消毒,并干燥保存(证据A,强推荐)。

清洁工具在使用过程中会沾染各种污垢、灰尘以及细菌、病毒等微生物,如果不及时清洁消毒,病菌会在潮湿、脏污的清洁工具上大量繁殖,再次使用时,微生物会随着清洁操作传播到其他区域,造成交叉污染。布巾类清洁工具长时间不清洗,污渍会渗入纤维内部,导致布巾变硬、变粗糙,吸水性和擦拭效果变差,影响后续清洁效率,缩短使用期限。及时清洁、消毒并干燥保存能使清洁工具发挥良好的清洁效能。

《医疗机构环境表面清洁与消毒管理规范》(WS/T 512—2016)规定,复用清洁工具的处理方式包括手工清洗和机械清洗。手工清洗与消毒可采用以下流程:①浸入清洁剂溶液中搓洗,以去除污垢;②将清洁工具充分浸泡在消毒液中30min,擦拭布巾应在250mg/L有效氯消毒剂或其他有效消毒剂中浸泡,地巾应在500mg/L有效氯消毒剂中浸泡,再用清水冲洗;③将复用清洁工具放在干净干燥的地方晾干,以防止再次污染。条件允许的情况下宜采用机械清洗与消毒,处理流程包括机械清洗、热力消毒、机械干燥、装箱备用。热力消毒要求A0值≥600,相当于80℃持续10min,90℃持续1min,或93℃持续时间30s。

推荐意见5:一次性清洁消毒工具不可重复使用(证据A,强推荐)。

一次性清洁消毒工具重复使用,会影响其安全性、有效性和清洁性能,可能会将一处的病菌携带至另一处,引发交叉感染,严重威胁病人和医护人员的健康。

4. 非洁净的手术间采用什么空气消毒方法?

推荐意见:非洁净的手术室可采用循环风紫外线空气消毒器或静电吸附式空气消毒器,或其他获得消毒产品卫生许可批件的空气消毒器、紫外线灯照射消毒等进行空气消毒(证据A,强推荐)。

根据《综合医院建筑设计标准》(GB 51039—2024)的说明,手术室应分为一般手术室和洁净手术室,为避免措辞存在歧义,本指南将一般手术室定义为"未采用空气洁净技术的手术室"或"非洁净的手术室"。《消毒技术规范》中建议,一般手术室的室内空气消毒可选用循环风紫外线空气消毒器或静电吸附式空气消毒器进行消毒。此外,《医院空气净化管理规范》(WS/T 368—2012)规定了手术室可选用下列方法净化空气：①安装空气净化消毒装置的集中空调通风系统；②空气洁净技术；③循环风紫外线空气消毒器或静电吸附式空气消毒器或其他获得2004年卫生部或2013年国家卫生和计划生育委员会的消毒产品卫生许可批件的空气消毒器；④紫外线灯照射消毒；⑤能使消毒后空气中的细菌总数≤4cfu/(15min·Φ9cm平皿)、获得消毒产品卫生许可批件的其他空气消毒产品。

二、手术设备的日常清洁与消毒

1. 手术设备与附件如何进行清洁与消毒？

推荐意见1：**手术设备及附件表面清洁消毒应参考医疗设备生产厂家的使用说明书执行（证据A，强推荐）。**

设备及附件表面清洁消毒应参考医疗设备生产厂家的使用说明，根据清洁剂、消毒剂与设备及附件表面的兼容性，选择适合的清洁与消毒产品。清洁消毒产品可能会对医疗设备造成一定程度的损害并导致相关部件出现损坏或者老化，因此在选用清洁及消毒产品时必须首先评估设备与消毒产品的兼容性，尽可能减轻清洁消毒产品对仪器设备造成的损害。

与病人皮肤直接接触的手术设备及附件（如血压袖带、气压止血带、听诊器、脉搏血氧探头、心电图导联、各种监测导线和传感器等）需先清洁，然后根据污染物性质和程度进行低水平或中水平消毒。

推荐意见2：**对于难以清洁（如计算机键盘、脚踏板等）或不宜频繁擦拭的设备表面，可采用保护屏障（铝箔、塑料薄膜等），一用一更换或一用一清洁消毒（证据A，强推荐）。**

研究证明，护士或医师使用的计算机键盘污染率为24%，被取样的键盘污染率为96.7%，键盘和其他计算机外围设备最常被细菌污染，包括耐甲氧西林金黄色葡萄球菌、艰难梭菌、耐万古霉素肠球菌和大肠埃希菌。设备的缝隙中可能隐藏病原体，使用保护屏障可以防止该区域受到污染，但不能代替设备的清洁消毒。一项前瞻性干预研究评估了带保护套和不带保护套电脑键盘的细菌污染情况，使用6个月后，研究人员发现96%的键盘对非致病性和潜在致病性细菌（如金黄色葡萄球菌、链球菌、革兰氏阴性杆菌）都呈阳性，而带保护套键

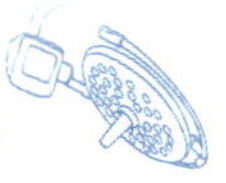

盘上的潜在致病菌数量高于不带保护套的键盘，说明在使用保护套后，仍需对键盘进行消毒，否则可能增加致病菌数量。

推荐意见 3：设备及附件表面应先清洁，清除可见的污染物后，再进行消毒（证据 A，强推荐）。

2024 年 CDC 编制的《医疗机构消毒灭菌指南》提出，应先对设备及附件表面进行清洁，清除可见的污染物，再进行消毒。有机物，如血液、组织液、分泌物等会降低消毒剂的杀菌效果。有机物可在微生物表面形成一层保护层，阻碍消毒剂与微生物的接触，或延迟消毒剂的作用，导致设备清洁消毒不彻底，因此应先清洁后消毒。

推荐意见 4：不推荐使用高效消毒剂或化学灭菌剂对手术设备及附件表面进行消毒，可以按推荐浓度使用中效或低效消毒剂进行消毒（证据 A，强推荐）。

2024 年 AORN 发布的《围手术期实践指南》不推荐使用高效消毒剂或化学灭菌剂对手术设备及附件表面进行消毒，可以按推荐浓度使用中效或低效消毒剂进行消毒。高效消毒剂或化学灭菌剂可能会给医务人员和病人带来化学安全隐患，高效消毒剂可能会引起皮炎、黏膜刺激，皮肤和呼吸道刺激，长期接触还可能导致哮喘或哮喘样症状，也会对设备造成损害。含氯消毒剂对金属有腐蚀作用，对于大多数金属设备，要慎用含氯消毒剂。

对于中效或低效消毒剂，应根据设备的材质和消毒要求选择合适浓度。季铵化合物消毒剂有较好的持续杀菌能力，单链的季铵盐类为低水平消毒剂，双链的为中水平消毒剂。季铵盐类消毒剂可有效杀灭细菌的繁殖体、真菌和亲脂类病毒等，对金属、塑料、橡胶等材料的腐蚀性小，适用于低度危险医疗设备与精密医疗设备（如电子监护仪的外壳等）的消毒。面积较小的设备表面可采用 60%~90% 乙醇或异丙醇消毒，如听诊器，脉搏血氧探头，对酒精耐受性较好的设备（塑料外壳的设备等）也可选择使用。

推荐意见 5：清洁消毒手术床前，应检查床垫、衬垫是否有污渍或损坏，损坏的床垫及衬垫应及时更换（证据 A，强推荐）。

2024 年 AORN 发布的《围手术期实践指南》指出，清洁消毒手术床前，应检查床垫、衬垫是否有污渍或损坏，损坏的床垫及衬垫应及时更换。损坏的床垫及衬垫内部可能成为微生物的储藏库，隐藏病原体而导致交叉感染。修补后的床垫及衬垫表面不具备防水功能，容易导致血液、体液等渗漏而成为微生物的储藏库。损坏部位滋生或隐匿的微生物很难通过常规修补手段被彻底清除，当床垫及衬垫损坏时，应更换。

2. 外来手术设备及备用手术设备如何进行表面清洁与消毒？

推荐意见 1：外来手术设备进入手术室前，应进行清洁和消毒，去除灰尘及微生物（证据 A，强推荐）。

2024 年 CDC 发布的《环境清洁程序——全球资源有限医疗机构中的环境清洁最佳实践》指出，外来手术设备进入手术室前，应进行清洁和消毒。外来手术设备可能积聚灰尘、污垢及微生物，在进入手术室之前，应进行清洁消毒，减轻手术环境微生物负荷，保证手术病人的安全。

推荐意见 2：备用手术设备进入手术间前，应进行清洁和消毒，去除灰尘及微生物（证据 A，强推荐）。

2024 年 CDC 发布的《环境清洁程序——全球资源有限医疗机构中的环境清洁最佳实践》指出，备用手术设备进入手术室前，应进行清洁和消毒。存放于手术室设备间等区域的备用手术设备，如 C 型臂机、内窥镜系统等，表面可能积聚灰尘、微生物等，在进入手术间之前，应进行清洁和消毒，避免产生污染。

（甘晓琴　孙育红　王　菲　张琳娟）

第三节　手术无菌物品管理

无菌物品（aseptic supplies）指通过物理或化学方法灭菌后，保持无菌状态的物品。手术室使用的无菌物品包括由消毒供应中心或医疗器械生产企业提供的无菌医疗器械、无菌敷料、一次性使用无菌医疗器械等。无菌物品使用前后要经过装载、运输、发放、储存、使用及在手术室的预处理等多个环节，各环节的工作质量可直接影响无菌物品的无菌状态，对保障手术安全、控制医院感染，保障病人健康至关重要。因此做好无菌物品的管理，保证手术使用的无菌物品质量合格是手术室工作的重点。本章节将重点针对手术无菌物品的管理、清洗、消毒、灭菌及灭菌质量监测等方面有关问题解决方案进行重点推荐。

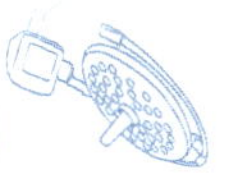

一、手术无菌物品的一般管理要求

1. 如何确保手术室无菌物品合格并处于无菌状态？

推荐意见 1：手术室接收的无菌物品应质量合格（证据 A，强推荐）。

医疗器械生产企业提供的无菌物品应符合国家有关规定，证件齐全，质量和来源可追溯。消毒供应中心提供无菌物品的包装材料、无菌屏障系统和包装系统应符合《最终灭菌医疗器械包装 第 1 部分：材料、无菌屏障系统和包装系统的要求》（GB/T 19633.1—2024）标准，以保证无菌物品的无菌屏障系统的性能要求；按照《医院消毒供应中心 第 2 部分：清洗消毒及灭菌技术操作规范》（WS 310.2—2016）的规定选择清洗、消毒、灭菌处理方式；并满足《医院消毒供应中心 第 3 部分：清洗消毒及灭菌效果监测标准》（WS 310.3—2016）中的监测要求，以保证无菌物品灭菌效果合格。

手术室接收时应检查无菌物品的名称、数量、包装完整性、灭菌标识、灭菌日期与失效期，有无潮湿、霉变等，无误后及时按失效期先后顺序排列放置。手术室需对无菌物品的存储环境、运输方式、使用前检查等环节进行全程管理以降低无菌屏障系统被污染和损坏的风险。

推荐意见 2：无菌物品存储环境应符合要求（证据 A，强推荐）。

无菌物品的存储环境应符合以下要求：环境清洁、干燥、无污染源，避免阳光直射；存放架或柜距地面高度≥20cm，距离墙≥5cm，距天花板≥50cm；存放区温度低于 24℃，相对湿度低于 70%，机械通风换气 4~10 次 /h。应配有温度、湿度监测设备，每天监测与记录。洁净手术室的温、湿度不达标不应超过 5d/ 年，连续 2d 不达标的不应超过 2次/年。对无菌物品仅因存储环境温湿度不符合规范要求的情况下是否还需要对其进行无菌检查，目前尚无高质量文献证据或行业规范支持，但通过改善存储环境温湿度使其符合行业标准来保证无菌物品的有效期具有可行性。

推荐意见 3：无菌物品储存直至使用期间应避免污染（证据 A，强推荐）。

2020 年 AORN 发布的《围手术期实践指南—灭菌包装系统》指出：无菌处理部门和围手术期人员有共同责任在运输和储存直至使用期间保护无菌物品不受污染，并将无菌物品以无菌状态运送至无菌区域。因各种医疗器械的具体特性、灭菌方法、预期使用、有效期限、运输和贮存都会对包装系统的无菌状态带来影响。因此手术室应依据《医疗机构临床科室无菌物品管理规范》(T/GDNAS 028—2023)以及《医疗器械监督管理条例》等规范要求,建立无菌物品的管理制度,明确相关人员职责,加强存储及使用过程监管,以确保无菌物品的无菌状态。

无菌物品的无菌状态不仅与时间、环境因素有关,还与事件因素、人员因素等相关,在放置、存储、检查、取用过程中,工作人员应严格遵守相关管理要求,避免任何可能引起污染的行为,如过度搬运、在存储架上放置堆叠挤压、取放时暴力拖拽、无菌物品被夹在腋下或抱于胸前等不规范的行为均可能造成无菌包装的物理损坏,如孔洞和撕裂,使空气中的细菌和灰尘渗透到包装内,或受到人体皮肤或者衣物上的微生物污染而影响包内物品的无菌性。宜引入信息化系统监管无菌物品的有效期,避免人工检查有效期时所致的外包装破坏的风险。无菌物品取至无菌区域时,应使用推车或转运箱,且推车、转运箱不得超载。

推荐意见 4:无菌物品使用前应进行常规检查(证据 A,强推荐)。

2021 年 1 月 12 日国家卫生健康委令第 8 号《医疗器械临床使用管理办法》第二十八条明确说明"使用无菌医疗器械前,应当对直接接触医疗器械的包装及其有效期进行常规检查,认真核对其规格、型号、消毒或者灭菌有效日期等"。医疗机构不得使用包装已破损、标识不清、过期、无医疗器械产品注册证、无医疗器械产品合格证的一次性无菌物品;无菌物品受潮、置于不洁位置或掉落在地上均视为污染,不得使用。使用由消毒供应中心提供的复用无菌物品,使用前除了检查无菌物品名称、灭菌有效期以外,还应检查灭菌指示胶带变色情况,灭菌标签信息、包装完好性等内容,以确保无菌物品的无菌屏障系统的完整性,保障手术病人安全。

推荐意见 5:医院不需要常规开展灭菌物品的无菌检查(证据 A,强推荐)。

2012 年 6 月 29 日中华人民共和国国家质量监督检验检疫总局、中国国家标准化管理委员会联合发布的《医院消毒卫生标准》(GB 15982—2012)附录 A.1.2 中明确说明:"不推荐医院常规开展灭菌物品的无菌检查,只有当流行病学调查怀疑医院感染事件与灭菌物品有关时,才进行相应物品的无菌检查"。

当流行病学调查怀疑医院感染事件与灭菌物品有关时,应按中华人民共和国卫生部于 2006 年 7 月 6 日发布的《医院感染管理办法》第八条规定执行:医院感染管理部门、分管部门及医院感染管理专(兼)职人员对医院感染及其相关

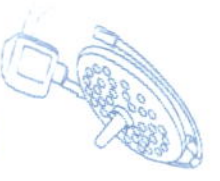

危险因素进行监测、分析和反馈，针对问题提出控制措施并指导实施。当流行病学调查怀疑医院感染事件与灭菌物品有关时，应由医疗机构按《医院感染暴发控制指南》（WS/T 524—2016）组织医院感染管理人员、临床医务人员、微生物实验室人员及医院管理人员等进行现场流行病学调查、环境卫生学检查以及有关标本采集、病原学检查等工作。一般临床科室无法满足对无菌物品进行采样的人员、环境、技术要求，因此不推荐手术室常规开展无菌物品的无菌监测。

2. 重复使用的诊疗器械、器具和物品使用后如何处理?

推荐意见 1：**所有复用手术器械需由消毒供应中心集中处理，预处理的方式需遵循《医疗器械清洗技术操作》（T/CNAS 09—2019）的要求（证据 A，强推荐）。**

AORN 指南指出，可重复使用的手术器械可能残留血液、体液或分泌物及排泄物等，特别是复杂结构的管腔器械、器械轴关节部位或卡槽容易藏污纳垢，有效地清洗和消毒后可减少疾病交叉感染的可能性，为病人的健康和安全提供保障。根据《消毒供应中心 第 1 部分：管理规范》（WS 310.1—2016）的要求，所有复用手术器械需由消毒供应中心集中进行清洗、消毒或灭菌程序。清洗消毒程序包括预处理、清洗、漂洗、消毒、干燥五个部分，其中，预处理的主要目的是防止污染物干涸，保证清洗质量，减轻对器械的腐蚀。根据《医疗器械清洗技术操作》（T/CNAS 09—2019）的规定，复用手术器械在使用后应首先进行预处理，及时去除表面明显污物，管腔器械应去除管腔内部的污染物，不能在 1h 内送达消毒供应中心的器械，应遵循产品使用说明书对器械进行保湿，污染较重的器械，清洗前可用含酶清洗剂预浸泡和冲洗软化，初步去除污染物。相关研究指出，预处理的最佳时间是使用后的 15~60min，有条件的医院可在污水处理专用水池中进行冲洗去污。

推荐意见 2：**手术器械在使用后应根据器械种类选择合适的清洗方式（证据 C，强推荐）。**

选择适合手术器械的清洗方式可以增强手术器械的清洗效果，并延长器械的使用寿命。根据《医疗器械清洗技术操作》（T/CNAS 09—2019）的说明，器械通常有手工清洗和机械清洗两种方法。对于常规可复用手术器械以及耐湿、耐热的器械推荐选择机械清洗；对于精密、复杂器械和有特殊要求的器械宜选择手工清洗，清洗时需放置于专用的清洗篮筐进行清洗，并且在清洗后加以保护；污染较重的器械和结构复杂的器械宜选择手工和机械的联合清洗。其中手工清洗包括流动水冲洗、压力水枪冲洗、浸泡、刷洗、擦洗及擦拭等方法，机械清洗包括超声清洗机清洗、清洗消毒器清洗及负压清洗器清洗三种。此外，清洗工具被污染时应立即冲洗干净，使用后应及时清洗消毒或更换，手术器械清洗后应及时润滑，可保证器械的正常使用，并延长器械使用寿命。

二、特殊类型手术无菌物品的管理

1. 如何进行超声乳化手术专用手术器械清洗质量监测？

推荐意见：**超声乳化手术专用手术器械清洗质量监测包括日常监测与抽查监测（证据 A，强推荐）。**

清洗质量监测是评价超声乳化手柄清洗质量合格的唯一手段。2016 年国家卫生和计划生育委员会发布的行业标准《医院消毒供应中心 第 3 部分：清洗消毒及灭菌效果监测标准》（WS 310.3—2016）中指出，清洗后的超声乳化手柄表面及管腔应光洁、无血渍、污渍、水垢等残留物质和锈斑。器械、器具和物品清洗质量的监测分为日常监测和抽查监测。日常监测在检查包装时进行，推荐采用光源放大镜法，需在每次清洗后监测超声乳化手柄的清洗质量。清洗后的器械表面及其关节、齿牙应达到光洁，无血渍、污渍、水垢等残留物质和锈斑的要求。我国眼科手术管理、感染控制、消毒灭菌指南中也指出，对于精密眼科器械，可借助放大镜系统或显微镜通过肉眼观察以下指标来判定：①器械表面无黏附用机械方法可剥落的污物，锈迹除外；②器械表面不应有洗涤剂和影响金属光泽的污物、污膜；③器械表面或刃面无损伤。

由于超声乳化手柄管腔细长，可能存在视觉盲区，抽查监测应遵循定量、定期、全面的原则。"定量"即在抽查清洗质量时应使用定量检测方法，包括单一使用定量检测方法和定性结合定量检测方法。最常用的定量监测方法推荐采用三磷酸腺苷（ATP）生物荧光检测法和蛋白残留检测法。而蛋白质黏附性强，清洗难度大，是代表有机物污染的直接证据，蛋白残留测试不易被干扰，建议将蛋白残留测试作为清洗质量定期监测的主要手段。定期监测应至少每月 1 次，每月至少随机抽查 3~5 个待灭菌包内全部物品的清洗质量，检查的内容同日常

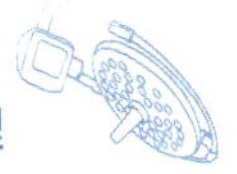

监测,并记录监测结果。管理部门严格按照标准中的规定抽查超声乳化手柄的清洗质量,监控其清洗流程的有效性。

2. 手术室植入物应如何进行管理?

推荐意见:手术室植入物的管理应实行全过程信息化管理(证据 A,强推荐)。

根据《手术室植入物管理规范》(T/CAME 65—2024),手术室使用的植入物应符合《医疗器械生产监督管理办法》中对产品安全性和有效性的技术要求,应根据《医疗机构医用耗材管理办法(试行)》建立植入物信息化管理制度和系统,①储存:为保证植入物的安全有效,医疗机构应当设置相对独立的植入物储存库房,制订相应管理制度。②领取:临床科室使用临时采购的植入物,需向手术室提供经院设备科和医务处等部门审核、查验和验收的相关证明和说明。植入物出库时,发放人员应当对出库的植入物进行核对,确保发放准确,产品合格、安全和有效,并应当按照剩余有效期由短至长顺序发放。出库后的植入物应由使用的科室或部门的指定人员进行管理,保证领取的植入物品种、品规和数量既满足工作需要,又不形成积压,确保植入物在科室或部门的安全和质量。③使用:植入物应当由具有有关医疗技术操作资格的卫生技术人员使用,植入物使用前,应对全体护理人员进行相关培训、考核并记录存档,由洗手护士、巡回护士、手术医师三方核查植入物名称,规格、型号,有效期等信息。使用前应当与病人进行充分沟通,告知可能存在的风险,并需要病人签署知情同意书。使用过程中应严格按照产品使用说明书进行操作。当发现手术室植入物存在问题或发生不良事件时应立即停止使用,对产品进行封存处理,并严格执行医疗器械不良事件报告制度,未查清原因前,应对发生不良反应的同批次同规格型号库存产品予以封存。

3. 软式内镜使用后应如何进行预处理?

推荐意见 1:软式内镜使用完毕后,应即刻进行现场预处理(证据 A,强推荐)。

现场预处理(on site pretreatment)是指使用者在使用间隙或使用后去除器

械上残留的血液(渍)、组织和肉眼可见污染物以及进行保湿的操作。软式内镜的现场预处理在内镜再处理程序中至关重要,其目的是对使用后的内镜即刻进行清洁,防止生物膜的形成,防止在等待再处理时干燥凝固而增加清洗的难度,从而减少交叉感染的风险。国家卫生和计划生育委员会发布的卫生行业标准《软式内镜清洗消毒技术规范》(WS 507—2016)以及美国、日本、澳大利亚、韩国等众多国外内镜清洁和消毒指南均明确指出,软式内镜使用完毕,在进一步再处理清洗及全面消毒前应立即进行现场预处理,及时去除内镜表面和管腔的黏液、体液等污物,防止在等待再处理时干燥凝固而增加清洗的难度,且能防止生物膜的形成,显著提高内镜消毒或灭菌的合格率。

推荐意见 2:对使用后的软式内镜进行现场预处理时,清洗溶液应选用软式内镜厂家说明书中标注的清洗剂(证据 B,强推荐)。

《软式内镜清洗消毒技术规范》(WS 507—2016)明确提出,软式内镜使用完毕,在进一步再处理清洗及全面消毒前,应使用厂家说明书中描述的清洗剂溶液轻轻擦拭内镜的表面。日本胃肠病学内窥镜检查学会发布的《胃肠道内窥镜清洁和消毒规范指南》要求,选用的医用清洗剂应满足以下要求:①适用于软式内镜的低泡医用清洗剂;②可根据需要选择特殊用途的医用清洗剂,如具有去除生物膜作用的医用清洗剂。③选择中性或者弱碱性的清洗剂。

推荐意见 3:对使用后的软式内镜外表面进行擦拭清洁时,应选用一次性的低纤维絮且质地柔软的擦拭布巾(证据 B,强推荐)。

《软式内镜清洗消毒技术规范》(WS 507—2016)和 2021 年美国胃肠道内镜检查学会(ASGE)发布的《软式胃肠内镜及附件再处理的多学会指南》都明确指出,在对使用后的软式内镜外表面进行擦拭清洁时,应选用一次性的低纤维絮且质地柔软的擦拭布巾。通常情况下,医疗机构会选择普通纱布或一次性湿巾作为擦拭布,但是纱布存在含绒量多且易掉落的弱点,且易附着在表面,可能导致异物落入光源输出插口和电气接点之间,而引起接触不良、图像闪烁、图像失真等情况。而含绒量少、低纤维絮的一次性湿巾或其他高纤维材料优于纱布。无管腔的软式内镜只需进行表面清洁擦拭预处理即可。

推荐意见 4:带管腔的软式内镜用含酶清洗剂清洗时,应确保冲洗流出的液体清澈无杂质为止(证据 B,强推荐)。

日本消化内镜再处理指南推荐至少抽吸 200ml 中性或碱性含酶清洗剂;而美国多学会指南和胃肠病学护理学会的消化内镜再处理指南则强调,需抽吸大

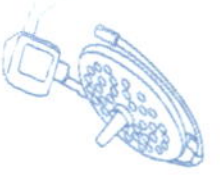

量清洗剂至液体清澈为止。因此我们推荐视不同使用污染情况抽吸至少 200ml 中性或者弱碱性含酶清洗剂（根据生产厂家的说明进行配制）或直至吸引管内最后流出的液体清澈、透亮为止。其目的是确保内部通道中的残留杂质被充分冲洗干净，去除内腔内的气泡和液体，避免固体颗粒沉积。

推荐意见 5：建议使用一次性现场预处理清洗包（证据 B，强推荐）。

2024 年中华医学会消化内镜学分会发布的《中国消化内镜再处理专家共识》建议医疗机构应使用一次性现场预处理清洗包。因一次性现场预处理清洗包具有独立包装、一次性使用、避免交叉污染风险等优点，它通常包含一块一次性使用的浸泡有含酶清洗剂的海绵/无纺布和一袋（盒）定量（200~500ml）且浓度适合的含酶清洗剂。澳大利亚的一项单盲研究发现，约有超过 25% 的清洗溶液的浓度不符合标准。一次性预处理清洗包能够便捷地提供统一浓度及容量的清洗剂，利于现场预处理的规范执行。国内的多项研究发现，与桶装传统清洗剂相比，一次性预处理清洗包进行预处理的效果更优。

推荐意见 6：应及时将预处理后的软式内镜密闭转运至消毒供应中心进行再处理（证据 A，强推荐）。

国外专业公司 2023 年发布的“内镜再处理延迟白皮书”强调，预处理和手工清洗之间的最大间隔时间为 60min；如果超过 60min，则要求在手工清洗之前预先浸泡内镜。因为经过预处理后的软式内镜表面和内部仍可能含有大量潜在的生物危害成分，为了防止内镜对周围环境或人员造成危害，应及时将预处理后的软式内镜置于专用的密闭转运容器、转运袋或加盖的内镜转运车转运至消毒供应中心再处理区域进行后续处理。《中国消化内镜再处理专家共识》和世界胃肠病学组织（world gastroenterology organization，WGO）2021 年发布的《WGO 指南-内窥镜消毒更新》均指出，在特殊情况下如果不能及时转运或进行后续再处理（超过 30min），应使用专用的含酶保湿剂对内镜的表面和内部通道进行保湿预处理，以避免内镜在再处理前出现干燥，形成生物膜，导致清洗、消毒或灭菌的失败，增加病人的感染风险。

推荐意见 7：现场预处理应做好记录（证据 A，强推荐）。

2024 年中国研究型医院发布的复用医疗器械预处理操作规程（T/CRHA 079—2024）第 7 条明确规定：医疗器械预处理应做好记录，记录内容应包含日期、使用科室、器械名称、预处理时间、方式、效果、具体操作人员等。如已建立消毒供应信息系统，宜将预处理流程纳入其中，形成全流程信息化闭环管理，以便追溯查询。

推荐意见 8：建议科室建立软式内镜预处理操作流程，并对相关人员进行培训（证据 B，强推荐）。

预处理作为清洗消毒流程的第一步，对于去除内镜表面的污染物、防止生物膜形成至关重要。为了确保软式内镜清洗消毒的一致性和有效性，降低医院感染风险，科室应根据不同软式内镜的操作说明书建立标准化的预处理操作流程，并做好相关操作人员的培训和考核，考核合格方能独立操作。

（曲　华　张满红　孙育红　王　菲　张琳娟）

第四节　医疗废物的处理

医疗废物是指医疗卫生机构在医疗、预防、保健以及其他相关活动中产生的具有直接或者间接感染性、毒性以及其他危害性的废物。2003 年 10 月 15 日中华人民共和国卫生部制定了《医疗卫生机构医疗废物管理办法》规定，医疗废物交由取得县级以上人民政府环境保护行政主管部门许可的医疗废物集中处置单位处置。但是在实际工作中，仍然会有部分细节及具体的问题困扰大家，例如：体内取出的植入物、手术废液如何处理等，本章节通过循证对相关问题的解决方案进行重点推荐。

一、植入物取出后的管理要求

1. 体内取出的植入物应如何处理？

推荐意见 1：体内取出的植入物禁止重复使用（证据 A，强推荐）。

植入物是放置于外科操作造成的或者生理存在的体腔中，留存时间 30d 及以上的可植入型医疗器械，是一次性使用的第三类医疗器械。2020 年 12 月 21 日中华人民共和国国务院发布的《医疗器械监督管理条例》中第四十九条明确规定：“一次性使用的医疗器械不得重复使用，对使用过的应当按照国家有关规定销毁并记录”。植入人体的植入物均为一次性使用的第三类医疗器械，取出后禁止重复使用。

推荐意见 2：取出的植入物按照医疗废物处置（证据 A，强推荐）。

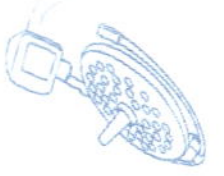

需要取出体内植入物的情况有：植入物完成治疗目的（骨折愈合、达到治疗目的）、植入物移位或损坏（钢板断裂、螺钉脱出、人工晶状体破裂等）、感染、植入物引起不良反应（过敏反应、机械刺激、心理异物反应等）的法律鉴定、医学研究等。

取出的植入物可归为感染性废物或损伤性废物，按照医疗废物进行销毁并记录，禁止任何单位和个人转让、买卖，取出后按感染性废物处理；能够刺伤或者割伤人体的植入物如钢板、钢钉等收集于符合《医疗废物专用包装袋、容器和警示标志标准》（HJ 421—2008）的利器盒后按照损伤性废物进行处理。同时基于预防植入物被二次利用以及感染防控考虑，取出的植入物不应交由病人保管。

根据 2003 年 10 月 15 日中华人民共和国卫生部发布的《医疗卫生机构医疗废物管理办法》第二十三、二十四条规定，取出的植入物按照医疗废物交由“取得县级以上人民政府环境保护行政主管部门许可的医疗废物集中处置单位处置，应当对医疗废物进行登记，登记内容应当包括医疗废物的来源、种类、重量或者数量、交接时间、处置方法、最终去向以及经办人签名等项目。登记资料至少保存 3 年”。

2. 特殊情况下体内植入物取出后应如何处理？

推荐意见 1：因发生医疗器械不良事件或医疗纠纷取出的植入物应封存样本进行追踪（证据 A，强推荐）。

2018 年 8 月 13 日国家市场监督管理总局、国家卫生健康委员会令第 1 号公布施行的《医疗器械不良事件监测和再评价管理办法》规定，对因发生医疗器械不良事件取出的植入物应保留样本进行追踪和封存，并通过国家医疗器械不良事件监测信息系统报告。发生医疗纠纷时，不是医疗纠纷焦点的植入物按照医疗废物相关规定处理。确定或疑似为医疗纠纷焦点的植入物可以按照 2018 年 6 月 20 日国务院发布的《医疗纠纷预防和处理条例》第二十五条规定“医患双方应当共同对现场实物进行封存、启封，封存的实物由医疗机构保管。需要检验的，应当由双方共同委托依法具有检验资格的检验机构进行检验”。按照《中华人民共和国传染病防治法（2013）》第三十九条规定传染病病人体内取出的植入物在封存前应实施消毒和无害化处置。无传染病的病人体内取出的植入物则以取出时的原始状态进行封存。

推荐意见 2：出于医学研究、临床诊断等目的取出的植入物应按照《外科植入物的取出与分析　第 1 部分：取出与处理》（GB/T 25440.1—2021）的要求进行处理（证据 A，强推荐）。

《外科植入物的取出与分析 第 1 部分：取出与处理》（GB/T 25440.1—2021）规定了植入物的取出、清洗、灭菌等处理的规范。当植入物因性能降低、破裂、泄漏等情况需要将其取出进行医学研究或临床诊断时，应按照此标准进行取出和处理，以避免损坏相关样本而影响研究结果。有研究按照此方法取出、处理硅凝胶填充乳房植入体并进行物理性能、化学性能测试，能确保测试结果的准确性。

二、手术废液的处理

1. 手术废液如何处理？

推荐意见 1：手术中感染性废液宜使用医疗废液收集装置、一次性负压吸引软袋、普通吸引瓶和其他收集容器进行收集（证据 C，强推荐）。

推荐意见 2：一次性负压吸引软袋收集废液后不可切割（证据 C，强推荐）。

推荐意见 3：术中感染性废液收集宜使用添加凝固剂的软袋（证据 C，强推荐）。

AORN 指南建议，医疗机构必须遵守所在国家最严格的标准规范，以管理医疗废物的处置工作；《手术室医疗废物分类与收集方法专家共识》中建议使用医疗废液收集装置、一次性负压吸引软袋、普通吸引瓶和其他收集容器对手术中产生的感染性废液进行收集。收集方法包括：术中产生冲洗液较多的关节镜、膀胱镜、宫腔镜等手术以及乙肝、丙肝等传染或感染性手术产生的废液宜使用医疗废液收集装置或一次性负压吸引装置；气性坏疽等特殊感染手术，宜使用预置含氯消毒剂的封闭型一次性负压吸引装置，从而减少处理过程中对工作人员及环境的污染。同时建议：①医疗废液收集装置内的液体应通过全封闭转运、无接触式排放，直接将废液排入符合国家规范要求的医院污水处理系统中，实现对收集装置的自动清洗消毒；②一次性负压吸引装置内的感染性废液宜术后在收集袋内添加凝固剂，将液体转化为胶状物后，作为感染性废物处理；③一次性负压吸引软袋收集废液后，不应采用剪裁、切割等方式破坏其完整性；

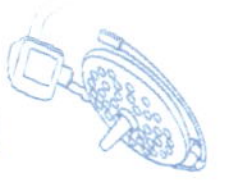

④普通复用吸引瓶或其他收集容器使用后应按《医疗机构消毒技术规范》(WS/T 367—2012)进行消毒处理。无污水消毒处理设施或不能达标排放的,应按照《医疗机构污水排放标准》相关规定进行消毒处理,达到国家规定的排放标准后方可排入污水处理系统。

2. 手术废液发生外溢、遗洒时应如何处理?

推荐意见:手术废液发生外溢、遗洒时应先去除可见污染物再进行消毒处理(证据 C,强推荐)。

感染性废液发生外溢、遗洒时根据《手术室医疗废物分类与收集方法专家共识》中提出的方法进行应急处理。手术中如发生少量的感染性废液遗洒,可直接用吸附材料,如纸巾、纱布垫/棉垫、新型吸附材料等,先去除可见污染再进行清洁消毒处理;遗洒量较大时,可使用吸附装置或设备清理,再进行环境及设备的清洁消毒处理。

(曲 华 孙育红 王 菲 张琳娟)

第五节 职业暴露与防护

职业暴露(occupational exposure)又称职业接触,是指劳动者在从事职业活动过程中,通过眼、口、鼻及其他黏膜、破损皮肤或非胃肠道接触含血源性病原体的血液或其他潜在传染性物质的状态。

医务人员职业暴露指医务人员在从事诊疗、护理、预防接种等相关医学操作过程中接触有毒、有害物质或传染病病原体,从而损害健康或危及生命的一类职业暴露,主要包括生物性职业暴露(血源性病原体、呼吸道病原体等),物理性职业暴露(如电离辐射、环境系统),化学性职业暴露(如消毒剂、化学药品)及其他职业暴露。

近年来,随着医疗技术的不断发展,新的医疗设备和技术不断应用于临床,医务人员职业暴露的风险也在增加。有研究显示:国内医务人员职业暴露的发生率高达 74.6%,护士发生职业暴露的概率为 51.86%。不同文献报道,我国医务人员发生乙型肝炎的感染率为 5.78%~69.03%,感染率是其他行业从业者的 10 倍。手术室是医疗机构中发生职业暴露的常见工作场所,由于特殊的工作环境与工作性质使护理人员在手术护理工作过程中存在着许多威胁其健康的职业创伤，例如长时间暴露于放射线以及麻醉气体等风险因素中，存在被锐器刺伤、病人血液感染等风险，若手术室工作人员工作期间不注重自身防护，将对自身身心健康造成严重影响。

一、人类免疫缺陷病毒感染预防

1. 人类免疫缺陷病毒（human immunodeficiency virus，HIV）暴露后如何进行应急处理？

推荐意见 1：HIV 暴露后，应立即处理伤口（证据 B，强推荐）。

2018 年 8 月由中华护理学会护理管理专业委员会组织专家制定的《针刺伤防护的护理专家共识》指出，针刺伤后应立即处理伤口，步骤如下：①立即在伤口旁由近心端向远心端轻轻挤压，避免挤压伤口局部，尽可能挤出损伤处的血液；②用大量流动水冲洗，同时使用洗手液或皂液，彻底洗掉血液、体液等有机物；③用 2%~3% 碘酊、75% 乙醇或 0.5% 碘伏进行消毒；④酌情包扎伤口。

推荐意见 2：HIV 暴露后应尽快采取接触后预防措施（证据 A，强推荐）。

HIV 进入人体后，在 24~48h 到达局部淋巴结，5~10d 在外周血中可以检测到病毒成分，继而产生病毒血症，导致急性感染。根据 2009 年 3 月 2 日中华人民共和国卫生部发布的中华人民共和国国家职业卫生标准《血源性病原体职业接触防护导则》规定，HIV 暴露后应尽快采取接触后预防措施，预防性用药应当在发生 HIV 职业接触后 4h 内实施，最迟不得超过 24h。在接触者可耐受的前提下，给予 4 周的接触后预防性用药。但即使超过 24h，也应实施预防性用药。2024 年 WHO《HIV 暴露后预防指南》指出暴露后预防最好是 24h 内，但不晚于 72h。英国 2021 年 HIV 暴露后预防使用指南指出，暴露后预防（post-exposure prophylaxis ，PEP）应在暴露后 72h 内开始，若时间超过 72h，则不推荐采取暴露后预防服药。同样，在《国际艾滋病学会杂志》中指出 PEP 作为医护人员的职业暴露后预防手段，启动 PEP 的时间范围应在暴露后 72h 内。

2. HIV 暴露后如何随访?

推荐意见 1:应在 HIV 暴露后即刻、第 4 周、第 8 周、第 12 周及 6 个月时对暴露者的 HIV 抗体进行检测(证据 B,强推荐)。

《医务人员医院感染预防与控制》(T/CPMA 034—2023)规定,职业暴露于 HIV 的医务人员,应在暴露后的第 4 周、第 8 周、第 12 周及 6 个月时对 HIV 抗体进行检测。对预防性使用药物的不良反应进行监测和处理,观察并记录 HIV 感染的早期症状等。研究指出,HIV 感染后,一般在 6~12 周发生血清学改变,最长不超过 6 个月。暴露后即刻检测主要是排除暴露前是否已经感染。

推荐意见 2:HIV 暴露后由医院感染管理部门负责协调和管理,对当事人进行随访和监测(证据 A,强推荐)。

医院感染管理部门对医务人员暴露的级别和暴露源的病毒载量水平进行评估,确定是否实施检验和预防性用药,并对发生职业暴露的医务人员的血清学结果进行跟踪、随访,做好随访登记。随访和咨询的内容包括:在暴露后采血行基线检测,项目有 HIV 抗体、HBV、HCV、梅毒、血常规、肝肾功能检查等;在暴露后的第 1 个月、第 2 个月、第 3 个月、第 6 个月进行 HIV 初筛检查;对服用药物的副作用进行监测和处理;对当事者进行观察是否有 HIV 等感染的急性期临床症状,以评估被感染的可能性。

二、化学性暴露防护

1. 术中使用抗肿瘤药物时如何防护?

推荐意见 1:手术室内配制抗肿瘤药物及给药时,操作者应穿戴符合要求的防护用品(证据 A,强推荐)。

抗肿瘤药属于危害药品,长期、低水平职业接触抗肿瘤药物的医务人员出现生殖系统不良结局的风险增加,也会产生如血液毒性、肝毒性、肾毒性、心脏毒性以及神经毒性等方面的危害。配制和给药过程中应佩戴一次性口罩,宜穿具有防水、无絮状物,前部完全封闭的,长袖且缩口的一次性隔离衣。一些抗肿瘤药物对眼睛和黏膜有刺激作用,在注射、冲洗、灌注给药过程中存在气溶胶吸入风险，应佩戴防护面屏或/和护目镜，穿鞋套。

推荐意见 2：操作者宜戴双层无粉手套，有条件的医院可采用手套穿孔指示系统（证据 A，强推荐）。

给药时操作者宜戴双层手套。一般推荐内层手套戴在防护服袖口里，外层手套覆盖在袖口外层，确保手套和防护衣之间没有手腕皮肤暴露。由于医护人员在处理抗肿瘤药物过程中，手比面部、手臂、躯干等身体其他部位接触抗肿瘤药物的风险更高，通过戴手套可以减少甚至消除污染。国外研究表明，手套可被细胞毒性药物渗透，尽管医务人员戴手套，但其手上仍有细胞毒性痕迹，给细胞毒性药物时，手套内侧也有细胞毒性痕迹，戴双层手套可以达到 100% 防范。

有条件的医院可采用手套穿孔指示系统。当手套发生穿孔时，湿气会渗入手套层之间的穿孔处，露出底层的颜色，表明有穿孔。有实验显示，戴两副标准颜色的双层手套可以识别出 21% 的穿孔。戴彩色穿孔指示系统则检测到了 77% 的穿孔。佩戴双层手套明显减少了内层手套的穿孔，穿孔指示系统显著提高了内层手套穿孔的检测率。

有研究表明，无论是无菌配制还是任何处理危险药物的场合，手套都应是无粉的，有粉手套可增加危险药物污染物的吸收。所以，使用无粉手套是减少抗肿瘤药物暴露的一种合理方法。同时，无粉手套的生物力学性能优于有粉手套。

处理抗肿瘤药物时发生针刺伤或被利器刺伤要按照操作流程，小心谨慎去除个人防护装备，以避免将污染物转移到皮肤上，然后按照“锐器伤发生后的处理”进行规范操作。

推荐意见 3：配制抗肿瘤药物后规范处置防护用品（证据 A，强推荐）。

在脱下任何个人防护用品之前，必须进行正确的手卫生。去除个人防护装备的流程：①脱下外层手套，受污染的手套手指只接触另一只手套的外表面，不要接触内表面。第一只手套取下后向内翻转，干净手套的手放在第二只手套的内面，小心地内翻，避免碰到第二只手套外面。②正确摘掉面罩，避免接触面罩正面。③小心脱下隔离衣，避免接触污染面，然后把隔离衣翻卷，丢弃在专用废物容器内。小心去除鞋套，顺序是从污染最少到污染最严重。内层手套应最后取下，丢弃在抗肿瘤药物处理容器中。

脱下个人防护装备后，应使用肥皂和水清洁双手。在彻底清除手上的抗肿瘤药物残留物之前，不应使用消毒凝胶，因为将凝胶涂抹于手上可能会增加抗肿瘤药物残留物的皮肤吸收。

推荐意见 4：静脉给药时宜采用全密闭式输注系统（证据 A，强推荐）。

《静脉治疗护理技术操作标准》（WS/T 433—2023）规定：静脉给抗肿瘤药时宜采用全密闭式输注系统。故静脉给药时宜采用全封闭式、无针输注系统。鉴于输液系统可能在连接点泄漏的问题，可以用纱布垫预防和及时发现药物泄漏。

2. 抗肿瘤药物发生外溢时如何处理？

推荐意见：抗肿瘤药物发生外溢时，操作者穿戴好防护用品、评估外溢的药量后规范处理（证据 A，强推荐）。

药物溢出是在药物的正常调配过程中，具有细胞毒性的药物意外暴露于环境中，如皮肤，隔离服（包括衣帽、手套、鞋套、口罩）表面，台面，地面等，任何剂量的细胞毒性药物意外暴露都应视为药物溢出。

美国关于处理危险药物的卫生和环境保护署指南中指出：在所有可能发生抗肿瘤药物外溢的区域均要准备溢出包、围堵袋和处置容器，内含防水隔离衣、一次性口罩、橡胶/丁腈手套、面罩、护目镜、鞋套、吸水垫及垃圾袋等。

发生抗肿瘤药物外溢时的处理：应首先评估外溢的药量，立即标明污染区域，以免其他人员进入。打开溢出包，穿戴个人防护用品后开始处理外溢药物，应该按照从污染最轻的区域往污染最重的区域顺序清理，使用吸水防渗漏垫吸收液体，用潮湿的软毛巾或一次性吸收垫轻拭粉剂。如果有玻璃碎屑应该小心去除并将其放置在专用容器中。污染区域用清洁剂或中和剂（次氯酸钠、次硫酸盐、硫代硫酸盐中、次氯酸钠）清洗 3 遍，再用清水冲洗干净。完全清理之后将污染的用具放入感染性废物袋内密封，戴内层手套小心除去个人防护用品，按抗肿瘤药物废物处理方法处理。脱去内层手套放入可密封的感染性废物袋中密封，用肥皂和流动水洗手。

抗肿瘤药液溅在眼睛里，应立即用清水或等渗洗眼液冲洗眼睛至少 15min；药液溅在衣物上或皮肤上应立即去除被污染的衣物，用肥皂和流动水彻底清洗皮肤。

发生抗肿瘤药物外溢后，应将外溢的情况做详细记录，包括药物名称、时间、溢出量、处理过程以及受污染人员，并且写入医务人员的医疗档案中以作医学监测。

3. 如何规范处理术中使用抗肿瘤药物产生的医疗废物?

推荐意见: **抗肿瘤药物污染物品应丢弃在“有毒性药物”标识的容器中(证据A,强推荐)。**

根据《医疗废物分类目录》,使用抗肿瘤药物(细胞毒性药物)产生的相关废物被归类为“药物性废物”下的“细胞毒性药物”,代码为HW03。这类药物具有基因毒性、致癌性或生殖毒性,需要与其他医疗废物区分处理,不能混合处理。所有在接收、存储和应用过程中有可能接触抗肿瘤药物的一次性物品包括个人防护用品均应视为抗肿瘤药物废弃物。在储存、配制和应用抗肿瘤药物的所有区域都应该有专用的废弃物收集容器,放置数量及选取规格应根据实际需求设置。收集容器应该是无泄漏、有盖、密封性好的利器盒/桶,并且被贴上“有毒性药品”警示标识,容器除放入废弃物时,其余时间均应盖好以减少气溶胶和蒸汽释放到环境中。

抗肿瘤药物废物处理方法:①少量的药物性废物可放入感染性废物袋内,但应在标签上注明“有毒性药品”警示标识。②手术台上使用细胞毒性药物后,应将药瓶、污染的注射器等物品放入专用利器盒中封存,并标明相关信息及警示标识,方便追溯。如容器外表面被化疗药品污染,应加套一层黄色医疗废物专用包装袋后再行转运。

(陈品英　王立群　孙育红　王　菲　张琳娟)

第四章
手术器械与设备管理

手术器械与设备管理是手术室管理的重要组成部分，随着外科诊疗技术的不断发展，器械、设备种类日益复杂和多样化，科学管理不仅关系到手术的顺利进行，更直接关系到病人的健康和安全。良好的器械、设备管理能确保手术室高效运行，提高手术效率，降低手术风险，提高医疗质量。

第一节　手术室外来器械管理

手术室外来器械（以下简称外来器械）是指由器械供应商租借给医院，可重复使用，主要用于与植入物相关的手术器械。外来器械具有种类繁多、结构复杂、价格昂贵、专业针对性强、更新换代快等特点。对外来医疗器械进行规范化、程序化的管理需要供应商、医院相关科室、手术室和消毒供应中心（central sterile supply department，CSSD）相互协作。

一、外来器械管理要求

1. 外来器械的管理原则是什么？

推荐意见 1：医疗机构应对外来手术器械进行资质审核及准入管理，确认产品合规性（证据 A，强推荐）。

医疗机构应按要求设置外来器械的资质审核及准入管理职能部门。外来器械须经医院审批和备案后方可使用。外来器械应从持有《医疗器械生产企业许可证》或《医疗器械经营许可证》的企业购入，并配有合格证、进口注册证、准销证等卫生权威机构的认可证明，严禁使用未经注册、过期、失效或淘汰的器械作为外来器械。

推荐意见 2：**外来器械管理应符合《医院消毒供应中心 第 1 部分：管理规范》（WS 310.1—2016）的管理要求，实行专项管理、专岗负责（证据 A，强推荐）。**

外来器械管理应依据《医院消毒供应中心 第 1 部分：管理规范》（WS 310.1—2016）的要求，以制度明确相关职能部门、临床科室、手术室、CSSD，在管理、交接、清洗、消毒、灭菌等环节的责任，实行专项管理，以确保专岗负责，保障器械安全。

推荐意见 3：**外来器械使用前后应由 CSSD 负责清洗、消毒、灭菌与监测（证据 A，强推荐）。**

外来器械使用前，CSSD 应根据产品清单清点和记录器械的品种、数量，确保其完整，同时参照说明书对其进行检查、清洁、灭菌和监测。外来器械使用后必须重返 CSSD，按规范进行清洗等处理，未经处理的器械不允许带离医院。

推荐意见 4：**器械供应商应为医疗机构提供外来器械使用说明书，并给予医疗机构足够的处置时间（证据 A，强推荐）。**

器械供应商应为医疗机构提供外来手术器械的说明书，内容包括清洗、消毒、包装、灭菌方法与参数。器械供应商应在规定的时间内将外来器械送至 CSSD，择期手术应在手术前一日 12:30 至 15:00 期间送达，由 CSSD 接收人员按供应商提供的清单清点器械、检查其功能和完整情况，双方共同签字确认。

2. 器械供应商应如何管理？

推荐意见：**供应商跟台人员相对固定，依规备案，培训合格后进入手术室，禁止跟台无菌操作（证据 C，强推荐）。**

目前，国内处于尚不能完全取消器械跟台人员的过渡阶段，医疗机构应建立器械跟台人员相关规范，实施准入制度，严格审核跟台人员资质，对其进行相关知识、技能培训及考核，合格后方可进入手术室，但禁止上台无菌操作，可台下进行辅助。供应商应保证跟台人员的稳定性，人员变更时必须重新审核资质并接受培训及考核。

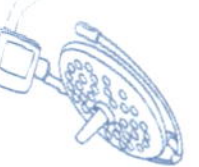

二、外来器械使用后的处理要求

1. 使用后的外来器械应如何处理?

推荐意见 1:使用后的外来器械,应及时、正确地进行现场预处理(证据 A,强推荐)。

外来器械使用后应立即进行预处理,确保器械表面无明显残留的血液、组织、骨屑、一次性医疗用品等,防止污染物与器械表面发生化学反应或滋生微生物,降低医院感染风险,延长器械使用寿命,确保器械在后续消毒和灭菌过程中达到最佳效果。

推荐意见 2:根据感染类别选择对应消毒处理流程(证据 A,强推荐)。

用于特殊感染病人的外来器械应遵循《医院消毒供应中心 第 2 部分:清洗消毒及灭菌技术操作规范》(WS 310.2—2016)和《医疗机构消毒技术规范》(WS/T 367—2012)的要求,根据感染类别选择对应消毒处理流程。

(1) 被感染朊病毒病人或疑似感染朊病毒病人污染的外来器械,可选以下方法之一进行消毒灭菌且灭菌的严格程度逐步递增:

1) 将使用后的器械浸泡于 1mol/L 氢氧化钠溶液内作用 60min,然后按《医院消毒供应中心 第 2 部分:清洗消毒及灭菌技术操作规范》(WS 310.2—2016)中的方法进行清洗、消毒与灭菌,压力蒸汽灭菌应采用 134~138℃、18min,或 132℃、30min,或 121℃、60min。

2) 使用后的器械采用清洗消毒机(宜选用具有杀朊病毒活性的清洗剂)或其他安全的方法去除可见污染物,然后浸泡于 1mol/L 氢氧化钠溶液内作用 60min,并置于压力蒸汽灭菌 121℃、30min;然后清洗,并按照一般程序灭菌。

3) 将使用后的器械浸泡于 1mol/L 氢氧化钠溶液内作用 60min,去除可见污染物,清水漂洗,置于开口盘内,下排气压力蒸汽灭菌器内 121℃灭菌 60min 或预排气压力蒸汽灭菌器 134℃灭菌 60min。然后清洗,并按照一般程序灭菌。

(2) 被气性坏疽病人污染的外来手术器械,应先消毒,后清洗,再灭菌。消毒可采用含氯消毒剂 1 000~2 000mg/L 浸泡消毒 30~45min,有明显污染物时应采用含氯消毒剂 5 000~10 000mg/L 浸泡消毒>60min,然后按规定清洗,灭菌。

(3) 被突发不明原因的传染病病人污染的外来器械,其处理应符合国家届时发布的规定要求。无要求时,其消毒原则为:在传播途径不明时应按照多种传播途径确定消毒范围,按病原体所属微生物类别中抵抗力最强的微生物,确定消毒剂的剂量(可按杀灭芽孢的剂量确定)。

2. 使用后的外来器械应如何回收?

推荐意见: **使用后的外来器械应及时、密闭回收,避免器械在运送环节对人员和环境造成污染(证据 A,强推荐)。**

使用后的外来器械应及时回收处理,采用封闭方式运送。回收后 CSSD 依据器械配置清单清点,核对外来器械的名称、数量、规格,并检查器械功能及完整性,发现问题及时与使用者沟通。

(于 婧)

第二节 基础设备的安全使用

手术室基础设备作为手术顺利开展的基石,承载着保障病人安全、提升手术质量、推动医疗进步的重任。基础设备的安全使用能够为手术团队提供强有力的后盾,为病人的生命健康保驾护航。

一、无影灯

1. 无影灯开、关灯时应如何进行亮度调节?

推荐意见: **开启后及关闭电源前应将亮度调至最低(证据 C,强推荐)。**

开启无影灯时,调节照明开关,将聚光调节至最低亮度,检查无影灯是否正常照明和聚光。高亮度的灯光在瞬间产生大量热量对灯泡内部发光元件造成热冲击,影响灯泡的使用寿命。关闭无影灯前,将照明亮度调至最低后再关闭。高亮度时突然断电使温度瞬间下降,易损坏电子元件,影响无影灯的整体性能和稳定性。

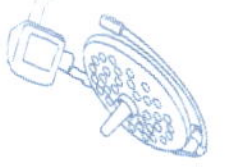

2. 无影灯使用中应如何进行支臂调节？

推荐意见：支臂调节时检查无影灯阻尼和弹簧力度，避免灯臂和灯头出现飘移现象（证据 B，强推荐）。

无影灯的关节和支臂需要适当的阻尼和弹簧力度来确保灯臂和灯头的稳定性。阻尼和弹簧力度不足时，灯臂和灯头易发生移位；阻尼或弹簧力度过大会使灯臂和灯头难以调整，影响手术操作的灵活性。应定期检查、调整阻尼和弹簧力度，确保手术的精确性和安全性。

3. 调节无影灯亮度时医护人员应采取何种防护措施？

推荐意见：无影灯最高照度应≤16 万勒克斯（Lux）（证据 A，强推荐）。

手术开始前，根据手术需求调节照度和色温，使之在保证提供足够的照明情况下，将外科医师眼部疲劳度降到最低。无影灯最高照度应≤16 万 Lux，无影灯亮度过强，医护人员可能出现眩光、干涩、酸胀等不适症状，干扰医护人员的视觉感知，长期可引发视力下降。通过合理调节亮度，使光线柔和且充足，减轻用眼疲劳，保障手术视野清晰的同时降低因长时间手术用眼而产生的视力损伤风险。

二、手术床

1. 术后应如何调节手术床的高度？

推荐意见：术后应将手术床高度降至最低（证据 C，强推荐）。

手术床升高的原理是将电信号传输至液压油泵以及油路电磁阀组，利用高压油推动立柱内液压缸活塞杆上升，从而实现手术床台面上升。手术床台面降至最低时，可使液压油泵以及油路电磁阀组停止工作，降低手术床组件的损耗，可有效延长手术床的使用寿命，同时方便维修人员对手术床随时进行检测和使用后的清洁与消毒。

2. 电动手术床电池有哪些维护要求?

推荐意见:应确保电池连接线路牢固,及时充电,定期测试保养(证据 C,强推荐)。

为避免在手术期间手术床断电,影响正常使用,应每周为手术床蓄电池充电一次,每次充电 10~12h,也可在每日手术结束后充电。手术床充电量低于 10% 时,应及时充电,停用 4 周后,必须补充充电。应每 2 年进行一次蓄电池的正规测试保养,逐个检查蓄电池的清洁度、接线端的损伤痕迹、外壳及壳盖的损坏或过热痕迹,是否有渗液和酸雾析出,测量单体和蓄电池组的浮充电压和电流。

(于 婧 韩 笑)

第三节 通用设备的安全使用

手术室通用设备是手术室的关键支撑,不仅需要具备高度的可靠性和稳定性,还需要满足手术的多样化需求,以适应不同类型的手术操作。

一、手术显微镜

1. 如何保证手术显微镜使用过程中的稳定性?

推荐意见 1:对操作者进行规范、系统的培训(证据 B,强推荐)。

在调节显微镜焦距、调整角度或者移动显微镜的位置时,操作者的速度、力度、幅度大小均能引起显微镜不同程度的振动。因此,应对操作者进行规范、系统的培训,以使其操作时规范、熟练、轻柔、精准。

推荐意见 2:手术间人员或物品移动时,应与显微镜保持足够的安全距离(证据 B,强推荐)。

移动显微镜时,应注意观察和避让,以防碰撞损坏显微镜稳定系统的配件等。此外,手术间人员或其他物品移动时,应与显微镜保持足够的安全距离,以免碰撞引起显微镜晃动。

推荐意见 3：使用前、改变助手镜位置或加装其他光学镜头时，应重新配平操作（证据 B，强推荐）。

手术需改变助手镜位置或加装其他光学镜头时，不可避免地导致光学系统重心或重量变化而造成失衡状态，应重新自动配平操作，机器自动调节支臂内的配重砝码，使显微镜各系统重新达到平衡状态。

2. 手术显微镜光照术区周围组织应采取何种保护措施？

推荐意见：手术显微镜光照术区周围组织，应使用湿润无菌纱布保护（证据 A，强推荐）。

手术显微镜提供高功率照明以确保最佳可视化，照明系统在发光的同时伴随着发热，可能导致热损伤。在显微手术中，人体肌肉、脑、眼球、牙根等组织或器官不可避免地处于暴露的状态，长时间如此会导致水分流失，组织干燥，高温改变蛋白质使组织坏死和碳化。使用湿润的无菌纱布覆盖光斑照射的手术外区域，可以起到阻隔作用，并吸收一定热量，持续为组织提供一定的湿度，从而保护组织的完整性和生理功能。

3. 应如何选择手术显微镜清洁方式？

推荐意见：显微镜只可使用擦拭方式进行清洁，不可使用喷洒法（证据 C，强推荐）。

手术显微镜的光学元件（如目镜、物镜）表面通常有特殊的防反射涂层或其他精密涂层，喷洒清洁剂可能导致液体直接接触这些涂层或者渗入显微镜的内部结构，从而引起涂层损坏、脱落，或导致电子元件短路、机械部件生锈等。擦拭方式可以减少清洁剂的用量，避免过量液体对光学元件造成损害。

二、医用激光设备

1. 医用激光设备应在何种环境下操作？

推荐意见：医用激光设备操作应在暗室中进行（证据 B，强推荐）。

临床技术操作规范指出多种激光要求在暗室中进行激光操作，暗室环境可使成像更加清晰、准确，也可使激光设备发出的光束更精准地作用于目标组织，增强激光能量利用率；暗室的墙壁和地面材料也可减少激光束的镜面反射，防止反射光对操作人员和病人造成伤害。

2. 操作医用激光设备时操作人员应采取何种防护措施?

推荐意见：应佩戴符合激光波长和功率要求的防护眼镜，避免视网膜灼伤、角膜损伤及辐射伤害（证据 B，强推荐）。

操作人员及病人进入激光工作区域后，应佩戴符合激光波长和功率要求的防护眼镜，穿戴防护服、手套等，避免眼睛和皮肤直接暴露于激光下。激光设备发出的激光束具有高能量，直接照射或反射光可导致视网膜灼伤、角膜损伤等。护目镜可以有效过滤或反射有害激光辐射，保护眼睛免受辐射伤害。

三、充气式加温仪

1. 充气式加温仪如何针对不同病人进行温度设置?

推荐意见：术中使用充气式加温仪时，温度设置在 37~44℃(证据 B，强推荐)。

术中使用充气式加温仪时，温度设置在 37~44℃。新生儿和婴幼儿体温调节中枢发育不完善，皮下脂肪薄，体表面积相对较大，热量易散失，使用充气式加温仪时温度设置为 37℃，以免烫伤；儿童体温调节能力逐渐成熟但仍不如成人，使用充气式加温仪时温度设置应低于成人温度设置；青少年和成人的体温调节系统较成熟，对温度耐受性相对较高；老年人身体功能下降，体温调节能力减弱，使用充气式加温仪时温度设置亦应低于成人，降低因过热导致的皮肤烫伤和病人不适风险。

2. 充气式加温仪应使用哪些配套设备?

推荐意见：充气式加温仪应使用配套加温毯（被），以降低病人烫伤及感染风险（证据 B，强推荐）。

加温毯（被）应一人一用，若无配套加温毯（被），加热的空气不能有效传递和覆盖病人身体，难以维持病人术中体温恒定，无法有效预防和减少术中低体温及其并发症的发生；热空气直接作用于病人局部皮肤，导致局部热量积聚，极易造成烫伤。

四、间歇式充气压力装置

1. 间歇式充气压力装置的压力应如何设置？

推荐意见：对大腿和/或小腿施加 35~40mmHg 的压力（证据 B，强推荐）。

无论采用哪种模式加压，均推荐对大腿和/或小腿施加 35~40mmHg 的压力，35~40mmHg 的压力范围既能有效促进血液循环，又不会对组织造成压迫性损伤。过高的压力可能导致组织缺血、坏死，过低的压力则无法达到预防血栓的效果。加压套每次充气加压约持续 10s，然后放松 1min，重复该循环。“使用间歇式充气压力装置（intermittent pneumatic compression，IPC）每天 2 次，每次 4h”的方案能有效促进纤维蛋白原溶解，减轻血液循环高凝状态。

2. 手术过程中，如何使用足底静脉泵？

推荐意见：手术过程中，可独立使用足底静脉泵（证据 B，强推荐）。

单独加压于足部的 IPC 称为足底静脉泵（venous foot pumps，VFP）。VFP 能有效降低髋、膝关节置换术后 DVT 发生率，联合药物预防的效果优于单独使用药物预防。其作用机制与 IPC 相似，但 VFP 的充、放气频率相较 IPC 加压要快，作用时间更符合人体静脉回流状态；VFP 比 IPC 更易穿戴，对病人术后的静止状态影响较小，舒适度高，且能避免 IPC 可能导致的腓总神经损伤。使用 VFP 对足部进行加压，由于足部静脉丛储存的血量较少，推荐选择 130mmHg 左右的压力以促进静脉血回流。

五、气压止血仪

1. 如何选择气压止血仪的袖带规格?

推荐意见:根据病人肢体周长和形状,同时考虑气囊型号、位置、压力和手术持续时间等因素,进行袖带的选择(证据 A,强推荐)。

手术室应备存多种尺寸的袖带,根据病人情况选择合适的袖带,避免发生并发症或影响止血效果。应确保袖带宽窄合适,避免过宽妨碍手术视野的暴露、过窄引起皮肤和神经损伤。袖带长度应保证气囊重叠并完全扣合,避免过长或过短影响止血效果。矩形袖带适用于常规四肢手术,轮廓型袖带适用于肢体纤细病人,双囊袖带适用于静脉区域麻醉等复杂手术。

2. 如何设置气压止血仪的压力参数?

推荐意见 1:气压止血仪袖带的充气压力设定应充分考虑病人的具体情况,控制在病人所需的最低有效水平(证据 A,强推荐)。

与传统压力设定的气压止血仪(例如根据经验、说明书设定)相比,个体化压力设定(例如根据病人的血压、肢体周长、肢体末梢血氧饱和度设定)的气压止血仪充气压力更低,止血效果良好,且可减少病人损伤及并发症。气压止血仪的充气压力应控制在最低有效水平,以恰好能使创面出血停止为宜。充气压力设置过高时,术区视野无明显改善,病人术后疼痛、肌肉损伤及伤口并发症的发生率显著升高。

推荐意见 2:宜基于收缩压(systolic blood pressure,SBP)或肢体闭塞压力(limb occlusion pressure,LOP)个体化调节袖带的充气压力,最大限度地减轻气压止血仪的不良反应(证据 A,强推荐)。

基于 SBP 设定充气压力时,建议上肢充气压力为 SBP+50mmHg,下肢充气压力为 SBP+100mmHg;当在同侧肢体上使用多个袖带、肥胖病人或肢体周径较大时,应适当增加充气压力。LOP 是指通过袖带气囊阻断动脉血流入肢体末端的最小压力值。LOP 加上安全余量被认为是更科学的压力设置。基于 LOP 设定充气压力时,不应超过 500mmHg;当 LOP ≤130mmHg 时,袖带充气压力为

LOP+40mmHg；当 130mmHg<LOP<190mmHg 时，充气压力为 LOP+60mmHg；当 LOP≥190mmHg 时，充气压力为 LOP+80mmHg；儿童均为 LOP+50mmHg。

3. 气压止血仪充气时间应为多长？

推荐意见：手术袖带充气时间成人上肢 60min，下肢 90min；儿童 60min（证据 A，强推荐）。

上肢手术袖带充气时间建议为 60min，下肢手术为 90min，最长不超过 120min，一般不超过 100min。用于儿童病人时，上肢和下肢推荐的充气时间均为 60min，最大限制为 75min。证据表明，超过 150min 的充气时间被认为是不安全的。加压止血间隔，上肢和下肢连续使用袖带之间应有 10~15min 的休息时间。此外，重复充气的时间不应超过 60min，且后续每次使用的时间应逐渐缩短。加压时间过长会导致肢体疼痛、皮肤水疱、破溃、坏死等局部组织损伤，以及肌肉表面局限性出血，严重者将导致神经损伤、血流动力学改变、内环境紊乱、深静脉血栓等。

六、除颤仪

1. 除颤仪能量参数如何设置？

推荐意见：房颤推荐 120~200J；房扑推荐 50~100J；有脉冲的室性心动过速推荐 100J；室颤或无脉冲的室性心动过速推荐 200~360J。在单相和双相波形可用的情况下，首选双相波除颤（证据 B，强推荐）。

除颤仪能量参数设置受心律失常的类型、电极的位置、复律模式、除颤仪的类型及病人因素影响。所选择的能量应足以完成及时、有效的电复律或除颤，过低的能量无法有效复苏，反复的失败会使心脏暴露于长时间缺血和多次电击的损害中；过度的能量冲击可对心肌造成损伤。

2. 除颤仪备用状态下检测记录仪功能有何检查要求？

推荐意见：除颤仪在备用状态下的记录仪功能检查，宜每天进行一次（证据

C,强推荐)。

除颤仪记录仪功能主要用于记录病人心电图等病情或治疗信息,及时反映病情变化,为后续病情分析和医疗决策提供参考和支持,部分除颤仪还具备打印药物标识和生成本机自检报告的功能。备用状态下定期检测记录仪功能能够反映除颤仪是否处于功能状态,除颤仪的记录仪检测,作为日常维护保养内容,宜每天进行一次,以备紧急抢救之需。

（田渤涛　王　雨　杨玉杰　金春玉）

第五章
电外科安全

电外科设备在手术过程中发挥着至关重要的作用，也伴随着潜在风险，如电灼伤、火灾、电磁干扰以及手术烟雾暴露等。因此，手术室医护人员在使用电外科设备时，应对其安全性能进行充分评估，掌握设备的使用与操作规范，并做好术中安全防护，从而有效降低电外科相关风险，保障安全。

第一节　电外科设备的使用与管理规范

电外科（electrosurgery）是应用于外科手术室的一种高频电流手术系统，用于术中组织的切割和凝固。目前常用的电外科设备有高频电刀、超声刀、氩气刀、LEEP 刀、等离子电切刀等。规范电外科设备操作流程，指导手术室护士正确评估、使用、维护电外科设备，对减少电外科相关的安全隐患，保障术中病人和医务人员的安全至关重要。

一、电外科设备安全性能评估与操作规范

1. 电外科设备安全性能评估由哪些人员进行？

推荐意见：应由经过规范培训且考核合格的医务人员进行电外科设备安全性能的评估（证据 B，强推荐）。

电外科设备的操作人员须接受规范培训且考核合格后才可以进行评估和操作。相关医疗设备专业技术人员（如生物医学工程师）应依据其专业资质负

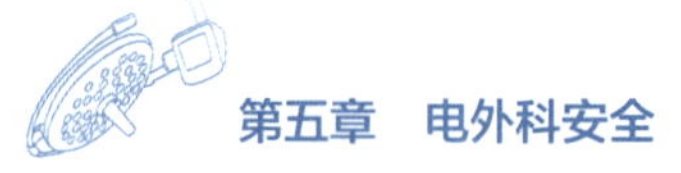

责对电外科设备进行定期监测、检查、测试和维护。

2. 电外科设备安全性能评估包括哪些内容？

推荐意见：应对电外科设备的完整性、性能、维护校准、风险隐患等进行全面评估（证据 A，强推荐）。

电外科设备安全性能评估是确保病人安全和设备正确使用的关键，医疗机构应形成全面的评估体系，确保电外科设备安全、规范和有效使用。评估体系包括：①评估设备的完整性和性能：应符合设备要求，包括但不限于报警系统、功率调整和频率转换。设备启动前，医务人员应检查电路、设备及其附件的完整性。设备使用前，确认电外科设备的功率设置，并保持设备警报和激活指示灯处于运行状态。②评估设备维护与校准记录：应由具体负责人定期对电外科设备进行检查维护和校准，翔实记录检查内容，包括使用记录、维护保养记录及设备状态等；电外科维修及维护保养应遵循相关规范要求。③评估电外科相关风险隐患：电外科设备的使用过程中出现热量扩散、绝缘失败、天线耦合、直接耦合、电容耦合、残余热量和意外激活均会引起电灼伤，因此，应通过风险评估，识别相关危险因素，制订相应措施，确保电外科设备的安全性能，保证病人安全。

3. 电外科设备安全性能评估包括哪些方法？

推荐意见：电外科设备使用前，应优先使用目测法检查设备外观，检测并保证设备性能完好（证据 A，强推荐）。

医务人员在每次使用电外科设备前，应进行下列检查：①设备及附件型号匹配且外观、导线和电刀笔、双极电凝等操作器具的绝缘层完好无破损，发现任何破损和故障及时更换，尽量避免在无菌屏障建立后进行更换和调整。如需同时使用多个电外科设备时，应注意分离各附件的导线，防止导线缠绕、捆扎，禁止缠绕导线于金属物品上。②设备主机应平放于操作台面，禁止与其他设备叠放。禁止接触手术室内的易燃材料。连接电源后查看开关是否正常，开机后设备自检能否通过，各声光指示功能是否正常，激活手术电极、脚踏开关等各个控制按钮，保证设备功能正常。③检查并确保设备的报警功能正常。

4. 使用电外科设备时，应如何选择工作模式？

推荐意见 1：在使用单极电刀时，若需切割肌肉、皮肤或脂肪时应选择切割功能；需对脂肪组织、瘢痕组织以及大面积浅表组织出血时的血管凝固时应选择凝血功能（证据 B，强推荐）。

单极模式下的切割功能是使用非接触式的高功率、低电压破坏细胞，导致组织分裂，适用于切割肌肉、皮肤或脂肪。凝血功能是使用相对低功率、低电压电流加热组织导致细胞温度升高、细胞脱水和收缩，产生凝结，通常用于血管接触凝固。电灼功能是使用非接触式的高功率、高电压电流在手术区域喷射火花，破坏表面组织，有时用于子宫颈的电切手术。

推荐意见 2：较小血管出血时的精确止血，应优先选择双极电凝模式（证据 B，强推荐）。

双极电凝通过加热组织，导致细胞温度升高、细胞脱水和收缩，从而达到凝血的目的，因此通常被用于血管接触凝固。另外，双极模式的电流只在双极镊的两极之间产生热能，可降低对血管周围组织的损伤及烧伤的风险。

5. 使用电外科设备时，应如何设置参数？

推荐意见 1：使用前应检查报警设置，确保将工作提示音调至工作人员清晰听到的音量（证据 B，强推荐）。

电外科设备的安全警报音可提醒操作人员出现潜在的设备故障，使用过程中若出现报警提示，应及时停止使用设备并检查故障来源。例如在使用单极电刀时，若出现安全警报音，巡回护士应重点检查回路负极板是否移位、脱落，粘贴是否均匀和牢固，必要时更换或重新粘贴。

推荐意见 2：使用电外科设备时，应根据组织类型并参照生产厂家说明书将输出功率设定在能达成预期效果的最低阈值（证据 A，强推荐）。

最低功率设置可减少热扩散、天线耦合、电容耦合及热损伤事件的发生，因此，在满足手术效果的情况下，应选择最低有效输出功率。若在设定的参数范围内仍未达到预期效果，手术医师要求不断增加功率，团队成员首先应检查电路中的所有连接和附件是否正确连接，电极尖端是否焦痂过多，确认无误后，方可将输出功率由小到大逐渐调试。

6. 不同电外科设备规范操作注意事项有哪些?

推荐意见 1:应严格按照生产厂家提供的使用说明规范操作电外科设备(证据 A,强推荐)。

使用前应仔细阅读并严格遵循生产厂家的说明书、注意事项等,全面检查主机功能状态,调节的模式、参数是否符合手术需求,使用符合生产厂家使用说明且与设备主机相兼容的电源线、脚踏等附件。

使用不同的电外科设备时,应注意:①双极电凝器械操作时保持电极清洁,应用生理盐水间断冲洗或滴注,保持组织湿润、无张力及术野清洁,避免高温影响电凝周围的重要组织和结构,减少组织焦痂与双极镊或钳的黏附。②大血管闭合系统用于术中组织切割、凝血时,血管、淋巴管及组织束的闭合直径应≤7mm。③超声刀应避免在刀头闭合的情况下空踩脚踏板或用超声刀头夹持金属物品及骨组织;超声刀持续工作时间过长、温度过高时,应将超声刀头浸泡于无菌蒸馏水中,待刀头降温后再使用。④LEEP 刀在使用过程中应远离心电监护仪。

推荐意见 2:需要同时使用多台电外科设备时,每台电外科设备都应使用各自的一次性中性电极(证据 C,强推荐)。

同时使用多台电外科设备时,应避免多条电回路之间的干扰影响病人安全,使用时遵循厂家使用说明并对每台电外科设备及其配件进行严格区分,给予标记。

不同电外科设备应使用各自的一次性中性电极,同一手术部位及切口时,将中性电极等距离地放置在手术部位周围;不同手术部位及切口时,将中性电极尽可能靠近各自的手术部位,避免叠放。

7. 如何对电外科设备进行安全管理?

推荐意见:应将电外科设备安全管理纳入整体管理体系,组建由多方参与的电外科设备安全管理团队,建立电外科安全管理制度及档案(证据 A,强推荐)。

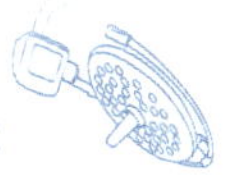

管理问题是导致电外科设备不良事件发生的根本原因，如安全方针、组织结构和程序文件等。各医疗机构应建立由医疗机构主管领导、医疗业务管理部门、医疗器械管理部门、电外科设备使用部门、后勤保障部门等共同组成的医疗器械安全管理组织，并明确各部门管理职责。

建立电外科安全管理制度，应包括巡视检查制度、维修及维护保养制度、应急预案制度、培训考核制度、新购使用前验收制度、不良事件报告制度及档案资料管理制度等；对高危设备进行严格的性能验证并定期更新医疗器械质量控制制度，如日常使用及故障处理手册、设备预防维护规范等。

完善电外科设备档案，确保设备信息完整性和可追溯性。档案应由医疗器械管理部门设专人保管或由本机构档案管理部门统一保管，建议将所有档案资料保存至设备使用终止后 5 年。宜通过加强信息化建设，将大数据管理做到电外科设备全生命周期管理，实现智能化、网格化、可追溯化。

二、回路负极板安全使用

1. 使用单极电刀时，应如何正确使用负极板？

推荐意见 1：使用负极板时，应使用具有接触质量监测系统的设备，宜选择双回路负极板（证据 A，强推荐）。

负极板接触质量监测系统通过监测阻抗值，反映负极板与病人之间是否充分接触，如果负极板接触面积太小，阻抗值超出了监测系统设定的安全范围，则会抑制单极电刀继续输出，并通过声音报警或视觉指示灯提醒医务人员，保障病人安全。

负极板可分为单回路负极板和双回路负极板。使用单回路负极板时，监测系统仅监测设备与负极板之间的连接质量。使用双回路负极板时，监测系统还可监测病人皮肤与负极板之间的连接质量。相比于单回路负极板，双回路负极板将导电膜一分为二，通过测量两部分之间的电阻来监测接触质量。如果其中一个或两个导电膜与皮肤接触不良，则电阻值会升高，监测系统会使电源失效，安全系数更高，因此使用单极电刀时，推荐使用双回路负极板。

推荐意见 2：使用单极电刀时，应选择合适尺寸的负极板，确保负极板与病人皮肤有充足的接触面积（证据 A，强推荐）。

严格按照生产厂家提供的使用说明(如新生儿、婴儿、儿童、成人等)并结合病人的体重选择合适尺寸的负极板。婴幼儿及新生儿(<15kg)专用负极板可以提供足够小的且具有全表面导电凝胶的接触区域,保证与患儿之间的有效接触面积(≥65cm^2),以减少皮肤灼伤的风险;对于体重<5kg 的新生儿,应选用专用的新生儿负极板,以避免使用常规婴幼儿负极板可能导致的接触面积不足或局部接触电流密度过大等问题,以减少皮肤灼伤的风险。由于若为极低体重新生儿(<0.45kg)接触负极板的体表面积更小,存在更高的电烧伤隐患,因此对于体重<0.45kg 的新生儿通常建议使用双极模式。也有研究表示负极板回路垫可以预防低体重新生儿电烧伤并防止压力性损伤的发生。随着技术的进步,目前已有 0.35kg 新生儿使用的回路垫。

使用电外科设备时,负极板接触病人的组织面积越小,电流强度越大,产生的热效应越强,可能导致局部温度升高,从而增加烧伤的风险。因此,负极板不应该被切割、修剪或折叠。皮肤消毒剂、血液、组织液或冲洗液等将负极板浸湿,会影响负极板与病人皮肤充分接触,减少负极板的功能表面积,导致电流密度增加,从而可能引发烧伤。若病人较瘦弱,不可将负极板环绕于肢体,避免粘贴重叠。

推荐意见 3:应在病人体位摆放完成后粘贴负极板,粘贴部位应靠近手术区域、距离手术切口>15cm、位于肌肉血流丰富处。粘贴部位的皮肤表面应平整、清洁干燥,应确保通过负极板的电流密度最小(证据 B,强推荐)。

医务人员首先将病人安置于手术床上,完成体位摆放并确保病人安全后再粘贴负极板,避免粘贴负极板后摆放体位使负极板处于承重部位,影响其散热造成病人皮肤损伤。负极板应粘贴在易评估的部位,以便术中观察。

电流流经病人身体返回电外科设备时,沿最小电阻路径传播以完成电流回路,负极板粘贴时应靠近手术部位,同时尽量贴于术侧(手术允许的情况下),以确保电流通过病人组织的距离短,能量损失少,从而保证最佳的手术效果。若病人体内有金属植入物,应使金属植入物远离电流回路的直接路径,减少深部组织烧伤的风险。

肌肉血流丰富的区域导电性能更佳,阻抗值较低,更利于电流的回流及能量的疏散,因此更适合作为负极板的粘贴位置。组织灌注不足的情况下(休克、低血压、体温过低、组织受压的部位、止血带远端区域等)不宜使用负极板。避免粘贴在脂肪多(因脂肪是一种不良导体,会产生高阻抗)、骨质疏松、骨损伤、

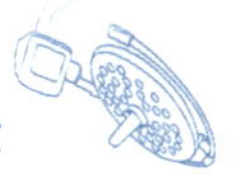

文身、皮肤破损、有感染及有金属植入物等部位。

若皮肤有褶皱或不平整（骨骼突起、瘢痕组织、多毛发等部位），粘贴负极板时与病人皮肤之间无法完全贴合，接触面积减小（<65cm^2），易出现灼伤。水分或毛发也会使负极板与皮肤不能充分接触，导致设备故障，因此应保持干燥清洁。

单回路负极板粘贴时应将其长轴与病人身体纵轴垂直；双回路负极板粘贴时应使两部分导电膜上的电流均匀分布。不应将负极板倾斜，使某一部分成为电流密集的区域，可能导致负极板近心端侧的电流密度增高，温度上升，增加烧伤的风险。配有等电位环的负极板周围有一圈等电位环，使电流密度平均分配，保证热量在负极板表面均匀分布，因此不需要特定的粘贴方向。

推荐意见4：**应持续动态评估负极板的使用情况：包括负极板的有效期、导电性能、粘贴情况等（证据B，强推荐）。**

在使用一次性负极板时应检查有效期，过期不可使用。单独包装的负极板应在使用时打开，防止其凝胶干燥而导致无法与皮肤紧密粘贴，导电性能下降。术中出现体位变化或病人移动时，应重新检查负极板的粘贴情况。若负极板移位、褶皱或脱落需再次粘贴时应更换负极板。使用负极板时应避免病人与周围环境（手术床金属部分及其配件、头架、托盘及器械台等）中的金属导电物质直接接触，接触可形成除负极板以外的低电阻通路，易发生旁路性电灼伤。手术结束时应再次评估病人与负极板接触点的皮肤情况。

2. 如何正确使用负极板回路垫？

推荐意见1：**对大面积烧伤、携带体内植入物、组织灌注不足、严重消瘦、负极板过敏、多毛发、多瘢痕及体液易污染及术中需使用双路电刀的手术，宜选择使用负极板回路垫（证据B，强推荐）。**

负极板回路垫采用“三明治”大面积夹层设计，将病人（导体）、凝胶材料（绝缘层）和内部导电网（导体）三者形成一个电容。当能量由电外科设备发出时，由于绝缘层的存在，电流不会在病人和导电网之间流动，而是通过电磁场与病人发生相互作用。在使用过程中单极电刀主机提供交流电，累积电荷在病人和导电网之间快速切换，始终保持电流强度在安全范围内，从而降低因接触面积缩小使电流积聚而导致病人烧伤的风险。

当使用负极板回路垫时，应遵循厂家的使用说明，根据病人的体重选择合适的尺寸。同一主机使用双路电刀时，宜选择使用负极板回路垫，尽可能增大接触面积，在高电流、长时间激活的情况下，降低烧伤的可能性。使用前检查有效期，过期不可使用。防止强行牵拉或锐器割伤负极板回路垫表面，每次使用前后应检查回路垫有无破损、撕裂或断裂，垫内电路的完整性及可分离式导线有无损坏，确保其功能状态完好，如有损坏，不可使用。使用结束后根据厂家的使用说明，选择合适的清洁剂和消毒剂对负极板回路垫进行清洗和消毒。避免清洗液体接触连接头内部金属。植入心脏起搏器的病人，电流通过时会产生干扰，从而对病人造成影响，故心脏起搏器的病人应慎用负极板回路垫。

推荐意见 2：宜最大限度地增加病人与回路垫的接触面积，尽可能地减少病人与回路垫之间的障碍物（证据 C，强推荐）。

将回路垫置于非金属表面，确保病人与回路垫之间保持最大的接触面积（≥100cm²），病人不可直接接触回路垫，两者之间垫薄层中单，厚度<6mm，≥6mm 有可能会影响输出功率，体位垫宜安置于负极板回路垫下层。使用过程中避免病人与周围环境中的金属导电物质直接接触，如床的金属部位、输液架及带铝箔衬的预热毯等。手术过程中避免将易导电材料同时接触到负极板回路垫表面与病人皮肤，否则会导致病人皮肤与金属器械接触点之间形成高密度回路电流，造成皮肤灼伤。

三、体内植入物病人的电外科设备安全使用

体内植入物包括心脏植入式电子设备（cardiac implantable electronic device，CIED）、人工耳蜗（cochlear implants，CI）、脑深部电刺激器、金属植入物等。心脏植入式电子设备包括起搏器、植入式心律转复除颤器（implantable cardioverter defibrillators，ICDs）、心脏再同步治疗（cardiac resynchronization therapy，CRT）装置。随着体内植入物在医学领域的应用日益广泛，体内植入物病人电外科设备的安全使用已成为医务人员亟待关注的问题。受到植入电子设备与电外科器械距离远近、电流路径和电外科设备设置频率等因素影响，设备在使用过程中会出现电磁干扰（electromagnetic interference，EMI），从而导致设备损坏、功能模式异常、起搏行为改变；另外，体内的金属植入物也会导致病人出现电灼伤、电击伤等电外科损伤现象。医务人员应对体内植入物病人进行充分的评估与准

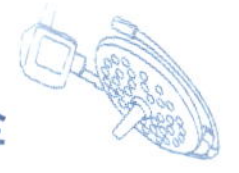

备，并规范选择和使用设备，确保体内植入物病人的安全。

1. 体内植入物病人应如何进行术前评估？

推荐意见 1：对于安装 CIED 的手术病人，术前应由多学科团队进行风险评估（证据 B，强推荐）。

安装 CIED 的病人在使用电外科设备时，需通过编程人员、电生理学家、围手术期医护人员在内的多学科团队共同评估，并构建科学可行的围手术期护理方案。编程人员应根据病人的评估结果和身体状况决定是否对设备进行重新编程；电生理学家与围手术期医护人员应对病人相关情况进行有效的沟通与协商，确定术中与术后安全管理措施。

推荐意见 2：对于安装 CIED 的病人，应评估设备类型、生产厂家、适应证、设备功能及病人设备依赖情况（证据 C，强推荐）。

针对安装 CIED 的病人，应于术前进行全面评估：①设备类型、生产厂家和适应证；②CIED 功能是否正常；③病人是否存在设备依赖。研究显示，术前未充分评估 CIED，易出现设备功能异常，如起搏失败、起搏异常、意外再程序化、设备电路损坏和电池过早耗尽的情况。设备功能异常会对病人安全造成影响，严重时则会引发病人休克。

推荐意见 3：对于植入脑深部电刺激器的病人，应评估关闭设备是否会影响手术进程（证据 C，强推荐）。

脑深部刺激器多用于治疗帕金森病和运动障碍性疾病。电磁干扰会导致刺激器关闭或重置、硬件系统损坏、病人受伤甚至死亡。关闭设备可避免术中电磁干扰，专业人员可通过调节脑深部电刺激器外部程控仪的脉冲激发振幅、脉冲宽度和频率，尝试关闭设备并观察病人反应。如果震颤轻微不影响手术，则建议关闭设备，保证病人术中安全。

2. 体内植入物病人应如何进行术前准备？

推荐意见 1：安装 CIED 的病人在使用电外科设备前，应根据手术位置及起搏器依赖情况，决定是否进行重新编程（证据 A，强推荐）。

国外观察性研究显示，安装 CIED 病人的手术过程中使用电外科设备可能

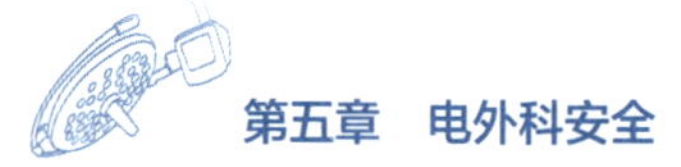

会引发 EMI。一旦发生 EMI,可能会引起起搏器起搏率异常升高。

研究证实,手术部位在脐部以上距离植入设备<15cm 的起搏器依赖者需要进行重新编程,将起搏器调节为非同步模式;手术部位在脐部以上的 ICD 植入者则需要在专家的指导下关闭抗心动过速功能。当病人术前无法重新编程时,磁铁试验是可以选择的一种保护性手段。磁铁试验是将一块磁铁放置在植入 CIED 脉冲发生器所在部位的皮肤表面,使 CIED 内部的磁铁开关闭合。此时大部分 CIED 将改变工作模式,起搏器则由同步模式转为非同步模式并不再感知自身电活动,而将以固定频率发送起搏脉冲,此固定频率即为磁铁频率。ICDs 的磁铁反应则为关闭心动过速的感知或治疗功能,但其对治疗缓慢性心律失常的功能仍然保留。磁铁仅能在电外科手术期间使用,且在使用磁铁前必须充分了解磁铁的放置位置和 CIED 的响应程序,避免盲目使用磁铁。

推荐意见 2:安装 CIED 的病人在使用电外科设备前,应备好体外除颤器,防止术中出现室颤(证据 C,强推荐)。

手术过程中发生室颤会在短时间内引起血流动力学障碍,甚至导致病人死亡。应于手术开始前准备好体外除颤器,麻醉医师应对病人进行持续心电监护。若病人术中发生室颤,应在距离脉冲发生器至少 15cm 处使用除颤负极板进行除颤,避免损伤 CIED。

推荐意见 3:植入 CI 的病人在使用电外科设备前,应拆除外部处理器(证据 B,强推荐)。

使用电外科设备时产生的电流会对 CI 产生干扰,从而导致磁铁位置改变、信号传输受阻等问题,从而使人工耳蜗完全失去功能,给病人带来巨大的经济负担及不便。因此,术前应移除 CI 外部处理器,以防止处理器出现故障。

3. 体内植入物病人应如何选择电外科设备?

推荐意见:安装 CIED、脑深部电刺激器及 CI 的病人需使用电外科设备时,应首选双极电凝(证据 A,强推荐)。

术中使用单极电刀会引发 EMI,从而对安装 CIED、脑深部电刺激器和 CI 的病人造成损伤。与单极电刀相比,双极电凝将电流限制在电极尖端,从而减少了植入式设备的 EMI 和设备故障发生的可能。因此,上述 3 类手术病人使用电外科设备时应首选双极电凝。

4. 体内植入物病人使用电外科设备时有哪些注意事项?

推荐意见1：安装CIED的病人在使用电外科设备时，应连续监测病人心电图与动脉波形(证据B，强推荐)。

术中持续监测心电图与动脉波形是为确保安装CIED病人术中心脏搏动节律稳定性及免受与EMI相关的损伤。在手术过程中，持续的心电图监测可发现与EMI相关的起搏器功能异常和心率异常。术中监测外周动脉同样至关重要，医师通过对比监测动脉波形，以防与心电伪影的混淆。

推荐意见2：安装CIED的病人选用单极电刀时，应优先使用粘贴式负极板，确保心脏和CIED不在手术部位和负极板之间，将功率设置为最低有效功率并以短脉冲式激发(证据B，强推荐)。

为避免回路电流通过植入设备，巡回护士在手术开始前应确保心脏和CIED不在手术部位和负极板之间，粘贴负极板时应尽量靠近手术部位，且距离植入设备>15cm。例如，接受头颈部手术病人的负极板应放置在手术侧的肩部(而非大腿)，接受乳房和腋部手术病人的负极板应放置在上臂。负极板回路垫可能会分散手术病人全身的电流，尤其是当其放置在病人的胸部下方时发生EMI的风险更高。因此，与负极板回路垫相比，依赖起搏器的病人使用粘贴式负极板更为安全。研究表明，手术过程中电外科能量使用的增加，会对CIED产生电磁干扰并对病人造成损伤。因此，术中使用单极电刀设备时，巡回护士应将设备设置在最低有效功率并以短脉冲激发，持续时间<5s。

推荐意见3：植入脑深部电刺激器的病人选用单极电刀时，应将负极板放置在远离植入设备的位置，并将功率设置为最低并以短脉冲式激发(证据C，强推荐)。

巡回护士在手术开始前为病人粘贴负极板时，应尽可能远离脑深部电刺激设备，避免电流直接通过植入设备，并引导电流远离植入设备。在使用单极电刀时应将设备设置为最低有效功率并以短且不规则的脉冲式激发，避免引发EMI。

推荐意见4：植入CI的病人选用单极电刀时，应避免在头颈部区域使用并将负极板放置于病人下肢(如臀部或大腿)；选用双极电凝时，应与植入物保持至少2cm的距离(证据B，强推荐)。

植入CI的病人在使用单极电刀时，应于术前将负极板放置在病人的下肢（如臀部或大腿），使返回电流路径变长、降低电流密度，以减少对病人的其他组织或器官造成损伤的风险。研究表明，单极电刀在病人头部和颈部区域使用时，可能会产生较大的电流干扰，这种干扰有可能对CI造成损坏，引起病人组织损伤等。在锁骨以下使用电外科设备时，电流不易流经头部和颈部的敏感区域，可以减少因电流干扰而引起的并发症。双极电凝虽然在使用过程中产生的电流相对局限，能够减少电流对CI的干扰，但使用时必须确保双极电凝与植入物保持至少2cm的安全距离。

推荐意见5：携带金属植入物的病人选用单极电刀时，负极板应粘贴于靠近手术部位，且远离金属植入物的位置（证据B，强推荐）。

研究表明，金属植入物、毛发和止血带远端灌注不良等情况会增加阻抗，从而导致病人皮肤烧伤。因此，为保障病人安全，负极板应粘贴于灌注良好、干燥、无毛的皮肤上，尽量靠近手术部位并且远离任何金属植入物，避免回路电流通过金属植入物。

（陈肖敏　王维　茅金宝　王绍卫　张婷　王梦甜　陈小俊）

第二节　电外科设备的安全与防护

电外科设备的广泛应用虽提高了手术精准性与效率，但使用不当或缺乏有效防护，会带来严重安全隐患，如灼伤、手术烟雾危害、火灾等。因此，保障电外科设备的安全使用与防护至关重要。

一、电外科设备使用中皮肤灼伤的预防

1. 如何避免耦合效应导致病人热损伤？

耦合效应（coupling effect）是指两个或两个以上的电路元件或电网络的输入与输出之间存在紧密配合与相互影响，并通过相互作用从一侧向另一侧传输能量的现象。在电外科应用中表现为工作电缆（单极电刀笔或电钩）向相邻近（靠近）的电缆或金属器械传输能量的现象。常见的耦合方式有直接耦合、天线耦合和电容耦合。

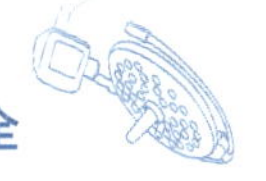

推荐意见 1：使用单极电外科器械前后，应防止单极电外科器械与其他导电器械或材料直接接触，防止发生直接耦合导致组织热损伤（证据 A，强推荐）。

直接耦合是指通电的电外科器械头端与术野内的其他金属器械或物体接触产生能量传输的现象。研究显示，高达 20% 的可重复使用腹腔镜手术器械可能发生绝缘层损坏，远端 1/3 是最常见的损坏部位，易导致严重的病人损伤，尤其是腹腔内部组织损伤，如腹腔镜胆囊切除术发生迟发性远端胆总管损伤。模拟宫腔镜电切手术中，使用绝缘层有破损的电极会导致下生殖道的组织模型热损伤。因此，应防止单极电外科器械接触其他导电器械或材料，也要注意保持腹腔镜器械的绝缘层完整性，以避免因直接耦合导致的热损伤。

推荐意见 2：单极电外科器械的线缆和负极板的线缆应尽可能远离或垂直于其他线缆（如心脏和神经肌肉监测电线、第二条电外科电线、摄像机电线），防止天线耦合导致组织热损伤（证据 A，强推荐）。

天线耦合是指在不直接接触的情况下，单极电外科器械通过神经肌肉、心脏电极线等导电材料传递能量。当单极电外科器械线平行于另一电线/电线定向时，这种耦合现象增加。研究显示腹腔镜胆囊切除术中，电外科器械的线缆平行摄像机电线且位置非常接近时，热损伤的发生率明显增高。与平行方向相比，将手术电极导线垂直于相邻导线，杂散能量产生的热量减少了 61%。因此，单极电外科器械的线缆和负极板的电线应尽可能远离或垂直于其他电线。

推荐意见 3：腹腔镜手术应使用全金属或全塑料材质的穿刺器套管，不建议使用混合穿刺器套管，易引起电容耦合而损伤肠组织（证据 A，强推荐）。

电容耦合是指电流从单极电外科器械通过完好绝缘传输到邻近的导电物品（如组织、穿刺器）。腹腔镜手术使用电外科设备时最常发生的耦合现象为电容耦合。腹腔镜手术时，器械较长且需要通过穿刺器进入病人体腔，常用金属、塑料或者金属塑料两者混合材质的穿刺器。混合穿刺器因塑料锁定锚阻止了电容电流在腹壁中消散，导致电流通过附近结构如肠道时，易引起电容耦合。腹腔镜手术使用单极电外科器械时可使用导电套管针系统，便于电流在穿刺器和腹壁之间安全流动，降低非目标组织的高密度电流集中和发热，从而降低与电容耦合相关的损伤可能性。

2. 如何避免单极电刀笔意外灼伤病人？

推荐意见 1：手术前应摘除手术电极和负极板之间的所有金属饰品（证据B，强推荐）。

手术前病人应摘除电外科手术器械和回路电极之间的所有金属饰品，包括身体穿孔（如唇环、舌环、脐环、鼻环、耳环等）和皮下植入物。因电流通过金属时，会产生热量，使其与皮肤接触的位置存在热损伤的风险。研究显示，当金属物品位于电流回路中且距离电外科器械 1mm 时，物品周围组织的温度平均升高 5.8~8.9℃。因此，禁止手术电极直接接触金属饰品，防止残余热量传导引起烫伤。当饰品无法移除时，应通知外科医师，用纱布完整包裹并妥善固定，隔离饰品与皮肤接触面。如果金属首饰处于当前路径中，建议使用双极替代，并与病人或家属签署知情同意书，术后评估金属饰品部位是否有烧伤并做好记录。

推荐意见 2：使用电外科设备期间，应防止病人与金属物体接触。在进行切割、凝血、电灼等功能时，应接近目标组织，再激活手术电极（证据 B，强推荐）。

在使用单极电刀期间，防止病人与金属物体（如手术床、腿架、输液架、头架）接触，否则电流会从病人皮肤流经金属物体作为替代接地路径，而非回路电极。由此，可能会发生替代部位皮肤灼伤。国外研究者使用计算机生成的模型来预测替代部位灼伤的可能性，结果发现，下列情形可能会引起意外灼伤：连续激活电刀 20s；在与病人不接触的情况下激活电刀；一个接触面积为 $1cm^2$ 的异位回路；使用高功率（200W）进行组织切割。因此，为防止替代部位灼伤，应在非常靠近组织的位置时激活单极电刀笔。

推荐意见 3：应保持电外科设备的安全警报音和激活指示灯正常运行（证据 B，强推荐）。

电外科设备的安全警报音和激活指示灯能提醒操作人员设备的使用状况和出现或潜在的设备故障。当手术电极被激活时，这些报警音和指示灯会立即提醒手术团队人员，从而避免意外激活导致病人灼伤。

推荐意见 4：单极电刀笔的手控或脚控开关应仅由操作医师激活（证据 A，强推荐）。

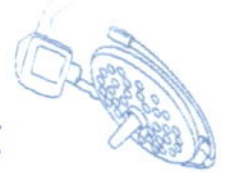

单极电刀笔的手控或脚控开关若由其他非操作人员控制可能会导致意外激活引起病人灼伤，因此应仅由操作医师激活，且激活前应与巡回护士确认单极电刀的功率，将病人意外伤害的风险降至最低。不使用时，应将单极电刀笔放置于干燥的绝缘保护套中，如不能放入，应将其放在特定区域，减少或防止意外激活。

3. 如何避免医护人员电灼伤？

推荐意见 1：在电外科手术中电灼伤偶有发生，医护人员应佩戴绝缘手套并穿戴绝缘鞋袜（证据 C，强推荐）。

人体组织中含有大量的电解质（如钠、钾、氯等离子）和水分，这些成分使得人体能够传导电流。人体在接触到电流时，电流可以沿着人体组织流动，形成电流回路。绝缘手套可以有效阻断电流路径，防止电流通过医护人员的身体。绝缘鞋袜在电外科手术中的作用类似于绝缘手套，它们通过增加人体与地面之间的电阻来减少电流的流动，从而降低触电风险。因此，在电外科手术中医护人员应佩戴绝缘、干燥、伸展性好的橡胶手套，穿戴具有一定绝缘性能的鞋及棉袜等。同时，手术过程中医护人员应避免身体与手术台或其他金属器械接触，防止电流通过意外路径传导而导致电灼伤风险发生。

绝缘手套有时并不能完全防止灼伤，主要是因为电外科设备的高频电流传导特性和介电击穿效应。在电外科手术中，超过 0.75A 的高频电流能通过电容耦合传导穿透完好的手套；在 2 200~2 600V，乳胶或氯丁橡胶就会出现介电击穿效应，手套可能失去绝缘性，而电外科设备工作电压可能高达 8 000V 以上。因此，即使手套完好无损，仍然可能发生电灼伤。

推荐意见 2：为避免发生医护人员电灼伤，应加强电外科知识相关培训（证据 D，强推荐）。

经验、教育和培训是减少发生医护人员电灼伤的关键因素，所有相关医护人员均应接受电外科设备知识培训，规范电外科设备管理、维护及操作流程。

推荐意见 3：如发生医护人员意外电灼伤，应进行妥善处理（证据 D，强推荐）。

电灼伤的处理措施：如发生电灼伤，应立即停止使用电外科设备，用流动冷水冲洗以冷却伤口，降低皮肤温度。然后根据相关政策和程序，报告不良事件的详细信息，包括电灼伤发生的具体原因、设备标识、维护和服务信息等，如果可能的话，保留所有配件和包装。若是电外科设备问题应积极联系生产厂家或授权服务商对涉及的设备和配件进行检测。

4. 使用氩气设备时，如何预防气体栓塞？

推荐意见 1：**为预防气体栓塞，在使用氩气设备前或术中使用间隔后，应清除氩气管路和电极中的空气（证据 C，弱推荐）。**

当氩气管路和电极中存在空气而导致氩气离子化过程延迟时，氩气流倾向于流向未同步发生电凝的组织区域。当该区域存在大量血管时，氩气可能进入血管引起气体栓塞。因此，在使用前和术中使用间隔后，通过启动系统的方法，来清除氩气管路和电极中的空气。清空氩气管路中的空气可将气体栓塞的风险降到最低。对不带有自动冲洗管路功能的氩气设备，在使用前或术中使用间隔后，应清除氩气管路和电极中的空气，清除方法遵循生产厂家说明。

推荐意见 2：**氩气流量设置应限制在实现所需效果的最低水平（证据 C，弱推荐）。**

氩气流量过高，气体栓塞的风险增大，氩气流量过低，则无法实现所需的电凝效果，因此在满足临床需求的前提下，氩气流量应调整到最低水平。

推荐意见 3：**避免氩气电极直接接触组织（证据 B，强推荐）。**

氩气电极在使用过程中如果与组织直接接触，氩气可能会被强行注入血管并引起气体栓塞。因此，在使用过程中应避免氩气电极直接接触组织。

推荐意见 4：**操作氩气设备的医务人员应掌握气体栓塞的相关体征、症状以及紧急处理措施（证据 C，弱推荐）。**

气体栓塞是一种致命的病症，操作氩气设备的医务人员了解气体栓塞的迹象、症状和紧急处理措施，能挽救病人生命，改善病人预后。气体栓塞的症状多种多样，具体表现取决于栓塞的部位、气体的类型、气体量以及病人的个体差异，常见症状包括呼吸困难、胸痛、心律失常、意识丧失、头痛、癫痫、低血压和休克等。监测呼气末二氧化碳能早期发现静脉气体栓塞。一旦怀疑气体栓塞，立即停止手术以防止更多气体进入血液循环，并采取调整病人体位、给予高流量氧气治疗和使用血管活性药物等紧急处理措施。

二、电外科绝缘性能检测

电外科手术器械的工作原理是利用高频高压电流所产生的热效应达到切割组织和凝血的作用，使用时具有一定危险性。据美国医师保险协会估计，美国腹腔镜手术中发生电外科手术器械绝缘层破损灼伤的比例为5%，每年有将近10万例意外灼伤事件发生。因此，电外科绝缘性能检测是电外科安全性检查的核心，是防范医疗器械引起医源性损害及其他意外事件的必要措施。

1. 电外科绝缘性能应由谁检测？

推荐意见：应由经过专业培训的外科医师、手术室护士、消毒供应中心护士组成的跨学科团队，严格按照设备生产厂家的使用说明书或指导手册，进行电外科手术器械绝缘层性能检测（证据B，强推荐）。

手术团队人员（手术室护士、外科医师）规范使用器械，在器械使用前后，目视检测电外科器械性能、绝缘层完整性；术中严密观察电外科使用过程，避免电外科器械绝缘性能故障对病人或操作者造成伤害；消毒供应中心人员负责在器械清洗、消毒、打包、灭菌前后进行电外科绝缘性能检测，确保灭菌后的电外科器械绝缘性能完好。在电外科设备及器械投入使用前，由医学设备工程部的工程师对手术室护士、消毒供应中心工作人员、外科医师等团队人员进行电外科器械、数字万用表、绝缘检测仪等设备的操作培训，确保相关人员掌握正确的测试及操作方法。

2. 应在何时进行电外科绝缘性能检测？

推荐意见1：手术团队及消毒供应中心人员应在电外科器械使用前后、再处理时、质量检测时进行其绝缘性能检测（证据B，强推荐）。

推荐意见2：操作过程中出现电外科器械连接故障、手术人员意外灼伤、手术布单烧伤等意外时，应立即进行绝缘性能检测（证据B，强推荐）。

消毒供应中心工作人员对每件完成清洗、消毒的电外科手术器械进行质量检测，电外科器械及线缆使用前后、再处理时应使用目视法检查绝缘层是否有破损;质量检测时应采用绝缘性能检测仪对电外科器械及线缆进行通电性能和绝缘层检测;术中使用时应注意绝缘层破损、直接耦合、电容耦合等危险因素。

电外科器械使用中如出现钳芯与操作钳、电切环与手柄连接不到位;手术团队人员或病人被电灼伤;无菌手术单或手术衣被电损坏等意外情况,需术中更换故障附件时,立即进行电外科通电性能及绝缘层检测。

3. 哪些附件需要进行绝缘性能检测?

推荐意见 1: **应对可通电的腔镜器械,单极、双极等手术器械进行通电性能及绝缘层检测(证据 B,强推荐)。**

推荐意见 2: **应对电缆线通电性能及绝缘性能、电缆线外部绝缘性能及内部绝缘性能进行检测(证据 B,强推荐)。**

医疗器械的维护、检查属于维修保养中的基础工作,可及时、有效预防医疗事故和故障发生。电外科手术器械的绝缘层破损,主要发生于器械及电缆连接线,在使用、回收、清洗、包装、灭菌等过程中会发生打结或碰撞,损坏器械、连接线绝缘层及通电性能;此外,可复用的电外科器械及电缆线会因使用次数及时间的增加而影响通电性能;电外科设备的电源线和插头处理不当时,绝缘层及通电性能可能会损坏或破裂,从而增加设备使用的危险;因此,电外科绝缘性能检测应对腔镜器械,单极、双极等手术器械进行通电性能及绝缘层、电缆线通电性能、电缆线外部及内部绝缘性能进行检测,以确保整个电外科的使用安全。

4. 电外科绝缘性能检测有哪些方法?

推荐意见: **电外科绝缘检测应使用绝缘检测仪、数字万用表、目测法等(证据 B,强推荐)。**

绝缘检测仪是将检测仪上接地线夹与器械绝缘层相连的金属部分连接,再将器械绝缘层全部匀速通过检测仪上的探测环,若绝缘层破损,探测环会与破损处的金属部分直接导通,形成电回路检测设备报警提示。数字万用表常用于检测电路电压,通过检查器械所在电路直流电压与交流电压确定故障部位,数字万用表显示屏的数字无变化说明器械内的金属丝无导电性,需进一步检测并更换故障部件,更换后需再次确定器械通电性能是否完好。目测法检查电外科器械及线缆的绝缘层表面有无表皮裂缝、脱落、磨损、砂眼等绝缘层损坏。总之，临床应采取多种方法相结合的方式，确保及时检出电外科器械及线缆绝缘性能故障，降低器械损伤风险。

5. 如何规范地实施电外科绝缘性能检测？

推荐意见：**消毒供应中心应制订电外科绝缘性能检测标准化流程及管理制度，并对多学科团队人员进行培训，确保其按照流程进行检测（证据 B，强推荐）。**

消毒供应中心应制订电外科绝缘性能检测标准化流程及管理制度。检测前，保持操作台面干燥，无易燃易爆物品；确保检测设备性能完好，电量充足并开机完成自检后备用；待检测器械保持清洁干燥。检测时，检测人员应佩戴橡胶手套，根据手术器械的种类，选择对应的模式；将多功能线缆检测器和绝缘检测刷连接至插孔内，连接地线和弹力腕带；连接嵌入式连接线或鳄鱼夹，并固定于待检测器械的金属部位；杆状腔镜器械，操作端的金属环采用橡胶保护套包裹；根据器械的外形选择检测方法，长条形器械、器械连接线缆，使用专用检测通道进行检测，使线缆和长条形器械能被 360° 包裹，不留检测死角来回移动，如绝缘检测仪发出蜂鸣音、仪表盘偏转、指示灯亮起，则表明该器械的绝缘层已经损坏，需进行替换；对于形状不规则的电外科手术器械（如电切环等）可使用绝缘检测刷，确保全面实施器械检测。检测完成后标记破损、断裂或缺口位置，并详细记录检测结果，关闭检测设备电源，并归位放置。

6. 电外科手术器械绝缘性能损坏后应如何处理？

推荐意见：**可复用电外科器械及电缆线等配件在使用过程中损坏绝缘性能后，根据生产厂家的要求处理配件；消毒供应中心检测人员应与手术室护士或外科医师沟通后，及时维修、报废损坏的电外科器械及电缆线（证据 B，强推荐）。**

可重复使用的电外科器械及电缆线等配件在使用过程中出现绝缘性能损坏时，应立即做好标识，并详细记录检测结果。定期汇总电外科器械检测结果，由医院消毒供应中心检测人员告知手术室护士及外科医师，并要求其在登记表

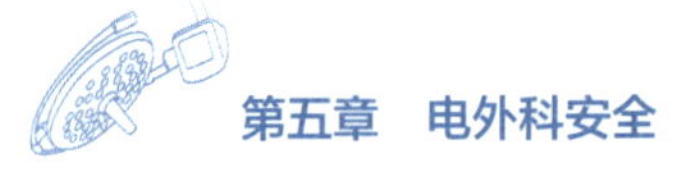

上签字确认，同时告知相关科室及手术室负责人，及时将绝缘性能受损的电外科器械及线缆送至医学工程中心或原厂维修。无法维修的电外科器械及线缆告知使用科室人员同意后报废处理，禁止临床使用。

三、手术烟雾的预防与控制

手术烟雾（surgical smoke）是指在手术操作过程中使用单极电刀、超声刀、能量平台、动力系统、激光仪等电外科设备，经热量、超声、激光、动力等方法，在组织切割、分离、止血等过程中导致细胞破裂，细胞内成分瞬间气化产生的气溶胶副产物。研究发现手术烟雾中含有挥发性有机化合物（volatile organic compounds，VOC）、病毒及病毒成分和其他颗粒物、非活性粒子（即 0.5pm 至 5.0pm 的肺损伤粉尘）、碳化组织、血液碎片和细菌。手术烟雾具有多种危害，可造成头痛、眩晕、嗜睡、眼睛流泪、哮喘等急性和慢性肺部疾病。除上述危害以外，手术烟雾中的有害物质还具有致癌性、致毒性、致突变、刺激性、病毒传播等危害，严重者可造成呼吸性酸中毒、全身中毒、精神错乱、失去意识甚至直接导致人员死亡。护理管理者通过制订手术烟雾的防护措施、监测手术烟雾的浓度、提升医务人员的防护意识，有效预防手术烟雾对医务人员、手术病人的伤害。

1. 手术过程中手术烟雾的防护措施有哪些？

推荐意见 1：**手术过程中可使用烟雾净化设备最大限度清除或吸净手术烟雾（证据 A，强推荐）。**

在手术室使用烟雾净化设备是一种推荐的防护措施。在临床工作中手术人员应清除或吸净手术区域烟雾，可选择带有超高效空气过滤器（ultra low penetration air filter，ULPA，对微粒的过滤效率不低于 99.999%）和活性炭过滤器（吸附气味和气体）的烟雾抽排系统，有效过滤手术烟雾中的颗粒和有害气体。研究表明，烟雾抽排效率与烟雾抽排设备角度和抽气流量密切相关，当设备角度为 45° 且体积流量为 10 500m³/h 时，最有利于提高烟雾抽排效率。AORN 也建议当手术操作过程有可能产生烟雾时，手术团队应立即使用烟雾抽排系统，使用时应根据生产厂家的使用说明管理、维护烟雾抽排的设备和附件，尽可能

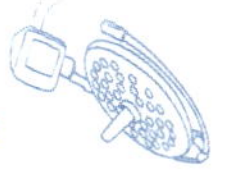

将抽排设备靠近烟雾产生的位置，以最大限度地抽排手术烟雾。另外，AORN还建议可使用放置ULPA过滤器和活性炭过滤器的医用外科真空系统（如墙壁吸力）；在腔镜手术过程中，手术团队应避免从穿刺器释放未经过滤的手术烟雾，可使用带有ULPA和活性炭过滤器的穿刺器、管道、气腹机或配件，并采用机械排气或被动过滤方法过滤排放气体。围手术期人员应参与手术烟雾防护相关的质量监测和改进活动以减少职业暴露。

推荐意见2：通过优化手术室通风系统加强防护，以维持良好的空气质量（证据A，强推荐）。

良好的手术室通风系统是减少手术烟雾危害的重要措施之一，所有手术室都应配备通风系统来减少手术烟雾的扩散，并且手术间换气次数≥20次/h。研究表明，不同的通风方案对手术烟雾的排出效果不同。其中，垂直单向气流（unidirectional air flow，UDAF）通过顶棚送风，能有效驱散手术烟雾，但若气流通过手术灯，则会在手术灯下方形成尾流，导致污染物停留时间延长，增加人员暴露风险。而湍流混合通风（turbulent mixing ventilation，TMV）会将手术烟雾与供应空气及周围空气混合稀释，导致医护人员工作处的手术烟雾浓度较高。置换通风（displacement ventilation，DV）的低速洁净空气由地板直接进入手术室，将污染空气从天花板排出以达到置换效果，该种气流组织形式在室内容易出现温度分层，部分污染物可能因为“自锁”而浮于手术人员或病人的呼吸高度，进而对其健康造成危害。因此，在手术室设计和使用过程中，应根据实际情况选择合适的通风系统，并确保其正常运行，以维持良好的空气质量。

推荐意见3：医务人员手术过程中应佩戴合适的口罩加强个人防护，以减少手术烟雾的危害（证据B，强推荐）。

医用外科口罩、N95口罩是医务人员在日常工作中最常用的防护措施。有研究指出，选择合适的防护口罩是防护手术烟雾的重要环节。口罩可以通过阻挡飞沫、飞溅的体液和大颗粒灰尘，在一定程度上提供保护。医用外科口罩只能过滤直径>5μm的颗粒，当颗粒直径<5μm时，过滤有效性降低。N95口罩对直径为0.075μm±0.020μm颗粒的过滤效率可达95%以上，单极电刀产生的手术烟雾颗粒的平均直径为0.07μm，建议使用N95等高过滤口罩进行手术烟雾防护。为确保N95口罩防护效果，医护人员在使用N95口罩时，应自觉检查口罩佩戴是否正确。

2. 手术间如何监测手术烟雾的浓度?

推荐意见:在手术过程中可采用颗粒计数器和气体分析仪等设备监测手术烟雾的浓度及成分,应按照手术间布局特点、手术类型等选择多个监测点进行动态监测(证据 C,弱推荐)。

手术烟雾监测是一项动态的监测过程,不同手术类型产生的烟雾成分、颗粒浓度均不同,研究表明单极电刀笔可产生 PM2.5(可入肺颗粒物)的手术烟雾,其中浓度最高的是肝脏组织,其次是肌肉、脂肪和血管组织。因此需要根据手术类型、电外科设备使用情况等,设置多个监测点,并根据手术进程监测手术烟雾成分的浓度及颗粒物的峰值变化。手术烟雾监测的主要区域为手术操作区域、洗手护士工作区域、麻醉工作站附近。研究表明,手术烟雾的浓度在使用电外科设备时达到峰值,并且在手术视野 1m 内烟雾暴露最为严重,麻醉工作站附近手术烟雾暴露也较为严重,因此手术医师、手术室护士、麻醉医师等相关人员均应采取相应的个人防护。

3. 如何提高医务人员手术烟雾安全防护意识?

推荐意见:加强医务人员手术烟雾相关知识的培训,制订手术烟雾防护制度,以提高医务人员手术烟雾安全防护意识与相关知识水平(证据 B,强推荐)。

国内外研究表明,手术室护理人员手术烟雾基础知识与手术烟雾防护行为均处于较低水平,医务人员在手术操作过程中对使用烟雾净化设备和进行个人防护依从性较差。因此,加强手术室人员的培训对于增强防护意识和正确采取防护措施至关重要,医院管理者不仅要确定手术烟雾的相关监测指标,还要定期进行监测,为医务人员提供更好的保护。培训内容包括手术烟雾的概念、手术烟雾的来源、手术烟雾对医护人员及病人健康的影响、控制手术烟雾产生的关键因素、正确选择烟雾排除系统、烟雾设备的使用与处理、使用标准预防措施处理使用过的排烟物品、按照手术及切割组织类型改进烟雾安全计划等。通过对手术室人员的教育,使其遵守相关规定,确保手术烟雾安全,以降低其对人体带来的危害。

国内外学者在手术烟雾的教育培训方面做出了许多尝试。国外学者基于

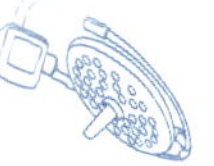

循证构建三级多模式教育计划，包括通过学习管理系统推送必修的教育学习模块、员工休息室内提供相关教育海报和参考书、举办会议进行教育知识回顾并提供实践学习机会，该模式促进了医务人员主动使用排烟设备，国内学者基于保护动机理论、格林模式等构建手术烟雾防护策略，并取得一定的成效。国内外学者的不断尝试说明医务人员对手术烟雾安全防护逐渐重视，利用不同培训方法、培训形式加强手术烟雾相关教育，有利于减少医务人员手术烟雾的职业暴露，关注医务人员长期身心健康。

四、电外科使用中的火灾风险评估及预防

手术室火灾常见原因有工作人员的不安全行为、物品的不安全状态及设备故障，可对病人和医疗工作人员造成破坏性的后果。其中电外科设备不安全使用，可能会导致手术室火灾。

1. 电外科使用中发生火灾风险评估应由哪些人员进行？

推荐意见：电外科使用中火灾发生风险评估应由手术医师、麻醉医师、手术室护士三方共同参与（证据 A，强推荐）。

2013 年，ASA 发布了关于手术室火灾的实践指南，涵盖从基本风险评估到火灾管理的方法，以确保手术室团队为预防手术火灾做好充分准备。AORN 指南建议所有围手术期团队成员都应参与火灾风险评估，包括外科医师、麻醉医师、手术室护士，且应使用风险评估方案评估电外科使用中的火灾风险，外科医师负责电外科手术装置使用的火源管理，麻醉医师负责氧气等氧化剂管理，手术室护士负责酒精类皮肤消毒溶液、手术单等易燃物的管理，团队人员应及时干预评估发现的火灾风险因素。

2. 应在何时进行火灾发生风险的评估？

推荐意见：应在手术开始前、使用电外科设备前评估火灾发生的风险（证据 B，强推荐）。

手术团队人员应在手术开始前、电外科设备使用前进行评估，评估病人与

电外科手术相关的风险，明确设备安全放置、配件及器械准备和连接，负极板粘贴部位皮肤，确保电外科设备在使用前能够及时发现故障。

3. 电外科使用中发生火灾风险的评估内容应包括哪些方面？

推荐意见 1：电外科使用中发生火灾风险评估应包括电外科设备和附件的性能评估（证据 B，强推荐）。

巡回护士及外科医师使用电外科设备前需全面地评估仪器的功能状态，检查是否有缺陷、损坏、变色、缺乏黏附性和干燥。检测电刀主机有无漏电，发现存在故障的设备应及时更换。

推荐意见 2：电外科使用中发生火灾风险评估应包括负极板粘贴部位与局部皮肤状态的评估（证据 B，强推荐）。

使用电外科设备时，负极板尽可能靠近手术部位，并评估病人负极板粘贴位置的皮肤。确保负极板粘贴于皮肤完整、干燥、肌肉血管丰富和无瘢痕部位，如大腿外侧或臀部区域，同时避开骨骼隆起突出处，若毛发过多、过长则应去除。

推荐意见 3：电外科火灾风险评估应包括病人的麻醉类型、手术室材料的可燃性、皮肤消毒溶液等进行评估（证据 B，弱推荐）。

使用电外科设备时，应评估手术病人的麻醉类型，全麻过程中氧气的使用增加了手术区域的氧浓度，研究显示富氧环境是火灾发生的危险因素之一。在此环境下，手术室材料若为可燃性，则易增加火灾发生的风险。因此，针对全麻手术且有氧气需求和使用火源的病人，ASA、急救护理研究所和美国医疗机构评审联合委员会建议：术前应重新评估全麻过程中使用的氧气、含有酒精的皮肤消毒剂、开放的氧气源、可用的火源、剑突上方的手术部位、麻醉类型等。

4. 电外科使用中发生火灾的预防措施有哪些？

推荐意见 1：电外科使用中，应确保手术部位干燥，且减少或避免易燃材料在点火源附近聚集（证据 B，强推荐）。

为减少手术室火灾的风险，外科医师在使用电外科设备前，启动任何点火源前，须保证手术部位完全干燥，避免易燃物点燃，引发火灾。手术室常见易燃

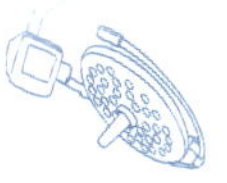

物包括：①手术物品：手术衣、一次性无纺手术单、纱布、棉球、手套、面罩、各种敷料、中单等。禁止在无菌手术单下使用吸收性敷料，使用过程中远离电刀等火源。②消毒剂：含酒精或其他挥发性化合物的消毒液。应避免手术病人皮肤消毒时使用的含酒精消毒溶液聚集在其身体部位，可使用无菌纱布吸收多余的溶液，清除潜在可燃物。③毛发：病人的毛发。若影响手术视野区域，则须去除手术部位的毛发。

推荐意见 2：**在电外科使用中，应尽可能使用不含酒精消毒剂，如果使用含酒精消毒剂应保持干燥至少 3min，或参考每种消毒剂的使用说明中提及的最短干燥时间（证据 B，强推荐）。**

在手术室电外科使用中，应尽可能使用不含酒精的皮肤消毒剂，如 4% 的葡萄糖酸氯己定和 1% 的聚维酮碘溶液，以减少火灾发生的风险。若需使用含酒精消毒剂，应遵从 WHO 建议等待消毒溶液干燥至少 3min，或参考各溶液使用说明中提及的最短干燥时间，可确保消毒效果且对防火有效。

推荐意见 3：**在手术室电外科设备使用中，建议优先使用双极，选择最低功率，定期维护（证据 B，强推荐）。**

为减少引发火灾风险，外科医师应优先使用双极，在使用过程中与氧气源的距离应至少为 5cm。另外，如果点火源在病人头部和颈部附近使用，则在使用前要等待至少 1min 或使用过程中停止补充氧气，使环境氧浓度稳定并降低，从而降低火灾风险。

AORN 发布的《围手术期实践指南》建议，保证电外科设备主机上的安全警报和激活指示灯正常运行，以声音来提醒围手术期团队。在电外科设备上选择达到预期结果的最低功率设置，激活前手术医师与巡回护士确认其电源设置，并将电外科设备固定安装到手推车或架子上，防止滑落对病人或手术人员造成伤害。避免将其他设备或液体容器放置在电外科设备上，减少火灾发生风险，或导致该设备出现故障。使用防水材料覆盖脚踏板，有助于保持脚踏板干燥，从而减少电击或机械故障的可能性。在不使用时，将电刀放于清洁、干燥、绝缘的防护装置中。医学工程技术人员必须对电外科设备进行定期监测、检查、测试和维护，以保证电外科设备使用时性能完好。

推荐意见 4：**在手术室电外科设备使用中，当氧气流量等于或超过 4L/min 时，单极电刀笔应距鼻插管至少 10cm，手术区域局部氧气浓度控制在 30% 以下（证据 B，弱推荐）。**

由于洁净手术室相对封闭,手术中高浓度的乙醇挥发与富氧形成一种极易燃烧的混合物,易引发火灾。手术开始前、使用电外科设备前应三方核查确认氧气浓度,手术区域氧浓度应始终控制在30%以下,吸入氧浓度(FiO_2)%=21+4×吸氧流量(L/min)。剑突以上的开放手术应暴露整个头面部,避免覆盖,降低因手术区域氧浓度较高导致火灾风险。

当氧流量等于或超过4L/min时,单极电刀笔应距鼻插管至少10cm。使用前至少1min停止补氧,并将氧浓度调到尽可能低的浓度,如果正在或已经补充氧气,则在切开气管后避免使用电刀。ASA手术室火灾特别工作组建议使用气管内插管、喉罩气道代替面罩或鼻插管,以减少该区域的氧气量,并防止其满足火灾三要素,麻醉医师应持续监测血氧饱和度,并在关键时刻与外科医师沟通调整氧浓度。

推荐意见5:对于肠道手术病人,术前应进行灌肠,无法行肠道准备的空腔脏器手术病人,应探明空腔脏器内可能存在的气体或液体情况,排气减压后使用高频电刀切开腹膜,或直接使用手术刀切开(证据B,强推荐)。

正常结肠内有混合气体,其中二氧化碳占4%~9%,氧气占15%~16%,氮气占74%~79%,同时肠道内还有相当量的氢气和甲烷,这样组成的混合气体是非爆炸性的。但在空腹时,高蛋白和碳水化合物被消耗,结肠内气体组成便可转变为高浓度氢气和甲烷(高达30%~70%)的爆炸性气体;高蛋白及碳水化合物饮食也可使氢气和甲烷在肠内积累达爆炸性浓度。因此,对于肠道手术病人,应尽可能在术前进行清洁灌肠。肠梗阻、肠穿孔、肠瘘等造成腹部过度膨胀者,应探明腹腔内可能存在的气体或液体情况,先使用手术刀片放尽腹内气体,排气减压后应用高频电刀切开腹膜,或直接应用手术刀切开腹膜,以避免烧伤事件发生。

5. 应如何进行手术室电外科使用中预防火灾的培训?

推荐意见:应对手术医师、手术室护士、麻醉医师以及医学工程技术人员进行电外科设备的专项培训(证据B,弱推荐)。

手术室火灾是美国医疗机构评审联合委员会的突发事件警报的主题,也是AORN病人安全主席委员会确定的11个优先安全主题之一。防范手术室火灾风险的最佳方式是对手术团队进行培训教育,防止火灾发生。国内外研究显示,

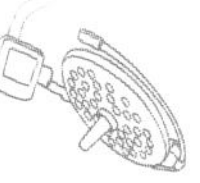

医疗保健中的大多质量和安全问题源于操作和系统，因此，对于围手术期电外科设备的使用操作及注意事项的规范培训尤为重要。

手术室应对手术医师、手术室护士、麻醉医师以及医学工程技术人员进行电外科设备的专项培训，具体培训内容及方法：①手术医师培训：电学基础知识；设备工作原理、功能、配件的选择和应用；各种电外科技术及其影响因素、适用范围和操作注意事项等。②护理人员专项培训：电学基础知识；电外科设备、配件、器械的选择；设备使用前评估；设备安全放置、配件及器械准备和连接；设备清洁及消毒的正确规范等。③麻醉医师：电学基础知识；设备使用时与氧化剂的距离及氧化剂的适宜浓度等。④医学工程技术人员专项培训：工作职责，如设备的验收、安装、调试、预防性维护、应急维修、质量监控、技术指导、保养、报废等工作范畴；器械、配件的用途介绍；相关设备的基本维修技能。⑤手术室应依据《手术室护理实践指南》(2024 年版）及设备使用说明书，制订高频电刀、双极电凝、超声刀等设备的操作标准，定期组织培训考核，可采用现场授课、线上视频、资料数据库、网络教学课程和工作坊等多种方法开展培训，并进行考核、分析与改进。

综上，操作者对电外科设备的规范使用是保证围手术期病人安全及手术顺利进行的必要条件。对于电外科设备的使用，只有规范操作行为，展开多部门联合培训，医务人员才能够最大限度地减少火灾风险，并在发生火灾时，通过迅速而有效的处理方法来保障病人和医务人员的安全。

（陈肖敏　王　维　李　丽　田小荣　李韶玲　周毅峰　李　雪）

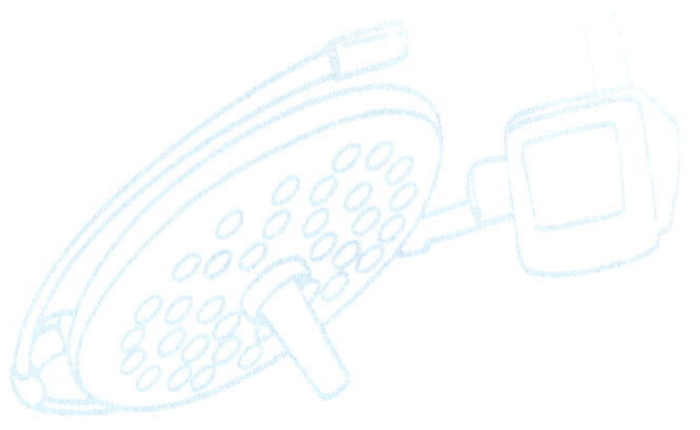

第六章

手术物品清点

手术物品清点(surgical count)是在外科手术过程中的一项关键操作,旨在对手术台上所有使用的物品进行清点和完整性的检查,以确保所有使用物品在手术开始前、关闭体腔前后以及缝合皮肤后都得到准确记录和核对,是防止手术物品遗留(retained surgical item,RSI),保障病人安全的重要手段,也是手术室最基本的操作技能和重要工作。但由于环境、手术、人员操作、中断事件等因素的影响,手术物品清点也会出现差错,其发生率约为 0.14%,严重的清点差错还会导致手术物品遗留的发生。手术室物品遗留是指手术物品在外科手术后非治疗目的遗留在病人体内,其发生率可达 0.013%~0.1%,是手术室十大警讯事件之一。一旦发生手术物品遗留,将给病人身心造成严重伤害,甚至对生命安全构成重大威胁。研究表明,在临床工作中构建标准化的手术物品清点制度及流程,有效的人员沟通交流以及多学科合作,并结合影像学、信息化等辅助手段能够有效保证手术物品清点的准确性。本章节将从手术物品清点管理要求、手术物品清点规则、手术物品清点方法三方面进行规范化指导,以临床实际为出发点,多维度共同预防,避免手术物品清点差错的发生。

第一节　手术物品清点管理要求

一、手术物品清点人员要求

1. 哪些人员应参与手术物品清点?

推荐意见:参与手术物品清点的人员包括手术医师、巡回护士、洗手护士,并承担相应责任(证据 A,强推荐)。

根据 AORN《围手术期实践标准》及我国《手术安全核查制度》要求,所有参与手术的医务人员均须履行清点义务,形成多层次责任体系。手术医师作为术野操作主体应确认器械、敷料等手术物品的去向,巡回护士负责动态记录与交叉核对,洗手护士承担器械传递与实时清点责任;AORN 指南明确指出,预防手术物品遗留需通过团队协作实现,这与《手术安全核查制度》中"三方核查"机制形成呼应。研究证实规范执行物品清点程序可使异物遗留风险降低 87%。

根据《中华人民共和国民法典》第一千二百二十一条确立的过错责任原则,手术团队应在手术开始前、关闭体腔前、关闭体腔后、缝合皮肤后四次清点中严格履行各自职责,任何环节疏漏都可能构成未尽注意义务的过错。应形成"专业标准—操作规范—法律责任"三位一体的闭环管理机制,以确保医疗护理质量与病人安全权益。

2. 参与手术物品清点人员需要满足哪些条件?

推荐意见 1:参与手术物品清点的人员应为持有执业资格证书的注册医护人员(证据 A,强推荐)。

推荐意见 2:医护人员应定期接受手术物品清点相关培训并考核合格(证据 A,强推荐)。

《国家卫生健康委员会办公厅印发手术质量安全提升行动方案(2023—2025 年)的通知》(国卫办医政发〔2023〕10 号),其中要求加强手术人员能力评估，医疗机构利用手术安全数据，对手术医师、麻醉医师、护理人员等手术相关医务人员进行科学客观相关评估，根据评估情况和医务人员接受培训情况，进行手术相关授权管理。术中手术物品清点工作是确保手术病人安全和手术质量的核心环节。参与清点的人员必须是持有执业资格证书的医护人员，这是全球医疗行业的通用原则，也是世界卫生组织《手术安全核查表》的核心要求之一。根据《医疗机构管理条例》《手术室护理实践指南》(2024年版)等规定，涉及病人安全的关键操作，必须由具备执业资格的医护人员执行，且应接受系统的医学教育和培训，熟悉手术器械名称、用途、清点流程及风险点。术中发生清点数目不符时，需立即启动术中影像学检查等应急预案，具备判断和处置此类紧急情况的能力；涉及多台手术、大量器械或紧急抢救时，能快速识别如临时添加器械需及时补记等高风险环节。

手术物品清点记录是重要的医疗文件也是医疗纠纷中的重要证据，需由具备执业资质的医护人员签字确认。实习护士等非持证人员，可在具有执业资质的医护人员监督下参与清点，但最终核对与签字必须由有执业资格证书的注册医护人员完成。

二、手术物品清点相关规章制度及环境保障

1. 医疗机构应建立哪些手术物品清点管理制度及工作要求?

推荐意见1：医疗机构应建立完善的手术物品清点制度（证据A，强推荐）。

2009年中华人民共和国卫生部《医院手术部(室)管理规范(试行)》第十七条明确要求，手术部(室)应当建立并实施手术物品清点制度，有效预防病人在手术过程中受到意外伤害，保证病人安全。

推荐意见2：医疗机构应制定手术物品清点标准操作规程（standard operating procedure，SOP）（证据B，强推荐）。

《医院手术部(室)管理规范(试行)》第三条明确要求，医院应当完善手术室管理的各项规章制度、技术规范和操作规程，并严格执行，加强手术安全管理，提高医疗质量，保障病人安全。《中国医院质量安全管理 第2-9部分：患者服务手术服务》从清点流程、清点原则、清点物品、交接、应急处置等方面对物品清点进行了规范说明，旨在保障病人安全。有证据表明，通过实施一致的、跨学科

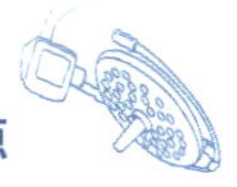

的标准化操作,可以降低手术物品遗留的发生率。因此,建立一套标准、清晰、可靠且经过验证的手术物品清点标准化程序,对于预防手术物品遗留具有积极作用。

推荐意见 3:医疗机构应有手术物品清点意外相关应急预案(证据 A,强推荐)。

《医院手术部(室)管理规范(试行)》第十九条明确要求手术室应当制订并完善各类突发事件应急预案和处置流程,快速、有效地应对意外事件。

2. 手术物品清点的环境要求有哪些?

推荐意见 1:应确保手术间布局符合手术室要求,照明充足,有足够的清点操作空间(证据 B,强推荐)。

合理的手术间布局、充足的照明和足够的空间,能够有效降低手术物品被污染的风险,有助于准确识别手术器械和物品,减少遗漏或错误;宽敞且照明充足的环境,便于发现细小物品,加快清点速度,从而降低器械或纱布等遗留病人体内的风险。同时,明亮环境有助于减少视觉疲劳和操作失误,《医院洁净手术部建筑技术规范》中也明确要求手术间的最低照度应≥350lux,旨在确保手术的精准性和安全性。宽敞明亮的环境还可提升对各类物品取用的便捷性,有助于快速、准确清点物品,提升手术团队成员的配合效率,减少操作错误。因此,手术间环境的优化是确保手术物品清点准确性的重要前提。

推荐意见 2:巡回护士在手术前应检查手术间环境,不得遗留上一台手术病人的任何物品(证据 B,强推荐)。

在手术物品清点管理中,手术环境不佳是导致手术物品清点错误的重要因素。若未做好术前手术室环境管理,导致地面或桌面遗留有手术物品,可能与下一台手术物品相混淆,引发清点错误,增加手术物品遗留的风险。尤其在连台手术过程中,由于时间紧迫等原因,更易出现手术物品整理不及时的情况,可导致前一台手术物品遗留。因此,AORN 强调手术病人在进入手术间前,需对手术间桌面、地面、手术床周边区域环境等进行全面检查与系统的评估,确保前一台手术物品彻底清理出手术间。因此,术前环境的彻底检查是预防清点错误的关键措施。

推荐意见 3:手术中应保持环境安静,以减少注意力分散和清点中断(证据 C,强推荐)。

在一项调查手术物品清点过程中分心与清点中断现象的非实验性研究中，研究人员观察到，在手术前和关闭前这两个不同的清点阶段，均存在分心和清点中断，其中分心占 38.5%~46.7% 的时间，清点中断占 10%~33.3% 的时间。导致分心的原因有多种，包括音乐、不必要的谈话、人员进入手术室、电话铃声、同时处理多项工作和背景噪声等，这些因素都会导致人员的注意力从清点任务上转移开，进而引发清点中断。清点中断会打乱正常的清点流程，使医护人员可能忘记清点进度或沟通不及时，而增加清点遗漏风险。因此，手术中应保持环境安静以减少分心和清点中断。若确实出现清点中断，为了确保清点的正确性，应重新进行清点。因此，保持手术环境安静是减少清点错误的有效手段。

（李冬蓉　崔 爽　宋 辉　唐为定　彭玉娜　王 薇　孙育红）

第二节　手术物品清点规则

一、手术物品清点的操作要求及注意事项

1. 手术物品清点的范围有哪些?

推荐意见：手术台上所有物品均需清点（证据 C，强推荐）。

中国医院协会发布的《中国医院质量安全管理 第 2-9 部分：患者服务手术服务》团体标准明确指出，手术物品清点范围应包括手术敷料、手术器械和手术特殊物品。2024 年发布的《围手术期质量管理 第 3 部分：手术中管理》团体标准进一步细化了清点要求，规定体腔或深部组织手术需清点手术台上所有物品。浅表组织手术需重点核查手术敷料、缝针、刀片、针头等高危物品。经尿道、阴道、鼻腔等内镜手术的清点范围应至少包括敷料、缝针等物品，并应检查物品的完整性。这些规定不仅为手术物品清点提供了明确的标准化依据，还进一步提升手术安全与质量管理水平。

2. 手术物品清点的原则有哪些?

推荐意见 1：手术物品清点时应遵循双人逐项清点原则（证据 A，强推荐）。

手术物品清点至少需由两名专业人员共同完成，以确保清点的准确性和一致性。单人清点可能因疲劳、分心或操作习惯导致疏漏，而双人逐项清点通过共同核对形成交叉验证机制，可降低单人操作的主观疏漏风险，显著减少漏记、误记错误，提高清点的准确性。在2024年发布的《围手术期质量管理 第3部分：手术中管理》(T/BPM 001—2024)明确指出，在清点物品时洗手护士与巡回护士应遵循一定的规律，共同按顺序逐项清点，如果没有洗手护士参与手术，在进行手术物品清点时，则由巡回护士与医师负责清点，以确保双人完成手术物品清点。

推荐意见2：手术物品清点时应遵循同步唱点原则（证据A，强推荐）。

《手术室护理实践指南》(2024年版)明确要求，清点时需遵循同步唱点原则，即“同步口头报数”。该原则通过听觉与视觉的双通道信息传递，实现实时纠偏。研究显示，与无声清点相比较，有声清点可防止手术物品清点错误的发生，有效规避视觉疲劳导致的清点错误。唱点时节奏以及语速应适中，保证清点的准确性。

推荐意见3：手术物品清点时应遵循逐项即刻记录原则（证据A，强推荐）。

实时记录已经清点的物品，可以减少因依赖记忆导致清点错误。人脑短期记忆有限，延迟记录易导致数字或细节错误。手术中可能涉及临时新添或追加手术物品，以及多次交接班的情况，即刻记录可避免因口头交接疏漏或记忆模糊导致清点错误。

推荐意见4：手术物品清点时应遵循原位清点原则（证据A，强推荐）。

原位清点即洗手护士打开无菌包后，即刻与巡回护士在物品原始位置共同清点数目与完整性并记录。固定空间布局可减少物品移位导致的清点遗漏或错误。

3. 手术物品清点的时机有哪些？

推荐意见1：手术物品清点时机包括手术开始前、关闭体腔前、关闭体腔后、缝合皮肤后（证据B，强推荐）。

AORN建议手术清点基本时机包括手术开始前、关闭体腔前、关闭体腔后以及缝合皮肤后。术前清点是物品清点的首要环节，手术开始前需统计手术物品，建立物品基数，为后续清点提供依据。关闭体腔（如腹腔、胸腔等）前后，需全面清点所有物品，检查其完整性，确保体腔内无遗留。缝合皮肤后，所有物品应已移除出手术区域后，执行最终清点。手术部位涉及多个切口或空腔脏器（如子宫等），关闭每个切口或空腔脏器前，需再次进行物品清点，以确保无物品遗漏。

推荐意见 2：手术物品清点中断时，应重新进行清点（证据 B，强推荐）。

手术物品清点中断后，不应从中断处继续，而应重新开始整个清点过程。手术物品清点需要高度集中注意力，若被紧急事件、手术步骤干扰或人员交接打断，可能导致护士分心，遗漏部分物品的核对。此外，手术中器械、纱布等物品可能因使用或临时增减而频繁变动，若清点中断后未重新核对，可能因信息不同步导致清点错误。重新开始被中断的手术物品清点，可以确保清点数据的实时性与一致性，有效减少清点错误的风险。

推荐意见 3：术中交接班时，应进行手术物品清点（证据 B，强推荐）。

2018 年 4 月国家卫生健康委员会发布的《关于印发医疗质量安全核心制度要点的通知》强调，医疗机构及其医务人员通过交接班机制保障病人诊疗过程的连续性。随着日均手术量的增加，巡回护士和洗手护士的工作压力增大，接台节奏加快，容易引起医护人员的疲倦和注意力分散。术中交接班时，接班人员若对手术物品使用、手术进展情况不清楚，将增加清点差错事件的概率。因此，交接班时洗手护士和巡回护士应共同清点手术物品，确保接班护士清楚了解手术物品使用和手术进展情况，明确术中手术物品管理的要点，并做好记录及签名确认。

4. 手术物品清点时的注意事项有哪些？

推荐意见 1：进行手术物品清点时，所有物品应在清点人员的视线范围内（证据 B，强推荐）。

手术物品被遮挡，可能导致视觉盲区，盲区内的部分物品容易遗漏清点，影响清点的准确性。因此，清点人员需清楚地看到并确认每件物品，这是手术物品清点正确的前提。

推荐意见 2：手术进行中，涉及清点类物品未经手术医师、巡回护士、洗手护士三方确认同意，任何人不允许擅自带入或带出手术间（证据 B，强推荐）。

依据《手术室护理实践指南》（2024 年版）及《医疗质量安全核心制度》，手术物品清点需建立“全周期闭环管理”，所有物品的出入必须纳入清点系统并

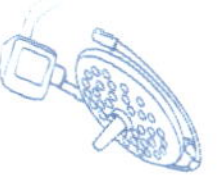

实时记录。巡回护士作为清点的责任主体之一，需全程监督物品流动状态。擅自带入未经清点的物品（如临时添加器械或敷料）将破坏术前清点基数，导致术中数目比对失效；擅自带出清点物品（如提前撤除或送检标本）可能造成清点数据链断裂，引发“假性相符”风险。2010 年中华人民共和国卫生部发布的《手术安全核查制度》明确规定，所有物品变更均需由巡回护士确认并同步更新记录，确保“进出一致、动态可控”。违反该原则将导致清点法律效力丧失，若发生物品遗留，涉事人员需根据《医疗纠纷预防和处理条例》承担主体责任。因此，手术过程中涉及清点物品未经手术医师、巡回护士、洗手护士三方确认同意，严禁擅自带入或带出手术间，可确保清点流程的完整性和可追溯性，可最大限度降低异物遗留风险。

推荐意见 3：手术物品清点不清时，不得交接班（证据 B，强推荐）。

在手术过程中，手术物品清点不清时不得交接是保障病人安全、落实医疗质量核心制度的重要原则。若交接班时存在物品数目或状态有争议的情况，将导致责任边界模糊，增加医疗过失风险，甚至引发医源性损害或医疗纠纷。由于手术室工作的特殊性，相关研究表明当病人病情危急、术中临时改变术式或手术过程中需要临时增加大量器械、抢救或手术处于紧急时刻，使物品清点时间紧迫，清点过于匆忙，容易导致物品清点错误。因此，在病人病情不稳定、抢救或手术处于紧急时刻物品交接不清的情况下均不可进行手术交接，必须暂停交接程序，由当班人员重新核对所有物品，追溯可能遗失环节（如术中掉落、误弃或器械损耗），必要时启动应急预案（如影像学检查排除体内异物），待彻底查明原因、确认无误后方可继续手术或完成交接。该规则通过强制闭环管理，规避人为疏忽引发的系统性风险，是围手术期质量安全保障的重要防线。

二、手术物品清点记录单书写规范

1. 手术物品清点记录应遵循哪些规则？

推荐意见 1：手术物品清点记录应遵循客观、真实、准确、及时、完整、规范的六大书写原则（证据 A，强推荐）。

手术物品清点记录单是指巡回护士对手术病人术中所用器械、敷料等所有用物状况的记录，是病历的一部分。在发生医疗纠纷时，它是医护人员举证倒置的重要法律依据。根据《病历书写基本规范》(卫医政发〔2010〕11号)第一章第三条规定,手术物品清点记录单书写应严格遵循"客观、真实、准确、及时、完整、规范"六大原则。

大量研究证实,六大记录原则是保障病人安全、规避法律风险、提升医疗质量的基础。记录内容必须以事实为依据,涵盖手术全过程,包括使用和未使用的所有用物、术中添加或更换的物品,以及手术结束填塞伤口内以及覆盖伤口的用物。医务人员应在规定时间内清晰、如实地记录物品的名称、数量及完整性,避免因虚假记录、主观臆断引发医疗纠纷,损害医护人员和病人的合法权益。因此,在手术物品清点记录过程中应严格遵循这六大记录原则。

推荐意见2:手术物品清点记录书写应规范统一(证据A,强推荐)。

手术是团队协作的过程,涉及手术医师、手术室护士、麻醉医师等多方参与。规范、统一的书写要求可以避免沟通歧义,确保信息的准确传递。根据《病历书写基本规范》第一章第四条规定:病历书写应当使用蓝黑墨水、碳素墨水,因具有不溶于水、色素稳定,可保证字迹长期清晰可读。

此外,病历书写应当使用中文,通用的外文缩写和无正式中文译名的症状、体征、疾病名称等可以使用外文。病历书写应规范使用医学术语,文字工整,字迹清晰,表述准确,语句通顺,标点正确。例如,纱布栏应记录"5",而非"约5块"等不确切表述。

《病历书写基本规范》第一章第七条还规定,病历书写过程中出现错字时,应当用双线画在错字上,保留原记录清楚、可辨,并注明修改时间,修改人签名。不得采用刮、粘、涂等方法掩盖或去除原来的字迹。手术物品清点记录单是手术过程的真实记录,如需修改,必须遵循上述规范,以保证信息的真实性。《中华人民共和国侵权责任法》第五十八条规定,伪造、篡改病历资料,推定医疗机构有过错。医务人员未按规定修改病历,可能会同时承担民事、行政甚至刑事责任。因此,手术物品清点记录单的书写规范统一是每位医护人员必须严格遵守的最低要求。

2. 特殊情况下如何书写手术物品清点记录?

推荐意见1:手术后体腔内填塞的敷料应记录在手术物品清点记录单上,由手术医师、洗手护士、巡回护士共同确认签字(证据A,强推荐)。

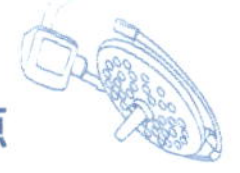

根据病人病情需要，手术后可能需在体腔内填塞敷料，以利用其物理压迫和化学作用减少渗出、止血等。待病人病情稳定后，再将填塞敷料取出。为避免因记忆偏差或交接疏漏导致的异物遗留风险，应将填塞敷料的信息记录于手术物品清点记录单上，包括解剖定位、敷料名称、规格型号(明确可吸收性属性)、具体数量及填塞时间等核心要素。根据《手术安全核查制度》，手术医师、洗手护士、巡回护士需共同核查并签字确认。手术医师确认病历与操作一致性，洗手护士确保清点数据准确，巡回护士独立复核。三者协同可最大限度保证记录与实际情况一致，形成可追溯的医疗证据链。

推荐意见 2：伤口内有填塞物带入时，应在取出后由洗手护士、巡回护士、手术医师共同确认。取出的填塞物应单独放置并特殊记录（证据 B，强推荐）。

填塞物是指术前已存在于病人伤口或体腔内的医用敷料（如止血纱条、引流纱布等），具有止血、引流或支撑创面的功能，根据《患者安全专项行动方案(2023—2025 年)》及《手术安全核查制度》，医疗机构应当严格执行查对制度，防止不良事件发生。

对于伤口内有填塞物的手术病人，巡回护士应在病人入室后、手术开始前，通过电子病历系统或纸质病历获取置入时的手术物品清点单、手术记录等资料，明确带入敷料的种类、数量及放置位置。手术医师、巡回护士、洗手护士需共同核对，确保填塞物与记录内容一致，特别注意其规格和完整性。清点完成后，取出的填塞物信息应记录在手术物品清点单的"备注/特殊记录"栏中，包括名称(按照医疗器械注册证命名)、规格型号、解剖位置和数量(阿拉伯数字记录)，确保与置入时记录一致。所有参与人员（包括手术医师、巡回护士、洗手护士）需共同确认并签字，涵盖清点、记录、操作检查三个环节，形成多重保障，避免操作疏漏，明确责任，为可能出现的医疗争议提供法律保障。

取出的填塞物应与本台手术所用敷料分开，应单独、密闭放置，避免混淆和交叉污染，降低手术部位感染的风险。如发生物品遗留事件，应严格按照《医疗纠纷预防和处理条例》和医院制度处理，执行不良事件报告制度，确保证据封存、病历完善及溯源查询等程序的规范性执行，确保病人安全和医患双方合法权益。

三、手术物品清点意外应急处置

1. 手术物品清点意外发生时的应急处置方案有哪些？

推荐意见 1：手术物品清点数目或完整性有误时，应立即报告手术医师并共同查找（证据 C，强推荐）。

手术医师是手术团队的核心决策者，必须第一时间了解缺失物品的类型及数量，以调整手术方案。若病人病情允许，应暂停手术进行查找，以提高找回概率。此时病人体位、无菌区域、手术野等都处于可控状态，迅速查找可避免操作复杂化导致的误判。包括手术医师、麻醉医师在内的手术团队成员应根据责任分工进行查找。洗手护士应重新整理器械台并重点查找无菌区域（如手术单和手术台）；巡回护士查找手术床底部、地面、仪器设备表面、垃圾桶、吸引器及房间各个角落，并配合洗手护士重新清点问题物品；手术医师重新探查手术野及切口周边无菌区域；麻醉医师控制麻醉药剂量，观察病人生命体征，避免因镇静不足导致内脏器官移动（如肠蠕动）和体位变动。此外，可通过监控视频回放辅助查找。查找过程中应控制手术间人员进出，防止物品二次移位或带出。问题解决前不得进行人员交接班。

推荐意见 2：手术物品查找未果时应采用影像学方法进行排查（证据 B，强推荐）。

当清点异常且查找无果时，应采用影像学检查，如 X 线、超声、CT、MRI 来排查异物是否遗留体内，以降低异物残留风险。影像学检查可快速定位深部组织或隐蔽区域的异物，避免盲目扩大切口或反复翻找导致组织损伤，弥补人工探查的局限性，弥补人工探查的局限性，确保病人安全并降低二次手术概率，同时留存影像资料作为客观的法律证据。

采用影像学方法时，需依据物品显影特性建立分级检测策略：可显影物品（如金属器械、带显影标记的敷料）优先采用术中 X 线检查；非显影物品（如塑料、硅胶）推荐采用术中超声探查。若主刀医师或放射科医师对术中 X 线或超声结果存疑，术后应增加 CT（优先选择高分辨率薄层扫描）或多角度 X 线（适用于显影物品）进行系统性排查。MRI 严禁用于含铁磁性金属物品。在实际操作中，应由主刀医师和放射科医师共同选择检查方法并综合判断结果。术中成像应全

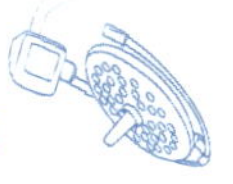

面覆盖手术部位及任何可疑区域，以最大限度发现缺失物品，确保不遗留于病人体内。

2. 发生手术物品清点意外时，应如何记录？

推荐意见：及时、客观、准确记录手术物品清点意外情况，留存影像资料（证据 C，强推荐）。

根据《中国医院质量安全管理》（T/CHAS 10-2-26—2020）团体标准及相关研究，医疗机构应真实、完整、准确地记录手术物品清点意外情况，不得瞒报、漏报、谎报或缓报。严格记录事件细节有助于明确责任划分，并通过《手术清点意外情况报告表》形成法律依据。

《手术清点意外情况报告表》记录内容应客观、准确，涵盖事件发生时间、缺失物品的名称、数目、残缺部分的大小及性质，详细描述具体寻找过程，确保信息全面可追溯。手术医师、巡回护士、洗手护士须确认记录与事实相符后签字并按流程上报。所有影像学资料（如 X 线、CT 等）应保留在手术室内。影像学资料是客观记录，能证明手术病人体内情况，明确责任，避免未来纠纷。

（李冬蓉　肖文文　颜　艳　方　艳　唐为定　彭玉娜　王　薇　王　菲）

第三节　手术物品清点方法

一、手术器械清点方法

1. 如何正确清点手术器械？

推荐意见：开放手术器械应分类清点，并仔细检查关键部位（证据 B，强推荐）。

开放类手术器械用于切开皮肤及深层组织，暴露手术野，完成切割、止血、牵拉或缝合等操作。按手术器械功能分为切割类、抓取类、持针类、牵引类、吸引类。《手术室护理实践指南》（2024 年版）中指出，手术器械应按用途分类摆放，确保“逐项核对、原位清点”。AORN 强调：分类管理是标准化清点的核心步骤，可减少器械混淆引发的医疗事故，提高清点效率和准确性。按功能分类，清点人员可通过类别快速定位器械，避免因混杂摆放导致的漏点或重复清点和器械遗留的风险。研究显示，分类清点可缩短清点时间，降低错误发生率，尤其在紧急手术中能快速定位器械，提高术中配合准确度。

手术器械的工作端、咬合端、手持端等关键部位（如钩、尖、齿、螺母、关节及接头）需仔细检查，确保器械的完整性。器械尖端易因碰撞或过度使用断裂，连接的小螺丝可能因频繁操作而松动。AORN 相关文献报道，手术室护士必须在清点时检查器械完整性，避免器械碎片遗留。

手术器械的质量与性能检查直接关系到病人安全。数目清点应严格执行分类清点，关键部位的检查旨在保障器械功能最大化发挥的同时，确保病人安全。

2. 腔镜手术器械清点时应重点关注哪些？

推荐意见：**腔镜器械清点时，应重点关注器械的完整性和组装部件齐全性（证据 C，强推荐）。**

腔镜器械属于精密器械，其结构复杂，零部件数量众多且易松动、脱落和损坏，主要用于微创手术。洗手护士在进行腔镜器械清点时，应重点关注器械的完整性和组装部件的齐全。

临床数据表明，腹腔镜术中意外与器械组件不全相关。腔镜器械的组件完整性直接决定了其物理密封性、结构稳定性和功能可靠性。任何微小部件的缺失都可能引发严重手术风险。研究显示，器械组件的完整性缺失是导致手术异物遗留的主要原因之一。AORN 建议，清点时需对器械关节、管腔及连接处进行全面检查，确保组件齐全、器械功能正常。

3. 外来器械应如何进行清点？

推荐意见：**外来器械应使用器械配置清单进行清点（证据 B，强推荐）。**

外来手术器械是指由医疗器械供应商租借给医院，可重复使用，主要用于植入物相关的手术器械，广泛应用于骨科、心脏介入等高难度手术。外来器械多为特定手术定制，采用组合式设计，含有大量可拆卸部件及微小部件，最小

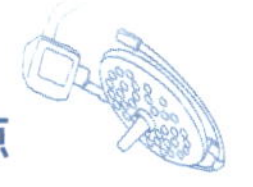

部件的直径<2mm，在清点中容易出现遗漏的风险。而体积小、数量多的各种规格的螺钉会因高密度分布造成人眼视觉的疲劳，在清点中出现混乱。同一手术需配置数十种外来器械，且规格均不相同，发生清点误差的风险极高。因此，外来器械的特殊性导致了清点管理中存在诸多风险，给清点制度的落实带来极大的挑战。

《外来医疗器械清洗消毒及灭菌技术操作指南》强调：医疗器械供应商应根据手术需求提供每套器械完整的配置清单，作为接收、使用和归还时清点核查、确认、记录的依据，以满足器械的准确性、合规性以及可追溯性的管理要求。配置清单列明了提供给医院使用的所有医疗器械及配件，包含器械名称、规格、数量、病人信息等，可帮助清点双方快速清点器械以及配件的规格、数目，防止遗漏；清点中如发现问题时，可快速定位缺失或异常器械。外来器械配置清单应根据不同场景设置专用清单模板，可为书面或电子文档，建议与医院信息系统对接，实时更新器械使用状态，避免重复清点；可通过条形码或无线射频识别技术（radio frequency identification，RFID）的辅助应用，实现自动化清点与数据同步，提升效率和准确性。

4. 手术缝合针应如何进行清点？

推荐意见：手术缝合针清点时应采取无触式清点，重点检查缝合针的完整性（证据 B，强推荐）。

缝合针是手术中引起锐器伤的主要锐器之一，也是手术物品清点中最易丢失的微小物品之一。其直径仅 0.5~1.5mm，术中可能发生断裂、线结脱落等问题。不规范清点时，肉眼难以快速识别针尖微缺损（如倒钩磨损）或针线连接处松动（如丝线断裂）等异常。研究显示，未规范清点的缝合针相关不良事件发生率高达 0.08%。传统接触式清点存在较高风险：缝合针针尖锐利，可能导致医护人员刺伤，增加职业暴露风险；直接用手触碰缝合针也可能导致血液或组织液污染，增加感染风险。研究表明，8.2%~18.0% 污染锐器含有一种及以上病原体，接近 30% 的污染锐器病原体种类无法确定。因此，推荐手术缝合针清点时应采取无触式清点。具体方法包括将缝合针置于缝针固定板或磁性吸针板上，方便管理和清点；洗手护士与巡回护士共同清点时，应借助器械夹取缝合针，避免直接接触，从而降低锐器伤的发生率，保护医护人员的职业安全。使用后的缝合针可固定在缝合针固定板、磁性吸针板、手术缝合针收纳盒等相对固定的环境中，既方便术中夹取，又能有效管理，避免丢失。

AORN 指南和《消毒供应中心 第 1 部分：管理规范》(WS 310.1—2016)等标准明确要求：手术结束前需核对缝针数量及完整性，发现数量不符或针具有损，应立即记录并报告，及时处理，同时记录缺失部件并追溯。缝合针完整性检查是手术安全的核心环节，通过预防异物残留、确保器械功能、降低并发症风险及履行法律义务四重机制，保障病人安全与医疗质量。

缝合针在术中可能因操作不当（如过度用力或角度偏移）导致断裂，若未及时检查断端完整性，断裂的针尖或针体可能残留在病人组织内，造成异物反应、感染甚至器官损伤。此外，缝合针重复使用或操作失误可能使针尖形成倒钩，可能在拔出时断裂。针尖毛刺或倒钩会导致组织不规则损伤，刺激瘢痕增生。因此，手术缝合针清点时应重点检查其完整性，并结合灭菌验证（如第五类化学指示卡）阻断污染链，减少感染与愈合不良。手术护士应识别异常变形并及时更换异常缝针，避免术中紧急事件。

5. 手术物品清点是否可以采用信息化手段进行？

推荐意见：建议采用信息化手段辅助进行手术物品清点（证据 B，强推荐）。

目前可用的信息化辅助技术包括射频（radio frequency，RF）、RFID、条形码扫描技术和电子技术等。《智能手术部管控系统专家共识》指出，信息化辅助技术可将器械包或敷料内容自动生成到手术物品清点单上，对清点流程进行整体管控，严防因清点不清造成的手术物品遗留病人体内，并可追溯清点的全流程记录。此外，系统支持模板套餐形式，可根据手术类型自动生成所需的手术物品清点记录单，减少手动书写时间，并通过扫描物品信息将其录入系统快速完成清点单记录，从而提升护理文书书写速度和手术物品清点效率。但需注意，AORN 指南提出，单纯使用信息化手段进行手术物品清点时，可能会由于系统故障、识别精度限制、操作失误等原因，造成手术物品清点错误。因此，建议根据医院信息化发展程度采用信息化手段辅助进行手术物品清点，但不应使用信息化手段取代人工清点。

二、手术敷料清点

1. 如何正确清点手术敷料？

推荐意见 1：所有进入手术切口的纱布类敷料均应有显影标记（证据 B，强推荐）。

显影标记（radiopaque marker）是手术切口用敷料的强制性安全设计，通过影像学可视化和标准化清点流程，防止异物遗留体腔或深部组织，普通纱布在 X 线下无法显影，若术中敷料意外遗漏，如填塞止血后未取出，影像学检查难以识别，导致严重并发症。《外科纱布敷料通用要求》（YY 0594—2006）要求：显影标记通过添加硫酸钡等显影物质，使纱布在 X 线下清晰可见，从根本上降低异物残留风险。相关研究显示使用显影纱布后，术后异物残留发生率从 1/5 000 降至 1/10 000。

根据《手术室护理实践指南》（2024 年版），显影标记是清点环节的强制性标准：清点纱布时必须展开并检查显影条标记的完整性，避免折叠状态下误判数量。在紧急手术或大出血情景中，若出现纱布遗留，手术医师较难确定纱布位置，通过 X 线对显影标记精准定位，可以减少盲目探查损伤的风险，显著降低二次危害并缩短抢救时间。

AORN 在《围手术期实践指南》中提出：所有进入体腔的纱布类敷料必须含有 X 线显影标记，如有遗漏建议在术后通过 X 线检查确认无敷料遗留，并为术后纠纷提供不可篡改的影像学证据，符合医疗法律举证要求。未使用显影敷料若清点遗漏易引发医疗事故；根据《医疗纠纷预防和处理条例》，因敷料遗留导致的损害需承担赔偿责任，显影功能缺失会削弱医疗机构举证能力。

推荐意见 2：清点手术敷料时应充分展开，每次清点两遍（证据 B，强推荐）。

术中纱布、纱垫等敷料易因血液浸渍或折叠粘连导致视觉遗漏，手术敷料清点时，根据《手术室护理实践指南》（2024 年版）要求，应充分逐一展开敷料至可清晰地看到每一层、每一部分，避免因折叠或重叠导致敷料遗漏或重复记录，并检查其是否有破损、撕裂或夹杂异物，确保清点准确。

每次应清点两遍。手术敷料种类繁多、大小各异，存在部分敷料隐藏在器械或手术台角落；破损敷料的碎片残留因材质吸收液体后体积缩小，易造成清点盲区。每个时机两遍清点能全方位清查，防止遗漏，首次清点时，存在错看或遗漏等人为因素而导致的计数错误，再次清点可复核结果，降低出错概率；两遍清点结果不符时，有利于医护人员及时察觉问题并追溯原因。

推荐意见 3：手术中，使用后的手术敷料应丢弃在专用收纳容器内（证据 B，强推荐）。

AORN 指南中特别建议：确保手术敷料清点过程清晰可见。应使用敷料专用收纳容器，以确保所有使用过的敷料和手术物品在关闭伤口前被准确清点，以降低异物遗留的风险。浸有血液、体液的敷料有飞溅和污染环境的风险，因此收纳容器应具备一定的深度和承载能力，且不易渗漏。容器应放置在手术台旁，保持开放状态，方便洗手护士随时丢弃和清点。使用后的敷料应立即丢弃于收纳容器内，因投放过程中容易出现飘落和丢失，体积小而轻的敷料建议收纳在手术台上的收纳袋内。建议洗手护士使用具有分隔功能的收集袋，将体积小而轻的敷料分隔收纳，在关闭伤口前分类清点。手术台下收纳的容器应具有醒目的标识，并仅供清点物品使用。不建议将每块敷料搭在收纳容器侧面，会因重叠和遮挡难以准确清点。

AORN 指南强调，分类收纳有助于在清点过程中快速发现敷料的缺失或多余，同时可以减少因敷料混淆而遗漏清点的可能性。体积轻规格小敷料如棉球、棉棒、棉条、纱条等，收纳时不应与体积大的纱布、纱垫类敷料混放，容易因缠绕和包裹导致清点不清。研究显示，使用后的手术敷料放置在专用收纳容器内可以最大程度地降低因敷料散落于手术室多个位置而导致的清点错误风险。还应严格区分肿瘤及污染类手术的敷料，遵循手术隔离技术进行分类收纳。

2. 手术敷料在使用中的注意事项是什么？

推荐意见：手术过程中应避免手术敷料的裁剪（证据 B，强推荐）。

手术敷料是指用于吸收液体、保护组织，压迫止血或牵引组织的纺织物品，包括体积较大的纱布、纱垫类，体积较小的纱条、棉球、棉片类。AORN 建议手术物品不应以可能损害其完整性和功能的方式进行更改。这包括但不限于剪裁手术纱布、更改器械或以任何可能影响其性能或准确清点的更改，通过剪裁或移除放射显影部分来改变纱布的形状会使得手术物品清点无效，并增加部分纱布遗留在病人体内的风险。WHO 建议保持手术敷料的原始配置。有文献报道，剪裁手术纱布是纱布遗留的一个风险因素。裁剪破坏了手术敷料的完整性，包括大小、形状、结构等，增加异物残留风险。根据《手术室护理实践指南》(2024 年版)，手术敷料清点需在四次清点时机核查所有敷料的数量与完整性，确保与初始记录一致。若术中裁剪敷料，可能产生难以追踪的碎片或残端，尤其是微小物体易隐匿于组织间隙或腔隙，导致清点遗漏。因此，手术过程中应避免手术敷料的裁剪，确保所有手术敷料全程可追溯，从根本上规避因异物残留导致的术后并发症及医疗纠纷。

（唐为定　宋辉　庄媛　崔爽　曹虹　李冬蓉　王薇　彭玉娜）

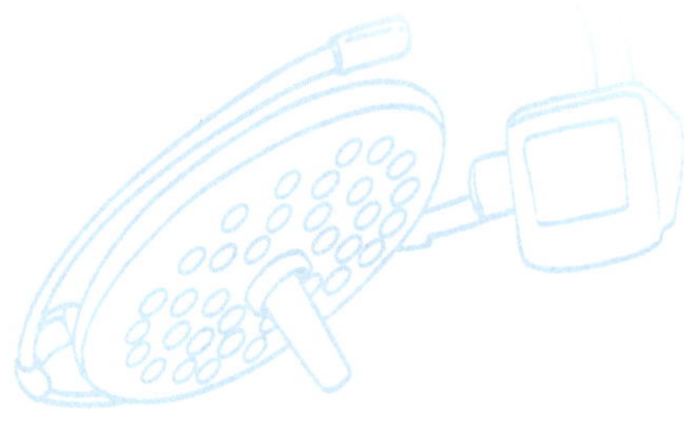

第七章

无菌技术

无菌技术(aseptic technique)是指在医疗、护理操作过程中,防止一切微生物侵入人体和防止无菌物品与无菌区域被污染的操作技术。无菌技术作为预防手术部位感染和医院感染预防与控制的一项重要而基础的技术,医护人员必须熟练掌握无菌技术并正确执行。

第一节　外科手消毒

外科手消毒(surgical hand antisepsis)是指外科手术前医务人员用流动水和洗手液洗手,再用手消毒剂清除或者杀灭手部暂居菌和减少常居菌的过程,是预防手术部位感染的关键措施。合理的外科手消毒设施配置和规范的操作管理,能够确保医务人员外科手消毒效果及依从性,从而有效降低手术部位感染的发生率,保障病人手术安全。

一、外科手消毒的设施

1. 如何配置外科手消毒设施中的洗手池?

推荐意见 1:应配置用于外科手消毒的洗手池(证据 A,强推荐)。

《医务人员手卫生规范》(WS/T 313—2019)明确要求手术室应配置专用洗手池,不能与其他用途的水池混用。手术室是进行无菌操作的高风险区域,专用洗手池可以避免与其他用途水池混用带来的污染,其设计应符合《医务人员手卫生规范》(WS/T 313—2019)标准:洗手池设置在手术间附近,水池大小、高度适宜,能防止冲洗水溅出,池面光滑无死角,易于清洁,从而更好地满足外科手消毒的需要。

推荐意见 2:洗手池数量应根据手术间数量合理配置(证据 A,强推荐)。

根据《医院洁净手术部建筑技术规范》(GB 50333—2013)要求,手术室功能布局应合理,符合手术无菌技术的原则,并有利于提高医疗效率和资源利用。《医务人员手卫生规范》(WS/T 313—2019)明确要求,每 2~4 间手术间宜独立设置 1 个洗手池,可以保证医务人员在需要时能够快速、方便地进行手部清洁,既能满足医务人员使用需求,又能合理利用空间。世界卫生组织也建议根据手术间数量合理设置洗手池数量,以确保外科手消毒操作的规范性和安全性。

2. 如何配置外科手消毒设施中的出水装置?

推荐意见 1:应配备非手触式水龙头(证据 A,强推荐)。

《医务人员手卫生规范》(WS/T 313—2019)明确要求,外科手消毒的水龙头开关应为非手触式,非手触式水龙头无须用手直接接触开关,可有效避免因接触水龙头开关而造成的二次污染。研究显示,感染高风险区域的水龙头容易滋生生物膜,生物膜能够保护其内部的微生物,使其对常规的消毒剂产生抗性,并持续污染水龙头流出的水,导致水中菌落总数超标,非手触式水龙头的设计可以显著降低生物膜形成的风险和交叉污染的可能性。在医院感染控制和手卫生管理中具有重要意义,是外科手消毒设施的必要配置。

推荐意见 2:水龙头数量应不少于手术间数量(证据 A,强推荐)。

《医务人员手卫生规范》(WS/T 313—2019)明确要求,外科手消毒设施的水龙头数量应不少于手术间的数量,足够的水龙头数量能避免医务人员在等待使用水龙头时的聚集,进一步降低交叉污染的发生率。为了确保手术室的高效运作、感染控制以及医务人员外科手消毒依从性,水龙头的数量应与手术间数量相匹配,以确保手术室的洁净度和功能性。

3. 如何选择适用于外科手消毒的手消毒剂?

推荐意见:医务人员应在保证消毒效果的基础上,根据皮肤过敏史选择适

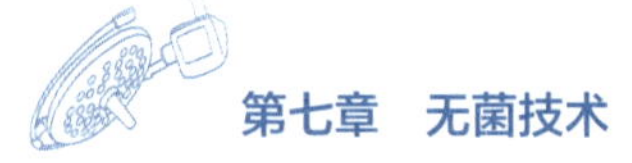

宜的外科手消毒剂(证据 B,强推荐)。

《手消毒剂通用要求》(GB 27950—2020)中指出,外科手消毒剂是应用于手消毒的化学制剂,可以通过化学杀菌作用清除或者杀灭手部暂居菌和减少常居菌,具有持久的抗菌效果。根据《医务人员手卫生规范》(WS/T 313—2019),外科手消毒效果应达到手部菌落总数≤5cfu/cm²。

根据《消毒剂使用指南》,常用手消毒剂按有效成分可分为:醇类消毒剂、含碘消毒剂以及季铵盐类消毒剂等。对于醇类消毒剂,相关研究表明酒精无法彻底清洁手部的明显污染,对酒精过敏者慎用。含碘消毒剂有效碘浓度应为2~10g/L,作用时间3~5min,对碘过敏者慎用。季铵盐类消毒剂与醇复配,可用外科手消毒,使用时应避免接触有机物和拮抗物,不能与肥皂或其他阴离子洗涤剂同用,也不能与碘或过氧化物同用。因此,医务人员应根据外科手消毒剂的成分及产品说明书、医务人员皮肤过敏史进行综合判断以选择外科手消毒剂。

二、外科手消毒的原则

1. 外科手消毒的顺序是什么?

推荐意见:外科手消毒应先洗手,后消毒(证据 A,强推荐)。

《医务人员手卫生规范》(WS/T 313—2019)指出外科手消毒的流程包括洗手和消毒两个步骤,洗手可以有效去除手部的暂居菌、污物、有机物和部分常居菌,减少微生物的数量,为后续的消毒奠定基础。手消毒剂虽然能杀灭微生物,但其作用效果会受到有机物(如污垢、血液、体液等)的干扰。如果手部未先清洁,污物会形成保护层,阻碍消毒剂与微生物的接触,降低消毒效果。因此,外科手消毒时应先洗手,后消毒。这一操作顺序有明确的科学依据和实际意义,可以最大限度地减少手部微生物的数量,减少手术部位感染的风险。

2. 重新进行外科手消毒的时机是什么?

推荐意见:不同病人手术之间、手套破损或手被污染时,应重新进行外科手消毒(证据 A,强推荐)。

《医务人员手卫生规范》(WS/T 313—2019)明确要求,不同病人手术之间

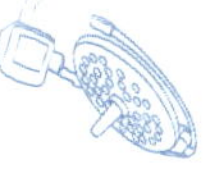

应重新进行外科手消毒。该原则是医疗操作的基本要求，确保手术过程符合感染控制标准，保障病人安全。每位病人都可能携带不同的病原体，如果手术人员在不同病人手术之间不重新进行外科手消毒，可能会将前一个病人的病原体传播到下一个病人的手术部位，导致严重的术后感染。EORNA 指南指出，外科手术前医护人员通过外科手消毒方法清除或者杀灭手部暂居菌和减少常居菌，可以减少医疗保健相关感染的机会。

《医务人员手卫生规范》(WS/T 313—2019)明确要求，手套破损或手被污染时，应重新进行外科手消毒。研究结果显示，尽管手术人员在术前已严格按照规范完成洗手与消毒，但手术一段时间后仍有细菌繁殖，故保持术中手套完好非常重要；另一方面手套是医护人员手部的重要防护装备，手套破损时，手部直接暴露在手术环境和病人体液、血液中，增加手术感染和职业暴露的风险，应及时处理并重新进行外科手消毒。重新进行外科手消毒是医院感染控制的重要措施，能够有效减少交叉感染的风险，保障病人和医护人员的健康安全。

（龚凤球　陈小俊）

第二节　穿脱无菌手术衣和无菌手套

无菌手术衣和无菌手套作为手术人员无菌屏障的重要组成部分，其正确穿脱直接关系到无菌状态的维持，也是防止手术部位感染的关键措施，能够有效阻隔病原微生物的传播。因此，医护人员必须熟练掌握穿脱无菌手术衣和无菌手套的操作步骤、注意事项及常见问题处理。

一、无菌手术衣和无菌手套的选择

1. 如何选择无菌手术衣?

推荐意见 1：应优先选择具有阻微生物、阻液体穿透、干湿态下胀破强力等性能的可重复性使用手术衣（证据 B，强推荐）。

应按照 YY/T 0506.1—2023《医用手术单、手术衣和洁净服 第 1 部分：通用要求》选择具有阻微生物、阻液体穿透、干湿态下胀破强力等性能的手术衣。传统手术衣材质包括棉布和聚酯混纺，微生物屏障功能较差，不抗湿，易落絮，且细小孔洞很难被发现易造成污染，目前已逐步被其他材料所取代。一次性无纺布手术衣具有较好的阻液体能力，使用便捷，但其强度较差，具有易破损等缺陷。《软器械建立手术无菌屏障专家共识》指出，长纤聚酯纤维等材质的重复性使用手术衣具有耐清洗、消毒及高温灭菌等优势，相较于一次性无纺布手术衣，更耐磨，抗撕裂，极少产生纤维微粒。因此，优先选择具有阻微生物、阻液体穿透、干湿态下胀破强力等性能的可重复性使用手术衣不仅能保证手术安全，也可有效降低医疗消耗成本。

推荐意见 2：应优先选择遮背式手术衣（证据 B，强推荐）。

手术衣的样式包括遮背式手术衣和传统对开式手术衣。遮背式手术衣的优点是背部完全遮盖，避免了在手术过程中因身体活动而导致无菌环境被破坏，减少了潜在的交叉感染风险。反之，传统对开式手术衣缺点是背部遮盖不完全，存在污染风险，因此应优先选择遮背式手术衣。

2. 如何选择无菌手套？

推荐意见：应优先选择无粉橡胶手套（证据 A，强推荐）。

有粉手套表面的粉末已被证实可引起接触性皮炎，还与一系列严重副作用相关联，包括呼吸道过敏性反应、严重气道炎症、伤口炎症、影响手术伤口正常愈合及易致术后粘连等，另外，还可能导致环境污染。即使经过灭菌处理，有粉手套也存在感染隐患或上述其他危害。2019 年，我国国家市场监督管理总局建议临床手术、侵入性操作、过敏体质者慎用有粉手套，可改用无粉手套。《一次性使用灭菌橡胶外科手套》（GB/T 7543—2020）中也要一次性使用灭菌橡胶外科手套是无粉手套，如果生产过程中使用了隔离剂，则在后续工序中必须经过无粉处理，最终出厂的手套是无粉手套。而对天然橡胶胶乳过敏的医护人员宜选择低蛋白无粉乳胶手套以减轻过敏症状。

二、无菌手术衣的穿脱和更换

1. 穿无菌手术衣时有什么注意事项？

推荐意见：穿无菌手术衣应保持手术衣的无菌状态（证据 B，强推荐）。

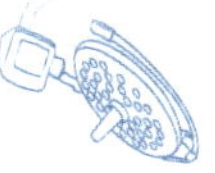

医护人员应在相应手术间较宽敞处站立，面向无菌区穿无菌手术衣。在穿无菌手术衣过程中应观察有无破损，穿无菌手术衣后应注意无菌范围，不可接触非无菌物品，疑似污染时应立即更换。手术衣系带松紧适宜，并防止系带脱落到污染区。一般认为，无菌手术衣的无菌范围为腰以上、肩以下及两侧腋前线之间，超出此范围则有可能触及非无菌区域或物品，若已戴无菌手套的手接触背部、腰部以下和肩部以上部位等非无菌区域，就有可能将细菌等病原体带到手术切口，引发感染。

2. 如何处置脱下的无菌手术衣?

推荐意见 1：**脱下的无菌手术衣应放入相应手术间内指定的回收容器内，保证手术安全（证据 B，强推荐）。**

推荐意见 2：**脱下的无菌手术衣应进行无害化处理，避免交叉污染（证据 B，强推荐）。**

根据《医疗废物分类目录》，使用后的无菌手术衣属于感染性废物。为避免手术用物出现混淆、丢失、清点不清等情况，便于清点和查找，脱下的手术衣应放入相应手术间内指定的回收容器内。针对不同类型手术衣采取规范管理：一次性手术衣应依据《医院感染防控质量管理与控制实务》和《医疗废物处理处置污染控制标准》（GB 39707—2020）要求进行无害化处理，确保彻底消灭病原体，消除传播风险；重复使用的手术衣则应按照《医院医用织物洗涤消毒技术规范》（WS/T 508—2016），使用专用布袋或一次性专用口袋盛装并密闭转运，有效降低污染扩散与感染风险，减少潜在的健康危害。

3. 术中更换无菌手术衣的时机是什么?

推荐意见：**术中手术衣发生破损、潮湿、污染或可疑污染时应立即更换（证据 B，强推荐）。**

术中手术衣出现破损或被血液、体液、冲洗液等渗透，可能导致细菌等微生物或病原体直接接触到手术区域，增加上述病人术后感染的风险；同时，破损或潮湿的手术衣可能会让污染物直接接触到医护人员的皮肤，以及通过开放性伤口或者暴露的区域，增加医护人员感染的风险。因此，术中手术衣发生破损、潮湿、污染或可疑污染时应立即更换,以有效避免细菌或病原体的传播和遵守医院感染控制要求。

三、无菌手套的佩戴和更换

1. 如何佩戴无菌手套?

推荐意见 1:**应优先采用无接触式戴无菌手套法(证据 B,强推荐)。**

戴无菌手套的方法分无接触式和开放式两种。有研究显示,相比开放式戴无菌手套法,无接触式戴无菌手套法通过减少手术人员手部和无菌手套的直接接触,减少了手套袖口的污染风险,有效降低手套卷边率,同时避免了手部皮肤与手套外面接触产生的污染。

推荐意见 2:**可采用协助式无菌手套佩戴法(证据等级 B,强推荐)。**

AORN 指出,在临床操作中,可通过协助式佩戴法,有效减少手与外界环境的非必要接触,从而维持其无菌状态。该方法不仅能提高操作效率,降低医护人员的工作负荷,还能通过规范操作流程以保障医疗安全。研究表明,当操作者手部完全包裹于无菌手术衣袖口内时,可显著降低手套污染发生率。因此,在协助佩戴过程中,应特别注意确保操作者手部始终处于无菌袖口的覆盖范围内,避免皮肤外露。

2. 什么情况下需要佩戴双层无菌手套?

推荐意见:**术中穿孔破损风险高或污染后果严重时手术人员应戴双层无菌手套(证据 B,强推荐)。**

无菌手套术中穿孔破损会增加手术部位感染的风险,并使手术人员暴露于血液、体液或其他感染物中。手套术中穿孔破损的风险受手术类型、手术人员和手术时长等多因素影响。急诊手术常危及病人生命,必须在最短的时间内进行,术前准备不充分、术中情况难以预料导致手套破损风险高;血管手术器械较一般器械精细尖锐,容易发生手套破损;骨科手术操作中由于高机械应力的产生以及手术旋转装置的使用(如钻头和铰刀)会磨损手套造成术中手套穿孔破损,参与上述类型手术的手术人员应戴双层手套。洗手护士及骨科医师术中手

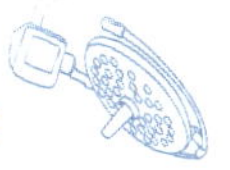

套破损的风险较大，参与特殊感染手术的手术人员易发生职业暴露，因此建议洗手护士、骨科医师、参与特殊感染手术的手术人员应戴双层手套。

3. 无菌手套更换的时机是什么？

推荐意见 1：术中手套穿孔破损时应立即更换无菌手套（证据 B，强推荐）。

手套的主要作用是提供无菌屏障，防止病原体（如细菌、病毒等）通过手接触到病人的组织。手套一旦穿孔或破损，就会失去这一屏障作用，可能导致外部污染物进入手术区域，从而增加术后感染的风险。AORN 明确指出在术中处理重、粗糙或尖锐的仪器等手套穿孔破损高风险的环节时，应及时检查手套完整性，发现穿孔破损时应立即更换。

推荐意见 2：术中怀疑或实际发生污染时应立即更换无菌手套（证据 B，强推荐）。

无菌手套是术中隔绝病原体传播的核心屏障。基于“零感染风险”原则，手术人员术中怀疑或实际接触污染源、感染源、肿瘤细胞和种植细胞等，会破坏手套的无菌状态，增加感染风险，应立即更换。在术中要强化“怀疑污染即更换”的安全文化，但紧急情况下需平衡手术安全与感染风险，加强标准化培训和团队协作，确保病人安全与手术质量。

推荐意见 3：在侵入性外科手术过程中，应更换无菌手套（证据 B，强推荐）。

植入性材料（如疝补片、人工血管、心脏瓣膜、关节假体等）直接影响病人的健康和康复过程，为维持植入性材料的无菌状态、减少接触可能造成的术中污染风险，应在使用植入性材料前更换无菌手套。

（陈荣珠　李艳双）

第三节　铺置无菌器械台

铺置无菌器械台是指使用无菌单建立无菌台面，使用无菌技术打开无菌器械包、无菌敷料包和各类无菌物品，并将其规范摆放于无菌器械台面便于使用。铺置无菌器械台的目的是确保建立无菌屏障，降低手术部位感染；同时加强器械和其他无菌物品管理，便于准确、迅速配合手术。手术团队人员需重视无菌器械台铺置的管理要求、注意事项及其在保障手术安全中的重要性，并通过合理规划和细致规范的操作，确保手术的顺利进行和病人的安全。

一、铺置无菌器械台的管理要求

1. 无菌器械台应在手术间内什么位置铺置?

推荐意见：应在远离手术间门及人员频繁活动的区域铺置无菌器械台(证据 B，强推荐)。

有研究显示，在Ⅱ，Ⅲ级手术间内，手术间进门处回风口菌落数均高于内侧回风口，所以在手术间门和人员频繁活动的区域，容易引入和引起空气中的尘埃、病原菌或其他污染物的乱流；此外，人员进出或频繁活动可能会触碰到无菌区，增加无菌器械台被污染的风险。因此，无菌器械台应在远离手术间门及人员频繁活动的区域内进行准备，以减少污染的风险。

2. 无菌器械台应在什么时候铺置?

推荐意见：应尽量接近手术开始时铺置无菌器械台(证据 B，强推荐)。

AORN 明确指出，在接近使用时间打开无菌用品和器械，是防止无菌器械台污染的主要策略。主要原因是：①无菌器械车位于周边区，受手术间人员、手术设备及手术间物品遮挡，气流流动受到阻碍，速度较低，释放的尘埃粒子或者皮肤鳞屑等无法得到有效清除，微生物浓度相对较高。此外，在空气中暴露时间越长，无菌器械台被空气中的潜在污染物污染的风险越高；②随着人员谈话和移动，从病人、医务人员和手术巾等脱落的颗粒可能会形成气溶胶，随着气流传播并污染无菌区域；③手术相关人员的鼻腔和口咽部也定植有微生物(例如金黄色葡萄球菌)。因此，应尽量接近手术开始时间铺置无菌器械台，以保持其无菌状态。

二、意外情况时无菌器械台的处理

出现手术延迟等意外情况时如何处理无菌器械台?

推荐意见：出现手术延迟等意外情况应用无菌单覆盖以保障无菌器械台的

无菌性（证据 B，强推荐）。

AORN 指南中明确提出当出现手术延迟等意外情况，无菌台上的物品和器械、敷料无法立即使用时，可用无菌布单覆盖无菌物品，并且应制订简便的覆盖、移除标准化程序，以保证其无菌状态。有系统评价结果也显示，与未覆盖的无菌物品相比，覆盖的器械台可以减少该区域的细菌生物负荷，有效预防手术部位感染。无菌单覆盖建议使用两层覆盖法，即使用两块无菌布巾，第一块布横向或者竖向覆盖在无菌台面上超过一半区域，从对侧放置第二块布巾，两块布巾边缘在台面中心相互重叠，撤除时从重叠的中央部分向两边掀起，不破坏无菌台面无菌性，撤除后的布巾视为污染，弃之不用。

（魏春苗　张　捷）

第四节　手术器械传递

手术器械传递是手术过程中的基础操作之一，通过及时、精准地传递，能够提高手术效率并减少因寻找器械而可能产生的延误和风险，同时保证手术操作的连贯性和高效性，提升手术的整体质量和安全。

一、手术器械的传递要求

1. 术中传递手术器械应遵循什么原则？

推荐意见 1：应在无菌范围内进行手术器械传递（证据 B，强推荐）。

维持手术器械的无菌状态是手术安全的基础，也是洗手护士的重要工作之一。研究发现器械传递时若接触非无菌区域或物品，可能导致细菌、病毒等病原微生物污染器械表面，进而引发术后感染。因此，器械传递必须在无菌区（如器械台或手术野上方）内进行，避免跨越非无菌区域。医师背后和肩部属于非无菌区，器械若经过该区域可能触碰污染物，破坏无菌屏障，因此，向对侧或跨越式传递器械时，不得从医师背或肩后传递。

推荐意见 2：以术者接过后无须调整方向即可使用器械为宜（证据 B，强推荐）。

《手术室护理实践指南》（2024 年版）明确要求传递方式应准确，传递器械用力应适度，以达到提醒术者注意为限，不可有抛、砸、扔、摔、弯折等暴力动作。在此基础上，传递器械时应让术者无须调整位置和方向即可使用为宜。若器械需要调整方向后才能使用，术者可能会因操作不当或不熟练而导致误操作或错误传递，这会影响手术的精准性和安全性。有研究发现当器械传递给术者后，无须调整位置和方向即可使用，可减少手术中不必要的中断，节约手术时间，提高手术效率。

推荐意见 3：应根据手术进程及时传递手术器械（证据 B，强推荐）。

洗手护士需提前熟悉手术流程和医师的手术习惯，根据手术进程，预判医师需求，备好后续器械并规划器械摆放顺序和位置。同时，洗手护士传递器械应时刻关注手术野，积极协助手术医师第一时间使用或者更换器械，保证手术配合效率。

2. 常用的手术器械传递方法有哪些？

推荐意见 1：传递锐性器械时可采用无接触式传递法（证据 B，强推荐）。

由于手术刀、缝针等锐器在传递过程中容易导致锐器伤，导致医护人员职业暴露。因此，传递手术刀时可使用无接触式传递法，即在手术过程中借助中间介质（例如：弯盘或托盘）传递和接收手术锐器，避免医护人员直接接触尖锐器械，保证医护人员安全。

推荐意见 2：传递腔镜器械时可采用引导传递法（证据 C，强推荐）。

由于腹腔镜器械具有狭长、入路在腔内、昂贵等特点，导致术者单手入孔操作存在不确定性，更换器械时间较长，《腹腔镜手术器械使用》（T/CAME 67—2024）中提出传递腹腔镜、内窥镜、有源器械时，应双手持握，避免磕碰及误伤。手术医师接过腹腔镜类器械后，洗手护士可引导器械前端进入穿刺器。

二、传递手术器械的注意事项

1. 传递手术器械前应注意什么？

推荐意见：传递器械前应检查器械完整性，保证功能完好（证据 B，强推荐）。

为确保器械在使用前功能完好，避免手术过程中出现故障，《手术室护理

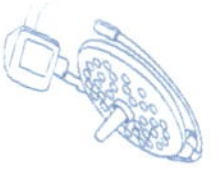

实践指南》(2024 年版)明确指出传递器械前要检查器械完整性。传递器械前检查器械可以发现器械损坏、老化等故障,如剪刀的螺丝影响剪刀无法使用,确保器械处于完好状态,避免手术出现意外;传递器械前发现器械不完整或功能障碍,可以及时更换器械,保证手术顺利进行。

2. 传递手术器械后应注意什么?

推荐意见:器械收回后应检查器械完整性,防止缺失部分遗留在手术部位(证据 B,强推荐)。

研究发现因固有因素(如手术室器械使用年限过长)、人为因素(如操作人员缺乏器械操作经验,未能按照相关流程规范使用器械)、环境因素(手术环境中的温度、湿度以及环境中的有害物质)以及设备因素(手术室器械的主件同附件若存在误差),极易导致在术中出现故障、损坏、零部件丢失的情况,进而导致不良事件的发生。因此,《手术室护理实践指南》(2024 年版)指出器械收回后要即刻检查器械完整性,防止缺失部分遗留在手术部位。

(王惠珍　杜白茹　单单单)

第五节　手术区皮肤消毒

手术区皮肤消毒是为了清除手术切口处及周围皮肤上的暂居菌,并抑制常居菌的移动,最大限度地减少手术部位相关感染。在进行手术区消毒前,手术室医务人员应明确消毒剂种类、消毒范围、消毒顺序等内容并正确操作,方可达到皮肤消毒的作用,降低手术部位感染发生率。

一、手术区皮肤消毒剂的选择

1. 手术区皮肤消毒剂选择的一般原则是什么?

推荐意见 1:选择手术区皮肤消毒剂前应进行全面评估,包括手术类型、部位特点、病人个体情况及过敏史(证据 B,强推荐)。

《医院消毒供应中心 第 2 部分:皮肤消毒剂通用要求》WS 310.2—2016 指

出应根据皮肤状态正确选择和使用消毒剂。有研究显示，术前应综合考虑手术相关因素和病人个体情况，包括手术类型、切口类别、病人年龄、过敏史等，以制订个性化的感染预防策略。

推荐意见 2: **手术区皮肤消毒剂的选择应遵循有效性、安全性和经济性原则（证据 C，强推荐）。**

《中国手术部位感染预防指南》指出，在选择消毒剂时，要综合考量：①有效性，即能否有效杀灭手术部位可能存在的病原微生物；②安全性，包括对病人皮肤和组织的刺激性、是否会引起过敏反应等。例如，对于儿童手术应选用低浓度制剂，避免皮肤刺激；对于特殊创面如烧伤创面，应选择温和型消毒剂，以防止在消毒过程中对已经受损的组织造成进一步伤害。③经济性，即在满足前两者的基础上，选择成本相对较低的消毒剂，同时还要结合病人的具体情况，以实现最佳的感染预防效果。

2. 不同的手术部位推荐使用的消毒剂有哪些？

推荐意见 1: **眼部手术区消毒时，建议用 10% 聚维酮碘进行眼周皮肤消毒、5% 聚维酮碘进行结膜消毒（证据 B，强推荐）。**

研究显示，眼部手术区消毒时，用 10% 聚维酮碘进行眼周皮肤消毒、5% 聚维酮碘进行结膜消毒，相较于其他消毒剂，能显著降低术后眼内炎的风险。

推荐意见 2: **头面部手术推荐使用碘类消毒剂，注意防止药液流入眼、耳、鼻腔（证据 B，强推荐）。**

虽然氯己定醇复合制剂在许多手术类型中表现出较好的消毒效果，但对于头面部手术，碘伏类制剂由于其良好的组织相容性和较低的刺激性，更适合用于该部位的消毒。同时，由于头面部解剖结构的特殊性，如靠近眼、耳、鼻等重要器官，使用碘伏类制剂时需特别注意防止药液流入这些腔道，以免引起不良反应。

推荐意见 3: **胸腔手术推荐使用 2% 氯己定醇 +75% 酒精复合制剂，注意防止药液积聚引起皮肤损伤（证据 B，强推荐）。**

在胸腔手术等对消毒效果要求较高的手术中，2% 氯己定醇 +75% 酒精复合制剂能够提供更有效的皮肤消毒作用，从而降低术后感染风险。同时，由于该复合制剂具有一定的刺激性，使用时要注意防止药液在皮肤皱褶或低凹处积聚，以免引起皮肤损伤。

推荐意见4：腹部手术推荐使用2%氯己定醇复合制剂或碘伏（证据B，强推荐）。

在腹部手术等清洁-污染手术中，2%氯己定醇复合制剂和碘伏都是有效的术前皮肤消毒剂。而且，为了确保手术区域及周边皮肤的无菌状态，消毒范围应适当扩大，有助于降低术后感染的发生率。

推荐意见5：黏膜、会阴部、生殖器手术应首选稀释的碘伏溶液（证据B，强推荐）。

对于黏膜、会阴部、生殖器等敏感部位的手术，使用稀释的碘伏溶液（0.5%~1%）进行消毒是较为安全和有效的选择。这种浓度的碘伏能够在有效杀灭病原微生物的同时，最大程度地减少对黏膜的刺激和损伤。因为醇类消毒剂可能会对黏膜组织产生较强的刺激性，甚至引起损伤，所以在这些部位不建议使用醇类消毒剂，以保护组织免受不必要的伤害。

推荐意见6：关节和脊柱手术优选2%氯己定醇复合制剂，术前延长消毒时间至3~5min（证据B，强推荐）。

在骨科手术（包括关节和脊柱手术）中，2%氯己定醇复合制剂的消毒效果优于碘伏类制剂。此外，为了进一步提高消毒效果，降低手术部位感染风险，在关节和脊柱手术中建议将术前消毒时间延长至3~5min，以确保消毒剂能够充分作用于手术部位，发挥最佳的杀菌效果。

推荐意见7：手足部手术可选用碘伏或氯己定醇类制剂，需特别注意指/趾间皱褶部位（证据C，强推荐）。

碘伏和氯己定醇类制剂在预防手术部位感染方面都具有较好的效果，适用于手足部手术的消毒。由于手足部指/趾间存在较多的皱褶，这些部位容易成为细菌藏匿的场所，因此在消毒时需特别注意指/趾间皱褶部位，确保消毒剂能够充分覆盖，以达到彻底消毒的目的。

二、手术区皮肤消毒剂的使用

1. 皮肤消毒剂的使用方法是什么？

推荐意见1：复合制剂使用前应充分振摇，确保各成分混合均匀；使用时应待上一遍完全干燥后再进行下一遍，避免稀释（证据B，强推荐）。

AORN 推荐，在使用复合制剂消毒剂时，为了保证各成分能够充分发挥作用，使用前必须充分振摇，使各成分混合均匀。此外，在进行多遍消毒时，要等待上一遍消毒剂完全干燥后再进行下一遍涂抹，确保消毒剂的消毒效果。

推荐意见 2：氯己定醇类制剂需由内向外螺旋式涂擦 2~3 遍，每遍间隔至少 30s，总作用时间 2~3min（证据 B，强推荐）。

WHO 推荐，氯己定醇类制剂的使用应采用由内向外螺旋式涂擦的方式，进行 2~3 遍涂抹，每遍间隔不少于 30s，以确保消毒剂能够充分接触皮肤表面并发挥杀菌作用，总作用时间需达到 2~3min，这样才能有效降低手术部位的细菌负荷，减少感染风险。

推荐意见 3：碘伏类制剂需涂擦 2~5 遍，待色泽加深后再次涂擦，作用 3~5min（证据 B，强推荐）。

碘伏类制剂在使用时应涂擦 2~5 遍，当观察到皮肤表面的碘伏色泽逐渐加深后，再进行下一次涂擦，整个作用时间需维持在 2~5min。这是因为碘伏的杀菌效果与其在皮肤表面的停留时间和浓度有关，通过多次涂擦和足够的作用时间，可以确保碘伏能够有效杀灭皮肤表面的病原微生物，从而降低手术部位感染的发生率。

推荐意见 4：消毒剂完全干燥后再铺无菌单，避免消毒剂渗透（证据 C，强推荐）。

《中国手术部位感染预防指南》指出，在铺无菌手术单之前，必须等待消毒剂完全干燥，这样可以避免消毒剂渗透到无菌单下方，导致无菌区域受到污染，从而增加感染风险。

推荐意见 5：皱褶部位需充分展平后消毒，确保消毒剂均匀覆盖（证据 C，强推荐）。

身体的皱褶部位如指/趾间、腋窝、腹股沟等，由于其特殊的解剖结构，容易成为细菌藏匿的场所，且消毒剂不易均匀覆盖。因此，在对这些皱褶部位进行消毒时，应充分展平皮肤皱褶，确保消毒剂能够均匀地涂抹在皮肤表面，从而达到有效的消毒效果。

2. 特殊情况下的皮肤消毒剂选择和处理措施有哪些?

推荐意见 1:**过敏病人应详细询问过敏史,进行皮肤试验,选择合适替代消毒剂(证据 B,强推荐)。**

在面对过敏病人时,术前应详细询问病人的过敏史,并根据需要进行皮肤试验,以确定病人对哪些消毒剂成分过敏。随后,根据病人的过敏情况,选择合适的替代消毒剂,这样可以避免使用可能引发过敏反应的消毒剂,确保手术的安全性。

推荐意见 2:**感染切口应使用复合型消毒剂,延长消毒时间且扩大消毒范围(证据 C,强推荐)。**

《手术部位感染预防与控制专家共识》指出,对于感染切口,由于其细菌负荷较高,使用复合型消毒剂可以发挥多种有效成分的协同作用,增强消毒效果。同时,延长消毒时间和扩大消毒范围,能够更全面地杀灭切口及周边皮肤的病原微生物,降低感染扩散的风险。

推荐意见 3:**免疫功能低下的病人应选用广谱且长效的复合制剂,加强消毒效果(证据 B,强推荐)。**

免疫功能低下的病人由于自身免疫力不足,更容易发生感染,且感染后病情往往较为严重。因此,在为这类病人选择消毒剂时,应选用广谱且长效的复合制剂,这类消毒剂能够有效杀灭多种病原微生物,并且作用时间较长,可以为手术提供更持久的无菌保障,从而加强消毒效果,降低感染风险。

推荐意见 4:**有皮肤病变病人应选用温和型消毒剂,避免加重皮肤损伤(证据 C,强推荐)。**

对于有皮肤病变的病人,如皮肤破损、湿疹、皮炎等,应选用温和型消毒剂。因为这类病人的皮肤屏障功能已经受损,使用刺激性较强的消毒剂可能会加重皮肤损伤,导致疼痛、瘙痒、感染等不良反应。温和型消毒剂在有效消毒的同时,能够最大程度地减少对皮肤的刺激和损伤,保护病人的皮肤健康。

3. 常用的皮肤消毒剂是否可以加温使用?

推荐意见 1:**碘类消毒剂可以加温使用,但不建议超过 40℃(证据 B,弱推荐)。**

常见的碘类消毒剂中，其主要消毒成分为游离碘，有研究表明，碘类消毒剂加热至一定温度后，其有效碘含量增加，对金黄色葡萄球菌、大肠埃希菌和白色念珠球菌的杀菌率均为100%，加温至37~40℃，不影响消毒效果，同时可以减少对病人皮肤的冷刺激。但是加温超过40℃时，由于碘蒸汽的产生，使游离碘浓度下降，消毒作用降低，因此，碘类消毒剂可以加温使用但不建议超过40℃。

推荐意见2：过氧化物类、醇类等易燃类皮肤消毒剂不应加温使用（证据B，弱推荐）。

《过氧化物类消毒液卫生要求》指出，过氧化物类消毒液是指化学分子结构中含有二价基“—O—O—”的强氧化液，通过与微生物的成分发生氧化还原反应，破坏微生物的结构和功能，从而达到消毒灭菌的目的。过氧化物类消毒剂由于不具备耐热性，遇光、遇热易分解变质，降低其氧化能力，从而影响消毒效果，因此不建议加温使用。

《醇类消毒剂卫生要求》指出，醇类消毒剂是以乙醇和/或异（正）丙醇为杀菌成分的消毒剂，醇类消毒剂易燃，加热会挥发易燃气体，增加室内空气中的可燃性气体含量，贮存时应远离火源，置于阴凉、干燥、通风处。虽然国外也有相关研究证明，将醇类消毒液加温至36℃不影响消毒后细菌培养的阳性率及伤口感染率，但是对于火灾安全性的验证，尚无高质量文献证据支持，因此不建议加温。

推荐意见3：可使用液体加温设备进行加温，如恒温箱、液体加温柜等，不建议使用微波炉进行皮肤消毒剂的加温（证据B，强推荐）。

关于皮肤消毒剂加温的现有研究中，常用的加温设备有恒温箱、液体加温柜等，恒温箱能够精准控温，加热过程中受热均匀，可防止因温度不均而影响消毒液质量；液体加温柜具有安全性能高、加热效率高、可以兼容多种不同类型和规格的液体容器，便于操作和管理，同时，液体加温柜具有良好的密封性和保温性能，能够减少热量散失，降低能源消耗。目前尚无高质量文献证据或行业规范支持何种设备最优，各医疗机构可根据需求选择不同设备，在使用说明书的指导下正确、安全使用。

EORNA指出禁止使用微波炉加热皮肤消毒剂，因为使用微波炉加热液体时，若温度过高则会产生蒸汽，在密封的容器中随着蒸汽的不断产生，压力逐渐增大，直至容器破裂液体喷出，存在安全隐患。有研究显示，微波炉还存在加热不均匀的缺点。因此，不建议使用微波炉进行皮肤消毒剂的加温。

4. 皮肤消毒剂的过敏表现、处理措施及替代方案是什么？

推荐意见 1：**皮肤消毒剂过敏症状较轻时主要表现为局部反应，如红肿、皮疹、荨麻疹等，严重时可能表现为呼吸困难、喉头水肿、低血压、过敏性休克等（证据 B，强推荐）。**

推荐意见 2：**出现过敏时，应仔细辨别过敏原，一旦怀疑由消毒剂引起，应立即停用，并用生理盐水彻底清洗皮肤（证据 B，强推荐）。**

推荐意见 3：**如需继续消毒，可选择不含有病人过敏成分的其他消毒剂作为替代方案（证据 B，强推荐）。**

碘类过敏：部分病人可能对碘伏、聚维酮碘等碘类消毒剂过敏，其临床表现包括局部皮肤瘙痒、发红、水肿、皮疹，严重者可出现呼吸困难。对于碘类过敏病人，应立即停用含碘制剂，并用清水冲洗过敏部位，必要时使用抗过敏药物进行治疗，可选择 2% 氯己定醇溶液、苯扎氯铵类消毒剂等作为替代方案。

醇类消毒剂过敏：对乙醇、异丙醇等醇类消毒剂过敏的病人，可能会出现局部皮肤刺激、干燥脱屑、瘙痒、发红、接触性皮炎等症状。对于这类病人，应避免使用含醇类制剂，并根据皮肤反应情况进行对症处理，如保持皮肤湿润等，可选用单一碘伏溶液、单一氯己定溶液、水基型消毒剂等作为替代。

氯己定过敏：病人若对氯己定及其复合制剂过敏，可能会出现接触性皮炎、荨麻疹、血管性水肿，严重者可致过敏性休克。对于氯己定过敏病人，应立即停用氯己定类制剂，重症的病人需立即建立静脉通道，并及时救治过敏反应，可选择碘伏类消毒剂、季铵盐类消毒剂等其他替代消毒剂。

三、手术区皮肤消毒的方法

1. 手术区皮肤常规消毒顺序是什么？

推荐意见：**消毒时应遵循由清洁区向相对不洁区进行消毒的顺序（证据 B，强推荐）。**

WHO 明确指出，在手术部位皮肤准备过程中，要遵循正确的消毒顺序和范围要求，即从手术切口中心开始，向周围皮肤进行消毒，且消毒范围需足够广泛，以确保手术区域及周边皮肤的无菌状态，从而降低手术部位感染风险。《手术室护理实践指南》(2024 年版)指出，进行手术区皮肤消毒时应遵循由清洁区向相对不洁区消毒的顺序。因此，对于清洁手术，应采用离心型消毒即以手术切口为中心，由内向外，避免将周围皮肤的细菌带到切口处，最大限度地减少手术区感染风险。

2. 特殊情况下皮肤消毒顺序是什么？

推荐意见：**对于污染手术或肛门、会阴处手术，应以手术切口为中心，自外而内进行消毒(证据 B，强推荐)。**

对于污染手术或肛门、会阴处手术，应采用向心型消毒，这是因为污染手术的切口周围可能已经存在病菌，肛门、会阴处本身也有大量的常驻菌和潜在病原菌，自外而内的向心型消毒，可以避免在消毒过程中把病菌扩散到更大的区域，有助于控制感染范围，降低术后感染发生率。

3. 手术区皮肤消毒范围是什么？

推荐意见：**消毒范围应超过手术切口周围 15cm(证据 B，强推荐)。**

《医疗机构消毒技术规范》(WS/T 367—2012)明确指出无论是清洁手术还是污染手术，消毒在手术野及其外扩展≥15cm，关节手术消毒范围应超过上或下一个关节。每次消毒均不超过前一遍的消毒范围。即使手术过程中无菌单稍有移位，也不会使相对污染区的细菌进入清洁区。如切口有延长的可能，应事先扩大皮肤消毒范围，以确保延长后的切口周围依然有足够的无菌区域，避免因消毒范围不够而增加感染风险。

常见手术区皮肤消毒范围见表 7-1。

表 7-1　常见手术区皮肤消毒范围

手术区	消毒范围
头部手术	头部及前额
颈前部手术	上至下唇、下至乳头，两侧至斜方肌前缘

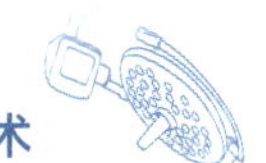

续表

手术区	消毒范围
颈椎手术	上至颅顶、下至两腋窝连线
锁骨手术	上至颈部上缘，下至上臂上 1/3 处和乳头上缘、两侧过腋中线
食管、肺手术	前后过正中线，上肩及上臂上 1/3，下过肋缘，包括同侧腋窝
乳房手术	前至对侧锁骨中线，后至腋后线，上过锁骨及上臂，下过脐平行线
上腹部手术	自乳头至耻骨联合平面，两侧到后线
腹股沟和阴囊手术	上到脐平行线，下至大腿上 1/3，两侧至腋中线
肾部手术	前后过正中线，上至腋窝，下至腹股沟
胸椎手术	上至肩，下至髂嵴连线，两侧至腋中线
腰椎手术	上至两腋窝连线，下过臀部，两侧至腋中线
四肢手术	手术区周围消毒，上下各超过一个关节
髋关节手术	前后过正中线，上至剑突，患肢远端至踝关节上方，健肢远端至膝关节
会阴手术	耻骨联合、肛门周围及臀、大腿上 1/3 内侧

（付　琴　丁佳骏　杜青青　范明思）

第六节　手术铺单

手术铺单是指在手术过程中为确保手术区域的无菌状态，防止感染，将无菌手术单铺置于消毒后的手术部位，建立无菌屏障的过程。旨在阻隔手术中病人皮肤毛囊内的常驻菌进入手术切口，最大限度地减少微生物从未消毒区域到无菌区域的跨越，是预防 SSI 的基本措施。

一、手术铺单的材质与操作原则

1. 应优先选择什么材质的手术铺单？

推荐意见：可优先选择长聚酯纤维类材质的手术单（证据 B，强推荐）。

《医用手术单、手术衣和洁净服 第 1 部分：通用要求》（YY/T 0506.1—2023）中指出手术单应满足标准性能和高性能要求，同时宜柔软，具备阻液体穿透的能力，能够抵抗穿刺、撕裂。目前，手术室常用的手术铺单材质主要有以下几种类型：棉布、一次性无纺布和长纤聚酯纤维布。①棉布柔软、透气性好、韧性强、悬垂性好、可多次反复使用，但棉布防水性能差，使用巾钳或缝合固定会造成布单的损耗，且棉纤维易老化变形，会出现肉眼难以发现的小孔，导致其阻隔性能降低，并且，在铺单过程中棉布质绒毛容易落絮，增加洁净空气中的尘埃粒子数，空气细菌总数增高。②一次性无纺布是一种阻菌及防水能力强、不产生尘屑与破碎纤维的合成材料，具有阻燃、无静电、不易浸湿等特点，但其材质脆弱，抗撕裂性差，悬垂性差，不易固定，并且使用过程中会产生大量的医疗废弃物，与环境效益相悖。③长纤聚酯纤维是一种新型高密度医用纺织材料，具有疏水性、透气好、韧性好、抗静电以及不产絮等特点，可多次重复使用，已通过中国、欧洲等国家关于手术铺单材质的标准，同时只需铺置 1 层即能达到阻隔效果。相较于一次性无纺布铺单和棉布类铺单，长纤聚酯纤维铺单抗撕裂、透气性更佳，更有利于预防手术部位感染。

2. 进行手术铺单时应遵循哪些原则？

推荐意见 1：应遵循先污后洁的原则进行铺置（证据 B，强推荐）。

依据《外科护理学》（第 7 版）和《手术室护理实践指南》（2024 年版），在铺置切口单时，先铺相对不洁区（如下腹部、会阴部），最后铺靠近操作者的一侧。因为先铺相对污染区域能将存在的污染物局限在特定区域，阻止污染物向清洁区域扩散，最后铺操作者自身侧，可避免在铺巾过程中未穿无菌手术衣的操作者触碰到已铺好的无菌单，从而降低感染风险。

推荐意见 2：铺单的范围应满足既要暴露手术切口，又要尽量减少切口周围皮肤的暴露（证据 B，强推荐）。

《手术室护理实践指南》（2024 年版）中明确指出手术铺单范围既要充分显露手术切口利于术者操作，又要减少切口周围皮肤暴露过多而增加切口感染风险。随着手术时间的延长，消毒剂的抑菌效果逐渐减弱，皮肤深层的毛囊、汗腺及皮脂腺中仍可残留细菌，增加细菌向切口转移的风险。因此，手术切口巾的内侧缘距离手术切口线 2~3cm 铺置，铺置的手术野范围不得超过消毒范围；同时，手术铺单上方头端应覆盖麻醉架、下方足端覆盖器械托盘及床尾，手术单应悬垂至手术床左右缘 30cm 以上，距地面超过 20cm，以维持无菌屏障的完整性及操作容错性，有助于手术部位感染的防控。

二、手术铺单方法

1. 手术铺单操作有哪些注意事项？

推荐意见 1：已铺置好的无菌手术单不可随意移动（证据 A，强推荐）。

《手术室护理实践指南》（2024 年版）中指出，已铺置好的无菌手术单不可随意移动，如手术单向内移动，可将外部污染源带入无菌区域，增加感染风险。因此，要求不可随意移动已铺置好的无菌手术单。为了保持手术区的无菌性，若需调整，应从手术区向外移动，但不可超过消毒范围，避免污染无菌区域。

推荐意见 2：严禁夹持、缝合、切割手术单（证据 C，强推荐）。

《软器械建立手术无菌屏障专家共识》中要求严禁夹持、缝合、切割软器械类的手术单，以免破坏其防护性能。如果对手术单进行夹持、缝合、切割等操作，会使其出现破损、孔洞等。有研究显示，对于破损的手术铺单进行缝合，会进一步降低其防护性，微生物就有可能通过这些破损处进入手术区域并且不易被发现，从而增加手术部位感染风险。

2. 什么情况下应加盖无菌手术单？

推荐意见 1：无菌手术单疑似被污染或破损时，应加盖无菌手术单（证据 B，强推荐）。

推荐意见 2：无菌手术单被液体浸湿时，应加盖无菌手术单（证据 B，强推荐）。

推荐意见 3：在无菌区域内使用仪器设备时，应加盖无菌手术单（证据 B，强推荐）。

《一次性手术铺单使用》（T/CAME 66—2024）中提到术中无菌铺单疑似被污染或破损时，应立即加盖或更换无菌铺单。《手术室护理实践指南》（2024 年版）中指出，无菌手术单被液体浸湿时或在无菌区域中使用仪器设备时，应加盖无菌手术单。维持手术区域的无菌状态对于保障病人安全、预防感染至关重要。保证手术铺单的完整性，是保证防护性能的基本要求。另外，有研究显示，浸湿的无菌手术单容易滋生细菌，继续使用会导致SSI的发生，及时更换或加盖无菌单可有效防止细菌入侵伤口，维护手术区域的无菌性；在无菌区域中使用到仪器设备，如C型臂机，需加盖无菌手术单或保护套，以防止设备破坏无菌屏障，污染手术区域，同时也可保护仪器设备本身。

（张增梅　姜　雪　王晓霞）

第八章 无瘤技术

无瘤技术是指在恶性肿瘤手术中为减少或防止肿瘤细胞的脱落、种植和播散而采取的一系列措施，其目的是防止肿瘤细胞沿血管、淋巴管扩散及在创面种植。严格的无瘤技术可以最大程度地减少或防止肿瘤细胞或有种植潜能的细胞医源性播散、术后局部复发和远处转移。临床实践中无瘤技术的规范化应用仍面临挑战，不同术式、不同场景下的操作尚需系统梳理与循证指导。本章节以循证医学为基础，系统整合权威教科书、国内外临床实践指南、专家共识及高质量临床研究证据，将无瘤技术分为三部分，即无瘤技术概述、开放手术无瘤技术、内镜手术无瘤技术，明确标注证据等级与推荐强度，旨在为手术室管理者及手术团队成员在无瘤技术规范操作方面提供指导和依据。

第一节　无瘤技术概述

手术人员必须充分认识无瘤技术的重要性，针对临床医源性肿瘤转移问题，术中应严格遵守无瘤原则，实施无瘤技术操作将肿瘤细胞与正常组织隔离，以防止或减少肿瘤细胞脱落、种植和播散，有效降低肿瘤局部复发和远处转移的风险，提高病人生存率。

一、无瘤技术的适用范围及选择时机

1. 无瘤技术适用于哪些手术?

推荐意见 1: **适用于恶性或可疑恶性肿瘤手术的全过程(证据 B,强推荐)。**

恶性肿瘤具有浸润和转移的生物学特性,细胞可突破基底膜,侵入到周围正常组织,也可通过血液、淋巴或种植途径扩散到远处器官,引发肿瘤转移和复发。研究表明,手术中随着肿瘤组织和相关血管的破坏,部分肿瘤细胞可进入血液中,血液中肿瘤细胞数量与病人的存活率呈负相关。在肿瘤手术中,应强化手术人员无瘤观念,规范操作,减少或防止肿瘤的转移和种植。

推荐意见 2: **适用于有肿瘤细胞种植、侵袭和复发倾向手术的全过程(证据 B,强推荐)。**

手术中有种植潜能的肿瘤细胞发生脱落或播散,导致局部复发或远处转移,严重影响病人预后,如卵巢子宫内膜样囊肿具有侵袭性生长和易复发特性,卵巢黏液性囊腺瘤存在种植转移和复发风险,子宫内膜细胞可以直接种植播散等。因此,有种植、侵袭和复发倾向的手术应严格遵循无瘤原则,建立相对"有瘤区"与"无瘤区",手术全程采用无瘤技术,降低肿瘤种植风险。

2. 无瘤技术操作开始的时机是什么?

推荐意见: **切开肿瘤组织或可种植组织时应采取无瘤技术操作(证据 A,强推荐)。**

进行肿瘤组织或可种植组织切开时,术中的牵拉、分离等操作会增强肿瘤组织内部机械压力及表面张力,使肿瘤细胞通过微血管及微小淋巴管发生转移,在新的部位附着生长,形成肿瘤转移灶。因此,切开可种植组织及肿瘤组织时,洗手护士应开始实施一系列无瘤技术操作,将可疑组织与正常组织分离,降低种植和转移的风险。

二、肿瘤手术切口的管理

1. 如何保护手术切口?

推荐意见 1: 应使用切口保护装置或纱布垫保护手术切口(证据 C,强推荐)。

为避免脱落的肿瘤细胞种植于手术切口,引起医源性扩散,手术中应根据切口的大小选择型号合适的一次性切口保护装置。切口保护装置应紧密附着于腹膜,有效隔离切口与周围组织,防止血液、体液、冲洗液渗透。《肺部恶性肿瘤手术隔离技术专家共识》建议,手术中应使用切口保护装置,有效防止肿瘤细胞污染手术切口,降低手术切口肿瘤细胞种植发生率。此外,在切开皮肤及皮下脂肪层后,也可在手术切口边缘使用盐水纱布垫遮盖,以保护腹膜及切口,避免局部种植。切开腹膜后,在切口两边用纱布垫与腹膜缝合,保护腹膜、预防肿瘤细胞扩散、种植。若切口周围纱布受到污染应及时更换。

推荐意见 2: 可能接触肿瘤组织的手术切口,应及时加盖无菌单(证据 B,强推荐)。

肿瘤切除过程中,手术切口至器械台应加铺无菌巾,以保护手术区域。若切口周围敷料受到污染或被病人血液、体液、冲洗液浸湿,应及时更换。肿瘤取出后,切口周围应重新铺无菌单。AORN 实践指南建议对于可能接触过恶性肿瘤组织的手术切口应及时加盖新的无菌单,预防脱落的肿瘤细胞种植在手术切口。

2. 如何冲洗手术切口?

推荐意见: 建议使用聚维酮碘水溶液冲洗切口(证据 C,弱推荐)。

肿瘤细胞可脱离原发病灶,通过各种方式播散到其他组织,具有侵入性、生长性、增殖性的特点,易在新鲜创面种植,形成与原发肿瘤性质相同或相近的继发肿瘤。手术切口易沾染脱落的肿瘤细胞,冲洗切口是减少种植转移的重要措施。研究显示,聚维酮碘对肿瘤细胞有杀伤作用,可促进细胞凋亡。使用聚维酮碘水溶液冲洗手术切口,能有效预防肿瘤细胞的种植。

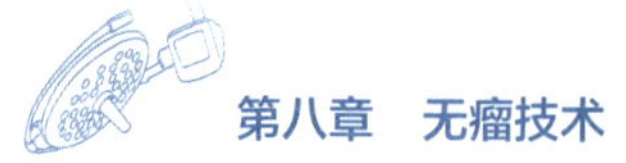

三、肿瘤手术器械的管理

1. 如何处理术中接触肿瘤的器械？

推荐意见：**手术器械应严格分区放置（证据 B，强推荐）。**

肿瘤手术中，手术器械因接触肿瘤而被污染，若在随后的重建或缝合过程中继续使用这些器械，将导致肿瘤细胞在局部或远处组织的种植。AORN 建议，接触肿瘤的器械禁止再用于正常组织。手术中应避免有瘤区与无瘤区器械的交叉使用，降低医源性肿瘤转移的风险。术中应准备足够数量的手术器械，将器械进行分组、分别放置，在术中不同时机使用不同器械；宜配备两张器械台，一张器械台放置未被污染的手术器械，另一张器械台放置污染的器械，不得混用。用于切除肿瘤的电钩、超声刀等不可再用于腹壁切口。若手术中需要先留取快速病理标本再行根治术，可先用部分器械获取病理标本，待病理检查确认后更换器械进行根治术。

2. 接触过肿瘤的手术器械如何进行清点？

推荐意见：**应借助未污染器械辅助清点，不可用手直接接触污染器械进行清点（证据 C，强推荐）。**

手术器械因接触肿瘤而携带肿瘤细胞，手术过程中应严格执行无瘤技术操作，将接触肿瘤的器械和物品放置于有瘤区，与其他器械物品分开。物品清点过程中，洗手护士应借助未污染器械辅助清点有瘤区器械，不可用手直接接触污染的器械。

3. 如何避免切除的肿瘤标本和接触肿瘤的器械污染正常组织？

推荐意见：**术中应用隔离盘建立有瘤区域（证据 B，强推荐）。**

使用沾染肿瘤细胞的手术器械是导致肿瘤转移的原因之一，也是肿瘤复发的高危因素。AORN 指南指出，在切除肿瘤组织前应准备专用的隔离盘，建立有瘤区域，用于放置手术切除需暂存的肿瘤标本和直接接触肿瘤的手术器械。盛放肿瘤标本的隔离盘应具有防液体渗漏功能，隔离盘通过建立物理屏障，将肿瘤标本、被污染的器械与未污染器械区分，预防肿瘤细胞的传播和转移。

四、肿瘤手术敷料的管理

1. 如何管理手术敷料?

推荐意见1：切除肿瘤时，应采用隔离保护措施（证据C，强推荐）。

切除肿瘤时手术医师应用纱布垫包裹肿瘤组织，使之与正常组织隔离；当发现肿瘤破溃，应在肿瘤周围垫纱布，避免对周围组织及器官造成污染。肿瘤离体后应放于洗手护士准备的隔离盘内，置于有瘤区，不可用手直接接触。

推荐意见2：接触肿瘤或疑似接触肿瘤的手术敷料应及时更换（证据C，强推荐）。

腹腔内脱落的游离肿瘤细胞是手术敷料的主要污染源，其黏附到与之接触的手术敷料上，再次使用污染的敷料会引起新的脱落种植，导致肿瘤细胞播散，增加种植机会。研究显示，纱布垫因其网格间隙的结构特点更易黏附肿瘤细胞。因此在探查腹腔、切除肿瘤后，手术人员应及时更换接触过肿瘤的纱布垫。内镜镜头及器械应使用专门的纱布进行擦拭。肿瘤切除后，应撤去有瘤区的物品，包括接触肿瘤的纱布垫、擦拭器械的湿纱布等，禁止徒手拿取。

2. 手术人员更换手套的时机?

推荐意见：接触肿瘤或疑似接触肿瘤或与肿瘤直接接触的器械及敷料后，手术人员应及时更换无菌手套（证据B，强推荐）。

由于探查、切割或挤压等操作，使邻近毛细淋巴管管腔扩张、内皮细胞间连接开放，肿瘤细胞会从切断的血管、淋巴管处溢出，附着于接触的无菌手套上。同时无菌手套也会接触到病人的血液、体液等，导致手套污染，增加医源性肿瘤细胞种植的风险。研究发现，接触肿瘤的无菌手套可以培养出具有生长活力的肿瘤细胞，这些细胞具有完整的细胞膜、细胞质和细胞核，可发生远处播散。

AORN 指南建议，接触肿瘤后应及时更换无菌手套，降低肿瘤细胞转移扩散的风险。

（赵 鑫　廉爱玲　刘艳玲）

第二节　开放手术无瘤技术

肿瘤细胞具有脱落、种植和播散的生物学特性，手术操作容易增加肿瘤医源性转移和扩散的风险。因此在外科手术过程中应采取一系列的无瘤技术操作，将肿瘤细胞、种植细胞等与正常组织隔离，最大限度地减少肿瘤细胞的扩散和远处转移的风险。

一、肿瘤切除的术中管理

1. 肿瘤切除过程如何实施无瘤技术？

推荐意见 1：切除肿瘤时应使用电外科设备（证据 C，弱推荐）。

切除肿瘤时，肿瘤细胞会从血管、淋巴管的断端游离，从而发生微小癌栓转移。电外科设备能够产生高频电流并通过调节各种参数（包括电流波形、功率设置、电流传输持续时间等）迅速加热周围组织达到组织切割和凝固的效果，在减少组织出血的同时凝闭小的淋巴结和血管，减少肿瘤细胞进入脉管的机会，切断肿瘤细胞血行转移途径。

推荐意见 2：体腔探查时，若存在胸腔积液/腹腔积液，应及时吸除（证据 C，强推荐）。

恶性肿瘤可导致或促进胸腔积液/腹腔积液形成，存活的恶性肿瘤细胞会脱落到胸腔积液/腹腔积液中，随着积液流动增加肿瘤细胞种植转移的风险。因此术中发现存在胸腔积液/腹腔积液时，应协助手术医师及时迅速吸除，必要时提供两套吸引装置，减少脱落肿瘤细胞播散、种植。

推荐意见 3：若使用切割吻合器，洗手护士在拆卸、更换钉仓或钉匣时不可用手直接接触（证据 C，强推荐）。

切割吻合器使用中因接触肿瘤组织而受到污染。依据《肺部恶性肿瘤手术隔离技术专家共识》的推荐意见，洗手护士在拆卸、更换钉仓或钉匣时不可用手直接接触，也不可直接接触使用后的吻合器，暂时不用时应将切割吻合器放于有瘤区，如无菌手套被污染或疑似污染，应及时更换。

2. 肿瘤破溃时，如何保护周围组织？

推荐意见：若发现肿瘤破溃，应将肿瘤组织与正常组织进行物理隔离（证据C，弱推荐）。

术中将肿瘤组织与正常组织进行物理隔离，能有效预防恶性肿瘤细胞或生长潜能未定的细胞在新鲜创面的播散种植。若发现术中肿瘤已破溃，应注意保护周围组织，迅速清理干净肿瘤组织，用纱布垫包裹肿瘤破裂面，将其与正常组织及其他创面隔离，尽量减少进一步污染。也可在肿瘤表面涂抹生物胶，涂抹后迅速形成薄膜或凝胶状屏障，直接覆盖破溃创面，阻隔肿瘤组织渗出，有效预防肿瘤细胞的脱落、播散转移。

二、病理标本的术中管理

1. 如何应用无瘤技术处理病理标本？

推荐意见1：病理标本取出后，应单独处理并保持湿润（证据B，强推荐）。

病理标本离体后，应单独放置于有瘤区隔离盘内，防止肿瘤细胞的污染和扩散。AORN指南推荐，手术中应保持标本湿润，防止标本长时间暴露在空气中，出现自溶、结构损伤和细胞变形等变化，影响病理诊断结果。术中病理标本离体后，若不立即送检，应根据标本的类型、体积、数量选择合适的容器盛装，在放置标本容器中加入少量生理盐水溶液，或用湿盐水纱布包裹标本组织保持标本湿润。

推荐意见2：切除的淋巴结应即刻装入取物袋并封闭（证据C，强推荐）。

恶性肿瘤手术中进行淋巴结清扫术，需遵循无瘤技术原则。淋巴结的切除应遵循“自上而下、由外向内、从浅到深、连续整片切除”的原则；应锐性切除，避免钝性撕拉；避免分块切除淋巴组织；避免挤压肿大淋巴结组织，对肿大或疑似转移的淋巴结周围的淋巴管进行凝闭。洗手护士应密切关注手术进程，切除的淋巴结要立即装入型号合适的取物袋并封闭袋口，取出的淋巴结应放置在有瘤区，严禁在体腔内或手术台上对淋巴结等组织进行解剖分组，避免造成污染。

推荐意见3：淋巴结清扫后应及时更换器械（证据C，强推荐）。

复用沾染肿瘤细胞的手术器械是导致肿瘤转移的原因之一。术中需清扫的淋巴结可能存在肿瘤转移，因此术中清扫淋巴结的器械应视为“有瘤”物品，在淋巴结清扫后应及时更换，并将污染器械放置于有瘤区，不再重复使用，尽量降低因器械污染导致肿瘤转移的风险。

2. 如何留取快速病理标本？

推荐意见：留取快速病理标本应在有瘤区操作，操作完成后立即更换无菌手套和器械（证据C，强推荐）。

由于恶性肿瘤具有浸润性生长、早期转移的特点，除原发灶以外，其邻近组织、血管和淋巴管中亦存在游离的肿瘤细胞，显微镜下可发现手术切缘平面有残留的肿瘤细胞。研究显示，肿瘤手术切缘阳性率约为10%，阳性切缘可能污染与之接触的手术器械，因此应将切缘组织视同肿瘤组织对待。留取快速病理标本时，应在有瘤区切取病理标本后装入标本袋，做好标记立即送检。在留取快速病理标本后，立即更换无菌手套及相关器械，最大限度降低医源性肿瘤转移的风险。术中存在多个待检病灶时，切取标本的器械、刀片、敷料不应混用，以避免污染标本，影响病理诊断。

三、冲洗液的术中管理

1. 盆腔手术时冲洗液种类的选择？

推荐意见：应用蒸馏水或生理盐水反复冲洗盆腔（证据C，强推荐）。

盆腔冲洗是减少肿瘤医源性转移的重要因素。关闭切口前对盆腔进行充分的冲洗，既有助于保持清晰的手术视野，还能最大限度地清除手术创面残留的坏死组织、血凝块、受污染液体以及脱落的肿瘤细胞等，可以有效减少手术部位肿瘤细胞的种植性转移。目前临床常用的冲洗液包括蒸馏水、生理盐水和抗癌药物溶液等。低渗溶液如蒸馏水对肿瘤细胞的抑制作用优于生理盐水。当肿瘤细胞处于低渗环境中，细胞内外渗透压差可使肿瘤细胞直接发生肿胀、破碎和溶解，这种渗透性细胞溶解作用有助于减少术中肿瘤细胞的种植。因此，盆腔手术中进行冲洗时宜使用蒸馏水，以降低肿瘤细胞种植、播散的概率。

2. 盆腔手术时冲洗液温度的选择？

推荐意见：冲洗液应加热到 38~43℃（证据 B，强推荐）。

手术冲洗过程中，应保证冲洗液维持一定温度。研究指出，加热到 41℃以上的冲洗液对肿瘤细胞有直接的毒性作用。当冲洗液加温至 43℃进行术野冲洗，并保留 3~5min，可以裂解肿瘤细胞膜，使肿瘤细胞失去活性，有效减少肿瘤细胞的种植。AORN 指南强调，使用室温液体冲洗可能会引起围手术期低体温发生，导致不良结局如手术部位感染、失血量增加、压力性损伤及药物代谢减慢等。因此，冲洗液应加温到 38~43℃后再对手术病人进行冲洗。

四、子宫手术的术中管理

1. 如何预防子宫内膜异位症？

推荐意见 1：切开子宫前应保持负压吸引器通畅（证据 C，强推荐）。

子宫内膜异位症是具有活性的子宫内膜组织（腺体和间质）出现在子宫体以外的部位，是育龄期女性常见病及多发病，虽呈良性病变，但具有类似恶性肿瘤的种植、侵蚀及远处转移能力。因此，子宫手术应严格执行无瘤技术操作规范，防止子宫内膜残留至手术切口造成医源性种植、防止宫腔及阴道内容物污染体腔及手术切口。研究显示，既往剖宫产手术是子宫内膜组织腹壁播种的独立危险因素。当切开子宫时，外溢的羊水很容易将子宫内膜细胞运输到肌肉、皮下和表皮切口的各个角落，并在适当的营养和激素环境下增殖。因此，产妇腹壁切开后、子宫切开前，应提前准备好负压吸引器，并保持管路通畅。子宫切开后，应控制性使羊水缓慢流出并迅速吸尽，防止羊水外溢。

推荐意见 2：切开子宫的刀片、缝合子宫的缝针等禁止再次使用（证据 C，强推荐）。

剖宫产手术时手术器械、敷料和缝针等可将游离的子宫内膜碎片携带至腹壁切口处，在手术切口部位种植生长。因此应在切开子宫前放置切口保护装置作为物理屏障，保护切口边缘，避免宫腔内血液或羊水污染。切开子宫的刀片、缝合子宫的缝针线束等避免重复使用，缝合腹壁各层（包括皮肤、皮下、筋膜和肌肉）时，应更换手术器械和敷料。

推荐意见 3：为预防子宫内膜破损、组织细胞脱落，缝线不应穿透子宫内膜层（证据 C，强推荐）。

缝合子宫时切忌操作用力过大，应减少对子宫内膜的刺激，避免子宫内膜的脱落及种植。《腹壁子宫内膜异位症诊治和预防专家共识（2024 版）》建议，应避免将子宫内膜一起全层缝合。第一层连续缝合子宫肌层；第二层为浆肌层连续包埋缝合。缝线尽量不要穿透子宫内膜层，缝合子宫所使用的可吸收缝线不能用于缝合其他组织，预防子宫内膜细胞的残留及种植。

推荐意见 4：避免重复使用接触羊水后的器械和物品（证据 B，强推荐）。

产科手术过程中，接触过羊水的器械和物品能将具有活性的子宫内膜细胞转移到切口处，造成子宫内膜种植，形成腹壁切口子宫内膜异位症。因此，术中进入宫腔的器械和物品均不能再接触腹壁切口。接触羊水的器械使用后应放置于隔离区域，不再使用。如不慎触及，应立即更换无菌手套。由于纱布及纱布垫的亲水性较强，胎儿取出时羊水、蜕膜及子宫内膜等组织可透过纱布或纱布垫，增加子宫内膜残留的机会，因此手术中避免用纱布或纱布垫擦拭羊水，如必须擦拭时，接触羊水后的纱布或纱布垫不可再用，严禁用手直接接触，应使用器械夹取后弃之。羊水吸净、宫腔操作结束后，所有手术人员应更换无菌手套，更换吸引器头，撤去接触羊水的所有器械物品，避免子宫内膜细胞残留，使用手术前预留的器械缝合腹膜及腹壁各层。

推荐意见 5：接触过胎盘的器械应放置于有瘤区（证据 C，弱推荐）。

子宫内膜细胞可以通过手术器械传播到腹部切口，并在腹壁种植生长。接触胎盘的器械应放置于隔离区域，不再重复使用，严禁用手直接接触，避免子宫内膜细胞残留。使用组织钳、卵圆钳夹取盐水纱布或聚维酮碘纱布进行宫腔擦拭，清除残余胎盘组织时，应注意先擦拭子宫切口处，再擦拭宫腔，擦拭宫腔后的盐水纱布不应再接触其他部位组织。操作结束后，所有手术人员应更换手套，撤去接触胎盘所用的器械，使用手术前预留的器械进行缝合。

2. 人工流产时，负压吸引压力如何选择？

推荐意见：人工流产时，负压应维持在400~500mmHg（证据C，强推荐）。

负压吸引术是终止早期非意愿妊娠和病理妊娠的主要方法。在手术过程中，负压过高、吸引时间过长等因素，均会对产妇的宫腔带来不同程度损伤，因此合理控制负压及适度吸刮是有效的预防措施。2023年《早期妊娠手术流产围手术期女性生育力保护中国专家共识》推荐，负压应维持在400~500mmHg（1mmHg=0.133kPa）。进出子宫颈口时，应折叠连接管，避免负压形成，减少子宫颈管损伤和粘连。术中应尽可能减少宫腔内吸引次数，建议顺时针或逆时针方向吸刮宫腔1~2圈。若未能感觉到宫壁粗糙，则可控制负压维持在200~300mmHg，避免突然拔出吸管时，过高负压将内膜碎片、宫腔血液吸入腹腔。手术结束之前，对吸出物进行常规检查，观察其中是否存在绒毛、胚囊等组织，以确定是否吸干净。

（赵　鑫　林　珂　丁英宁）

第三节　内镜手术无瘤技术

随着手术技术的不断发展，腹腔镜手术已被广泛应用于肿瘤的诊断和治疗。腹腔镜手术具有切口小、出血少、术后恢复快及住院时间短等优点，但也存在特有的并发症，其中之一就是腹腔镜穿刺孔部位转移（port-site metastasis，PSM）。目前PSM发生机制尚不清楚，一般认为是多因素协同作用，包括穿刺孔部位的肿瘤直接污染与种植、肿瘤细胞的雾化效应、烟囱效应、CO_2气腹效应、全身及局部免疫反应、手术操作等因素。因此，手术全程应严格遵循无瘤原则，预防PSM的发生。

一、内镜手术预防切口肿瘤细胞种植的措施

1. 如何应用无瘤技术预防PSM？

推荐意见1：保持腹壁切口和穿刺器套管的密封性（证据C，强推荐）。

腹腔镜手术中脱落的肿瘤细胞在腹腔中以气溶胶形式存在，具有转移的潜在风险。由于术中穿刺器与穿刺孔之间存在间隙或穿刺器滑脱，导致穿刺孔处形成高速气流，引起烟囱效应，促使肿瘤细胞外溢种植在穿刺孔部位。2023 年《妇科恶性肿瘤腹腔镜穿刺孔部位转移中国专家共识》中给出的推荐措施包括：在建立气腹时，应尽可能减小穿刺器与腹壁之间的缝隙，避免引起烟囱效应；置入第一个穿刺器时，应在穿刺针相同部位插入，并遵循大致相同的方向和角度，避免潜行置入，造成穿刺孔周围更大范围的筋膜损伤；穿刺成功后，应将穿刺器固定或使用防滑穿刺套管，防止穿刺器套管意外脱落和漏气；术中注意保护穿刺孔，避免穿刺器反复进出。同时应随时检查切口和穿刺器套管的密封性，如出现气腹压力持续偏低、穿刺孔或套管密封圈处有漏气声时，应及时查找原因。PSM 通常发生在腹壁切口深部，建议关闭腹腔时在 10~12mm 穿刺器的穿刺孔处采用闭合筋膜的方式缝合穿刺孔，以预防 PSM 的发生。

推荐意见 2：拔出穿刺器前，应先排尽腹腔内气体（证据 C，强推荐）。

腹腔镜手术过程中，穿刺器滑脱或反复进出，不仅会造成烟囱效应，而且会增加肿瘤细胞直接污染和种植在穿刺孔部位的概率。腹腔镜操作结束时，撤去 CO_2 气腹，应打开套管阀门使 CO_2 排净后再拔出穿刺套管，不要通过切口或穿刺孔直接排气，避免腹腔压力骤然降低，引起烟囱效应，造成 PSM。

2. 内镜下如何取出病理标本？

推荐意见 1：应使用取物袋取出病理标本（证据 B，强推荐）。

病理标本取出前，洗手护士应准备型号符合标本体积的无菌密闭式取物袋，协助手术医师将病理标本装入取物袋，再从体腔取出，避免病理标本长时间放置于腹腔。2023 年《结直肠肿瘤经自然腔道取标本手术指南》要求，取标本前须置入取物袋，避免标本与正常组织接触，同时取标本过程中需轻柔缓慢操作，避免暴力拉拽破坏取物袋完整性，最大程度避免肿瘤细胞种植转移。

推荐意见 2：若标本需要分碎时，应在密闭式取物袋中进行（证据 C，强推荐）。

2020 年中国医师协会妇产科医师分会妇科肿瘤专业委员会发布《实施腹

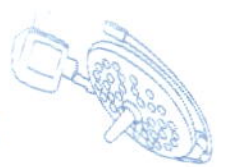

腔镜下子宫（肌瘤）分碎术的中国专家共识》中建议，标本取出过程中若标本过大需要在体内进行组织分碎时，应在密闭的取物袋中进行。因为标本分碎时会产生微小的组织碎片、肿瘤组织等，这些肿瘤碎片和细胞若脱落于腹盆腔中，可造成肿瘤种植转移。因此，在标本分碎前后洗手护士应仔细检查取物袋的密闭性，若分碎过程中取物袋出现破损，应及时更换；若分碎结束后发现取物袋破损，应仔细探查盆腹腔是否有标本碎屑遗漏，并使用至少3L蒸馏水或生理盐水反复仔细地冲洗盆腹腔。此外，对于切除子宫经阴道取出标本的手术，应将标本装入取物袋后取出，必要时可经阴道于取物袋内切碎后取出。

二、内镜手术气腹的管理

1. 内镜下如何选择 CO_2 气腹温湿度？

推荐意见：应采用加热、加湿的 CO_2 气腹（证据C，强推荐）。

CO_2 因具有惰性、可及性、易吸收性等优点，是腹腔镜手术常用的气体。目前手术使用 CO_2 气体是干冷的（温度20~21℃，相对湿度0.000 2%），这与腹腔内环境（温度36℃，相对湿度100%）完全不同。《妇科恶性肿瘤腹腔镜穿刺孔部位转移中国专家共识（2023版）》中推荐，加温、加湿的 CO_2 气体可显著减少腹膜损伤和粘连形成，降低肿瘤细胞的雾化状态，减少肿瘤细胞的种植。

2. 内镜下如何选择 CO_2 气腹压力？

推荐意见1：应采用低压力≤14mmHg CO_2 气腹（证据C，强推荐）。

高流量、高压力气腹会影响腹膜组织的正常代谢及局部免疫功能，可促进肿瘤细胞的黏附和生长。长时间、高压力的 CO_2 气腹，可以促进肿瘤细胞的迁移能力。《手术室护理实践指南》（2024年版）中提出，内镜下应尽量缩短气腹持续时间，术中调节气腹压力≤14mmHg，流量<5L/min，预防肿瘤细胞的种植转移。

推荐意见2：应保持 CO_2 气腹压力平稳（证据C，强推荐）。

长时间灌注 CO_2 气体可引起高碳酸血症伴呼吸性酸中毒，导致腹腔内呈酸性环境。酸性环境可破坏机体的防御机制，抑制腹腔局部的免疫功能，加速肿瘤细胞的生长。研究指出，腹腔内酸性程度与气腹压力、流量及持续时间呈正相关。同时，CO_2 气腹的不断灌注和腹腔内气体流动，可将脱落的肿瘤细胞和组织颗粒吹送到腹腔内脏器表面，造成腹腔内肿瘤种植与腹壁穿刺口播散种植。因此应维持术中 CO_2 气腹压力平稳，避免腹腔压力突然增高或突然降低，预防肿瘤细胞的播散、种植及转移。

（赵　鑫　徐嘉星）

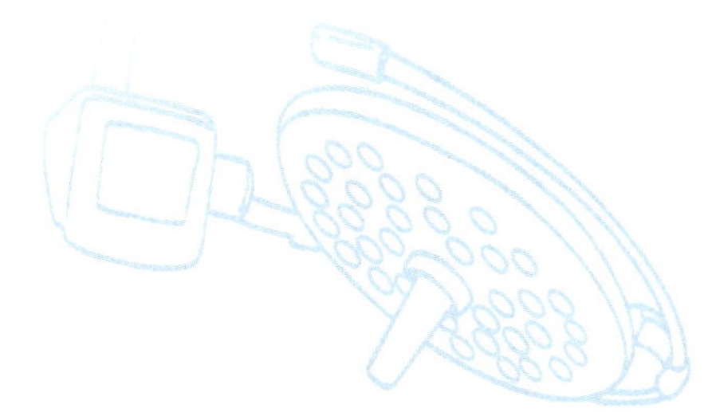

第九章 手术体位

标准手术体位的确定与执行需由手术医师、麻醉医师及手术室护士共同协作完成。他们依据生理学与解剖学的原理，选择恰当的体位并配备相应的支撑用品，以充分暴露手术区域，确保病人的安全与舒适。近年来，随着外科手术、麻醉技术和药理学的进步，以及医疗服务模式的变化，外科手术的数量和复杂性均有所增加，手术病人的体位安置也变得更具挑战性。为进一步规范手术体位安置流程，更好地指导临床和科研工作，本章节对手术体位安置策略、常见手术体位安置和术中手术体位管理分别阐述，为手术体位安置提供参考，使更多病人获益。

第一节 手术体位安置策略

一、手术体位安置的风险评估

为达到暴露最佳手术视野，保持静脉管路通畅，保障生命体征监测设备正常使用，并维持病人舒适和保护隐私等目的，需要科学的操作流程来指导手术体位安置工作，降低手术病人围手术期皮肤压力性损伤、神经损伤、术后视力丧失及骨筋膜室综合征等多种并发症的发生率。

1. 手术体位安置风险评估的时机有哪些?

推荐意见 1: **手术团队成员应在术前与病人沟通体位损伤的风险,对病人体位安置的护理措施达成共识(证据 A,强推荐)。**

手术团队中不同角色对手术体位的需求与风险认知各有侧重,麻醉医师侧重于病人的气道管理和液体管理,手术医师更侧重于手术视野的暴露。手术室护士应综合考虑麻醉效果、手术视野及手术进程等因素,在术前与手术团队协商手术病人体位管理方案,对手术病人体位安置的具体护理措施达成共识。当手术体位可能导致伤害风险时,应提前与病人及家属沟通。

推荐意见 2: **安置体位前、安置体位后或变换体位时,应全程动态评估(证据 A,强推荐)。**

《标准手术体位安置技术规范》(T/CRHA 046—2024)中要求:安置体位前、安置体位后或变换体位时,应全程动态评估。

术前评估内容应包括:①病人基本情况:年龄、性别、BMI、营养状况、吸烟饮酒史,以及既往神经疾病、眼部疾患、周围血管疾病等合并症;②手术相关因素:手术类型、预计手术时长、出血风险及预计出血量、手术暴露区域的大小;③麻醉方案;④体位摆放的理想状态,体位装置或设备的使用情况,及病人对计划体位的耐受能力等。

术中应对病人眼部情况、受压部位皮肤、神经系统功能进行评估。若术中调整体位或病人情况发生显著变化,需再次进行评估。

术后巡回护士应与手术医师、麻醉医师共同进行评估,识别手术体位可能导致的术后损伤,如肢体神经功能障碍、骨筋膜室综合征、眼部损伤和皮肤损伤的体征和症状;手术病人出手术室后,手术室护士应与麻醉恢复室(post-anesthetic care unit,PACU)、重症监护病房(intensive care unit,ICU)或病房单元责任护士按交接清单进行交接,并对病人四肢神经功能进行评估,利于术后体位相关损伤的追踪、改进与治疗。

2. 手术体位安置应评估哪些风险因素?

推荐意见 1: **体位安置应评估的病人个体因素包括:年龄、BMI、活动受限**

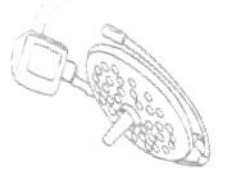

程度、营养状况、有无合并症(糖尿病、外周动脉疾病、神经系统病变、慢性阻塞性肺疾病等)及解剖结构异常(证据 B,强推荐)。

病人个体因素包括以下内容:①年龄:病人的身体功能和代谢水平都会随年龄的增长而下降,不同年龄段病人发生高风险体位相关性损伤的类型不同。年龄>65 岁的病人发生围手术期皮肤压力性损伤的风险较高,年龄>70 岁的病人发生术中神经损伤的风险增加。②BMI:BMI>30kg/m^2 的病人发生神经损伤的风险更高,BMI<18.5kg/m^2 的病人发生压力性损伤风险更高。③活动受限程度:对于患有骨关节疾病的病人,由于疾病引起的骨关节僵硬和畸形,术中调整手术视野而移动肢体(扭转、屈曲、牵拉)时,病人躯体可能无法与手术床或体位垫完全贴合,导致肢体支撑不稳、局部组织过度受压,进而压迫邻近神经或滋养神经的血管,可能造成神经损伤。④营养状况:热量、蛋白质和微量营养素的摄入量不足会干扰机体生理功能,导致免疫因子、激素分泌缺陷、胶原蛋白合成减少和皮肤分解增加,使皮下组织和肌肉萎缩,增加术中皮肤损伤的风险。⑤合并症:合并有糖尿病、外周动脉疾病、神经系统病变或慢性阻塞性肺疾病等疾病的手术病人,在体位安置评估时需要注意。糖尿病病人可能存在大血管病变、视网膜病变等神经系统病变,增加术中皮肤压力性损伤和术后视力丧失(perioperative visual loss,POVL)等体位损伤的风险;糖尿病视网膜病变病人进行长时间俯卧位手术时,术前需评估视力,除了采取适当的预防措施防止局部压迫外,视具体情况定时检查俯卧位病人的眼睛是否受压。外周动脉疾病可能影响病人的血液循环,导致动脉闭塞,引发血流减少,使动脉供血不足,增加术中皮肤压力性损伤发生的风险。神经系统病变在麻醉期间由于血流动力学的波动或麻醉药物作用,易使已有损伤进一步加重,是术中神经损伤的高危因素。慢性阻塞性肺疾病(chronic obstructive pulmonary disease,COPD)的手术病人由于存在持续性通气功能受限,导致肺泡持续扩张和肺通气血流比例失调,同时长期使用吸入性皮质类固醇,可增加病人发生肺炎的风险,在仰卧位、Trendelenburg 位(头低脚高位)、截石位和侧卧位时,功能残气量降低,可能导致肺不张,引发严重的术后肺部并发症。⑥解剖结构异常:颈肋、神经丛走行异常或骨折引起的畸形,术中更容易受到牵拉、挤压或损伤,增加臂丛神经损伤的风险;脊柱侧凸畸形的手术病人在安置俯卧位手术体位会更加困难,由于病人自身可能存在胸廓扩张受限,胸内压和腹内压增高,可能会影响术中通气。

推荐意见 2：体位安置应评估的围手术期相关因素包括：皮肤组织黏膜的完整性、术中循环情况、组织灌注情况、失血严重程度、术中体温调节，手术类型、麻醉方式、预计和实际手术时长、手术视野暴露需求、术中体位、体位安置用品及手术器械（证据 B，强推荐）。

围手术期相关因素包括以下内容：①皮肤组织黏膜的完整性：全身麻醉病人无法自主移动，受重力、摩擦力、剪切力等影响，长时间的手术可能导致局部皮肤及软组织破损，增加压力性损伤的风险。②术中循环情况、组织灌注情况、失血严重程度：手术病人术中易发生失血、心律失常、组织灌注减少等问题，可导致外周组织的缺血、机体蛋白丢失，引起营养减少及氧合减少，从而加速压力性损伤的发展并延迟伤口愈合。研究显示术中失血量≥400ml、低蛋白和低血红蛋白是发生皮肤压力性损伤的高危因素。③术中体温调节：术中由于麻醉因素、环境因素及病人自身因素等，导致病人出现非计划性术中低体温，易造成凝血功能异常，心功能下降，外周循环障碍；而术中高体温易造成体液丢失过多，皮肤持续潮湿，都增加了术中皮肤压力性损伤的风险。④手术类型：手术类型被认为是术中皮肤压力性损伤发生的危险因素之一。不同手术类型对体位的要求不同，例如经后入路脊柱手术通常摆放俯卧位，肾脏和胸部手术常采用侧卧位。⑤麻醉方式：麻醉药物能影响病人的氧合与通气、血流动力学、肌张力、疼痛感受器和神经功能等，全身麻醉降低病人自主神经和感觉神经对手术刺激的反应，影响机体血流灌注。⑥预计和实际手术时长：预计手术时长很大程度上影响护士的临床决策，例如是否主动对病人采取相应的皮肤保护、静脉血栓栓塞症的预防措施等；而实际手术时长代表病人实际持续受压的时间，受压部位压力和剪切力会随着手术时间延长而不断增加，手术时长>4h 增加术中皮肤压力性损伤的风险。⑦手术视野暴露需求：在全髋关节置换术暴露过程中，拉钩放置位置不正确，可导致坐骨神经及股神经损伤；甲状腺手术及经前路颈椎手术需摆放颈过伸仰卧位，如果头后仰角度过大，两侧胸锁乳突肌处于紧张状态，压迫周围血管，导致颈部静脉回流受阻，静脉压上升，易造成眼压上升，颈部过度伸展也可导致眩晕、术后疼痛和术后恶心，颈椎病病人应在术前进行评估颈部伸仰的安全性；安置俯卧位时，腹部压迫可导致腔静脉受压、静脉回流减少，导致低血压、静脉淤滞，如果病人的头部低于心脏水平，眼眶静脉压力会增加，导致眼眶静脉间质水肿，从而压迫周围血管，使局部组织灌注减少，视神经发生缺血性病变，导致视力受损或丧失。⑧术中体位：手术体位安置应最大限

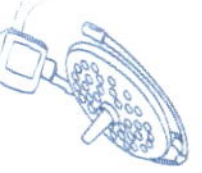

度保证病人的舒适与安全，降低因体位安置不当给病人带来的风险。相关研究指出过度倾斜的头低足高位和截石位可导致周围神经损伤和骨筋膜室综合征；研究显示头低足高位的时间每增加 1h，神经损伤的风险会增加 77%；有多项关于长时间截石位后发生骨筋膜室综合征的报道。⑨体位安置用品及手术器械：安置手术体位需要各式的体位安置用品，如体位垫、马镫形腿架和约束装置等，不同体位安置用品对病人的皮肤组织产生的影响存在差异，正确使用合适的体位安置用品可以最大限度地减少组织变形的强度，减轻甚至避免术中皮肤及神经的损伤；术中手术器械的不当使用也是体位损伤的原因之一，在盆腔手术中，由于病人体位或术中使用拉钩不当造成神经损伤的发生率比手术直接损伤神经的发生率更高；而骨科手术过程中敲击等手术操作，会给病人带来较重的额外压力，增加了皮肤损伤的风险。

其他外部因素包括以下内容：①缺乏合适的体位安置用品：在开展频次低的手术中，体位安置用品的问题尤为突出，如手术床、体位枕、体位架不足或不合适等，让手术室护士在病人安全管理中产生担忧情绪。②手术团队体位安置能力：手术团队成员在体位安置能力和经验方面不足，由于交接班等因素，使手术室的体位安置工作缺乏动态连续性，可能使病人受到体位损伤。

二、手术体位安置用品使用策略

1. 如何选择手术体位安置用品？

推荐意见 1：手术团队成员应根据病人手术方式、手术部位、手术需求以及术前评估中识别到的风险因素，来确定需要使用的体位安置用品（证据 A，强推荐）。

在病人到达手术室之前，根据病人手术方式、手术部位、手术时长以及术前评估中识别到的风险因素，来确定需要使用的体位安置用品的类型和数量，检查其功能状态及安全性。不同手术对体位有特定要求，如神经外科手术需仰卧位或侧卧位，根据手术时间、复杂程度及外科医师操作需求选择合适体位，手术时间长需特别注意皮肤保护；术前评估病人的年龄、体重、皮肤状况、循环和呼吸功能等，选择合适的体位安置用品。

推荐意见 2：选择手术床时，应考虑其承重能力、手术需求及与手术床配件

的适配性(证据 A,强推荐)。

为肥胖病人安置体位时,选择手术床应严格遵守手术床的体重限制;根据不同手术类型选择适宜的手术床,并与专用手术床配件适配。如髋部骨折的病人,麻醉后需要使用骨科牵引床对病人骨折断端进行闭合复位,手术室护士需要选择合适的手术床及手术床配件,以保障手术的顺利进行。

推荐意见 3: 手术床的支撑面建议使用高品质泡沫材质软垫(即记忆海绵)或凝胶垫,不建议使用纺织类衬垫(证据 A,强推荐)。

手术床支撑面避免选择布类或坚硬的支撑物。与普通海绵垫相比,凝胶垫能够更有效地降低术中压力性损伤的发生率;体位安置用品应基于部位和承载重量,遵循防止受压部位触底的原则,在身体主要承重点推荐选择减压接触面,如高品质泡沫材质软垫和/或凝胶垫进行支撑,避免使用小面积(直径<10cm)的支撑面。支撑面保持清洁平整、无褶皱,推荐使用摩擦系数低、吸湿性良好、表面光滑的覆盖物,避免在支撑面上叠加多层纺织物或护理垫。对于有压力性损伤风险的病人,建议术前在骨突处使用预防性敷料;俯卧位支撑面应避免腹部受压,尽量减少腔静脉和腹内容物的压迫以及相关的生理变化,避免腋窝、乳房、髂嵴、足尖、眼睛和外生殖器受压。头圈应选用泡沫或凝胶的圆形头圈,头圈的高度应适宜,头部不得低于心脏水平。

推荐意见 4: 建议采取措施防止病人皮肤与体位安置用品直接接触(证据 A,强推荐)。

应选择带有衬垫的托手板,以免金属与皮肤的直接接触;选择托腿架或支撑性的马镫形腿架时也应防止病人膝关节与托腿架的直接接触,可使用海绵护垫进行保护,使腘窝处悬空,保护腓总神经及隐神经,避免直接压迫导致神经、血管及肌肉等损伤。

2. 术前准备时应如何检查体位安置用品?

推荐意见: 手术室需备齐足够的体位安置用品,确保适合病人和手术需求,检查其清洁、完整、功能良好且适用;病人入室前,须确认体位用品准备就绪(证据 A,强推荐)。

缺乏必要的手术体位安置用品、使用低质量的替代用品或为其他目的设计的用品会导致无法达到最佳预期体位效果,同时增加手术病人及手术团队人员

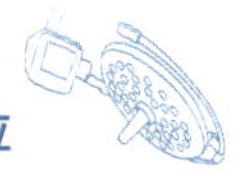

受伤的风险。应定期对体位安置用品进行检查、维修、保养、清洁和消毒，使其保持在良好的功能状态，延长使用寿命，降低安全风险。在术前准备体位安置用品时，检查体位安置用品的维护记录；确认所选体位安置用品的尺寸、形状和材料是否适合病人的身体特征和手术类型，确认所选的体位安置设备是否与手术床适配；确认体位安置用品是否齐全，并检查其清洁度、完整性、功能状态及适配性。若发现体位安置用品不足，应立即启动同功能同品质的替代方案；发现损坏或缺陷的用品应立即进行维修或更换，以确保手术所需体位安置用品在病人进入前按预定计划准备完善。

3. 如何保证体位安置用品的正确使用？

推荐意见 1：**手术室护理团队应进行体位安置用品使用的专业培训，掌握手术体位安置用品的使用方法，并严格遵照设备说明书进行操作（证据 A，强推荐）。**

《手术室医学装备配置标准》（WS/T 835—2024）中，将病人位置固定辅助器械归类为手术间内基础装备，要求各级医院均应配备；《医疗器械分类目录（2017 年版）》中，将病人位置固定辅助器械归类为病人承载器械。因此应遵循《医疗器械监督管理条例》（国务院令第 739 号）中的第 48 条规定：医疗器械使用单位应当加强对工作人员的技术培训，按照产品说明书、技术操作规范等要求使用医疗器械。有研究指出，未遵循体位设备生产厂家提供的操作指南是导致病人遭受伤害的重要原因之一，因此，手术室应定期进行手术体位安置用品的专业培训，手术团队成员应熟练掌握各种手术安置用品的使用，严格按照使用说明书进行操作，以此降低手术过程中因体位安置用品使用不当所引发的安全风险。

推荐意见 2：**病人体位安置完成后，应逐一对体位安置用品进行检查（证据 B，强推荐）。**

安置体位后应逐一检查所使用的体位安置用品是否妥善固定、是否存在对病人造成损伤的风险、是否影响生命体征监测设备的连接及管路的通畅性。

推荐意见 3：**规范使用手术安全核查表，对病人体位和体位安置用品进行核查（证据 B，强推荐）。**

2009 年，WHO 对手术安全核查表（surgical safety checklist，SSC）进行了修订，

其中规定手术室护士在手术开始前必须对设备进行核查；2010年中华人民共和国卫生部发布的《手术安全核查制度》规定，手术所需仪器设备的核查工作由手术室护士负责执行。此举旨在确保病人的体位处于安全状态，并且体位安置用品运行正常，从而保障手术病人的安全，避免因设备故障导致手术延误或增加手术风险，确保手术过程的顺利进行。

三、手术体位安置人员组成

手术体位安置由谁完成？

推荐意见：手术病人的体位安置需要手术团队成员的密切合作，建议组建人员相对固定的手术团队以保证手术体位的标准化（证据B，强推荐）。

手术体位安置是保护病人安全及保证手术顺利实施的重要环节。Up To Date临床顾问和AORN指南指出手术体位安置需要手术团队成员的共同参与，包括手术医师、麻醉医师或麻醉护士、手术室护士和其他辅助人员（如运送工人等）。配备相对固定的手术团队成员，能增强团队成员的交流与合作，提高工作效率，有助于摆放标准化手术体位，保障病人手术安全。体位安置过程中的职责不明确，也可能导致病人安全风险。为降低责任不明确带来的手术风险，我国《标准手术体位安置技术规范》（T/CRHA 046—2024）中也指出由手术医师、麻醉医师、手术室护士共同确认和执行标准手术体位，在摆放特殊体位时，手术室护士应与手术医师、麻醉医师协商手术体位，以保障手术病人手术安全。

（安晶晶　王晓俊）

第二节　常见手术体位安置

一、仰卧位

仰卧位（supine position）是病人平卧于手术床上，头部垫软枕，双上肢自然放于身体两侧，两腿自然伸直的一种体位。根据手术部位及手术方式的不同摆放各种特殊的仰卧位，包括标准仰卧位、头（颈）后仰卧位、头高脚低仰卧位、头

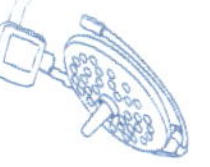

低脚高仰卧位等。

1. 标准仰卧位安置用品的组成有哪些?

推荐意见：**标准仰卧位安置用品应为头枕、上下肢约束带、膝枕、足跟垫，并根据评估情况另备肩垫、腰垫等（证据 A，强推荐）。**

2. 如何进行标准仰卧位安置?

推荐意见 1：**头下垫头枕，维持头部中立位置；双上肢掌心朝向身体两侧，肘部微屈用布单固定；全麻手术的病人可以使用腰垫维持脊柱的生理性前凸，预防术后背部疼痛（证据 A，强推荐）。**

推荐意见 2：**如需外展上肢，肩关节外展<90°；膝下垫膝枕，足下垫足跟垫；膝关节上 5cm 处用约束带固定，松紧适宜，以能容纳一指为宜（证据 A，强推荐）。**

推荐意见 3：**应避免病人四肢意外下垂或悬挂在手术床水平面以下（证据 A，强推荐）。**

头下垫头枕，头枕高度适宜，或使用泡沫或凝胶圆形头圈支撑头部，以免枕部受压；病人单侧或双侧手臂内收固定在躯干旁，手臂内收时，可放置在有垫子的臂架上，或用病人身下的布单绕胳膊后压在身下，延长管、监护仪线与病人手臂间应加软垫。病人的上/下肢从手术床上垂下或悬挂于手术床边缘，可导致桡神经、正中神经或外侧股神经损伤；瘦弱病人、上臂肌肉量大或脂肪量多的病人上臂外展时风险增大。如需外展上肢时，肩关节外展应<90°，腋板衬垫应与手术台床垫平齐，肢体远端关节略高于近端关节，防止臂丛神经拉伤，且有利于上肢肌肉韧带放松和静脉回流；双膝下垫膝枕；将膝关节轻微屈曲，可防止腘静脉受压，并可降低病人深静脉血栓形成和腓总神经损伤的风险；膝关节上 5cm 处用约束带固定，松紧适宜，以能容纳一指为宜；足下垫足跟垫，避免足跟及外踝长时间受压。安置后应再次评估，保持病人的头、颈、躯干处于水平中立位。此外，连接到手术台的静脉注射杆和装置应远离病人的上臂。

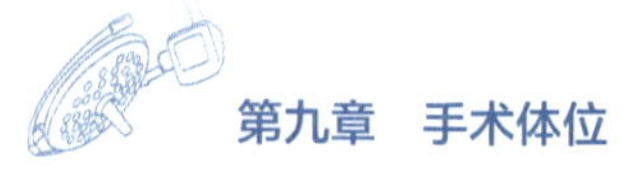

3. 头（颈）后仰卧位体位安置用品的组成有哪些？

推荐意见：**头（颈）后仰卧位安置用品应在标准仰卧位安置用品的基础上增加肩垫、颈垫（证据 A，强推荐）。**

4. 如何正确安置头（颈）后仰卧位？

推荐意见 1：**在标准仰卧位的基础上，肩下置肩垫（平肩峰），按需抬高肩部。颈下置颈垫，使头后仰。保持头颈中立位，充分显露手术部位，但头部不得悬空，应当在枕部放置头圈（证据 A，强推荐）。**

推荐意见 2：**使用手术床调节头（颈）后仰卧位，头部置头枕，先将手术床调至头高脚低位，再按需降低头板形成颈伸位（证据 A，强推荐）。**

术前评估病人颈部伸展的能力，防止颈部过度伸展引起颈部疼痛、眩晕、头痛和术后恶心。在标准仰卧位的基础上，置肩垫将双肩抬高，使颈部皮肤伸展并处于高位，有利于手术野的暴露并可减少失血；颈垫的使用增加了颈部的支撑，符合颈椎的生理弯曲，缓解了颈部悬空造成的肌肉韧带过伸的疲劳；枕部放置头圈可防止重力作用下颈部过度扭转造成损伤。有颈椎病的病人，应在病人能够承受的限度之内摆放体位；头部和颈部的极度外旋可能导致臂丛神经拉伸损伤。

5. 如何正确安置头低脚高/头高脚低仰卧位？

推荐意见 1：**头低脚高/头高脚低仰卧位安置用品应为头枕、上下肢约束带、肩挡/脚挡、膝枕、足跟垫（证据 A，强推荐）。**

推荐意见 2：**在仰卧位的基础上，病人肩部使用肩挡固定/足部加脚挡，防止躯体下滑，使用脚挡时确保病人足部处于功能位（证据 A，强推荐）。**

头低脚高/头高脚低仰卧位时，单靠约束带难以妥善固定病人。且头低脚高/头高脚低仰卧位时病人有滑向手术床头/尾的风险，增加了病人背部的剪切力和摩擦力，其皮肤受损的风险也随之增加。病人身体的滑动可能导致四肢位置变动，增加了由于拉伸或压迫造成的神经损伤的风险。使用肩挡或脚挡有助

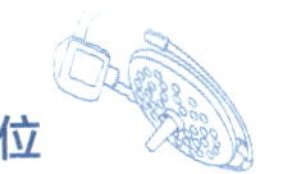

于将病人固定在手术床上，防止其滑动及坠床；脚挡的使用也有助于防止足部和踝关节屈曲对腓神经和胫神经损伤的可能性。安置体位时，肩挡距离颈侧以能侧向放入一手为宜，避免臂丛神经损伤；使用脚挡时应注意维持病人足部的功能位，防止踝关节过度旋转造成循环或神经的损伤。

推荐意见 3：根据手术部位缓慢调节手术床至适宜倾斜角度，一般头低脚高 15°~30°，头板抬高约 15°，左倾或右倾 15°~20°；头高脚低不宜超过 30°，防止下肢深静脉血栓形成（证据 A，强推荐）。

头低脚高仰卧位中，病人的脚比头部高出 15°~30°，重力会导致病人下半身静脉回流增加，中心血容量和平均动脉压（mean arterial pressure，MAP）也随之增加，病人的血液供应从下肢再分配到体循环和肺循环，导致肢体灌注减少，同时也减少了头部静脉回流，导致眼压升高，眼睛、嘴唇、舌头和喉部的肿胀，影响呼吸和循环功能，因此术前需要评估病人的视力及心脏功能情况。头高脚低仰卧位时，病人机体静脉血液淤滞，血管压力升高；同时受气腹的影响，腹内压升高，股静脉明显扩张、血流减慢，血管内皮撕裂，胶原纤维暴露，最终诱发凝血。术中缓慢调节体位，降低病人血流动力学变化的幅度，同时抬高病人的头板，促进头面部的静脉回流。

推荐意见 4：建议尽可能减小手术床倾斜角度，缩短病人保持头低脚高/头高脚低的时间（证据 A，强推荐）。

研究指出手术床倾斜角度>30° 属于过高的角度，会给病人带来更大的生理压力，并增加潜在的并发症。头低脚高时角度过高会引起颅内高压、呼吸系统衰竭以及面部、眼部、上呼吸道水肿等并发症，同时有研究表明处于头低脚高体位的病人有发生横纹肌溶解的风险；头高脚低则会引起下肢静脉淤积，从而发生低血压、下肢静脉血栓形成等并发症。

恢复仰卧位可以减少病人周围神经损伤的风险，降低病人眼压及术后视力下降的风险。建议尽量缩短病人处于头低脚高/头高脚低体位的时间。

6. 如何预防仰卧位时的神经损伤？

推荐意见：安置仰卧位时，手臂的摆放位置应尽量避免尺神经、桡神经、正中神经及臂丛神经的损伤（证据 A，强推荐）。

手术病人即使处于最佳体位，仍有可能发生围手术期神经损伤。研究表明，前臂保持旋后或中立位对尺神经的压迫均比旋前位小；手臂外展时需<90°，以防止腋窝内肱骨头牵拉臂丛神经；前臂要微微弯曲，防止肘部过伸以保护正中神经不受拉伸；头低脚高体位下垫肩垫有损伤臂丛神经的风险，不应使用硬的肩垫，确需使用时，应放置在外侧肩锁关节处，避免直接压迫神经。避免病人的颈部长时间（>4h）过度伸展以及头部、颈部极度外旋，以免损伤臂丛神经；避免肘关节长时间（即>4h）屈曲，导致正中神经受损。

7. 如何预防仰卧位时的角膜损伤？

推荐意见 1：术前积极识别非眼部手术病人发生角膜损伤的高危因素，并采取相应保护措施（证据 A，强推荐）。

角膜损伤（corneal abrasions，CA）是非眼科全身麻醉（全麻）手术中最常见的眼部并发症之一。由于麻醉状态下，病人生理学的改变导致角膜反射消失、眼内液产生减少及痛觉消失。有研究表明，全麻下非眼部手术的角膜损伤发生率在眼部未进行保护时为 44.0%。因此，术前医护人员应识别出病人发生角膜损伤的高风险因素，包括但不限于：①病人因素：年龄、吸烟史、肥胖、贫血、高血压、突出的眼部结构、既往或现存的眼部损伤；②手术因素：手术时间和体位、麻醉方式和时间、手术部位。③环境因素：温度、湿度及手术床周围环境等。

建议医护人员评估术前是否去除病人佩戴的角膜接触镜，对于昏迷或无反应的病人，建议询问病人家属是否佩戴角膜接触镜。手术期间应定期评估眼睑闭合的充分性，并评估病人面罩或鼻套管是否压迫或接触眼睛。不同手术体位对角膜的影响不同，其护理措施也存在差异性，在术前对手术情况进行评估，做好预见性护理，可有效降低术后眼部不适及眼部并发症发生率。另外，对于眼睛附近的手术，在进行皮肤消毒时，应尽量选取无防腐剂聚维酮碘水溶液，其是唯一可用的、对眼睛无毒的皮肤消毒剂。

推荐意见 2：对全身麻醉病人使用眼睑贴或生物封闭透明敷料，横向贴合眼部，以实现对眼睛的闭合保护（证据 B，强推荐）

眼睑闭合不全、眼部干燥是造成全麻非眼部手术病人在围手术期角膜损伤的最重要因素。研究显示，约 70% 的全身麻醉病人无法完全闭合双眼，导致角膜失去保护，泪液过度蒸发，进而引起角膜炎症。仰卧位，尤其是头（颈）后仰及头低脚高位时，因病人较长时间处于头后仰姿势，容易造成睑裂闭合不全，加之

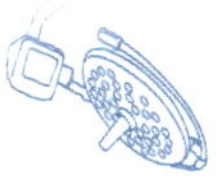

病人在全麻作用下瞬目反射消失，易引起暴露性角膜炎。因此，有必要在手术期间利用胶带或敷料对病人眼部进行强制闭合处理，通过在眼睛周围皮肤上创建一个紧密的周围密封，使泪液蒸发最小化，提供物理和化学创伤的屏障。应用眼睑贴和生物封闭透明敷料已被证明是一种有效的角膜损伤预防措施。进一步的研究表明，相较于使用含软膏的胶带或单纯手动闭合眼睑，生物封闭透明敷料能显著降低角膜损伤的发生率，是预防角膜损伤的优选方法。

建议使用水平胶带而不是垂直胶带，因病人的眼睑在垂直胶带下可能会打开，而水平胶带通过调整上下眼睑的相对位置更易实现眼睛的完全闭合。在全身麻醉诱导后（即眼睑反射消失后）和气管插管前立即使用胶带闭合病人眼睑，可降低角膜机械损伤的风险。不建议将胶带和润滑剂联合使用，单独使用胶带闭合眼睑效果最佳。

二、侧卧位

侧卧位（lateral position）是将病人向一侧自然侧卧，手术侧朝上，头部偏向健侧方向，双下肢自然屈曲，前后分开放置。双臂自然向前伸展，病人脊柱处于水平线上，保持生理弯曲的一种手术体位。在此基础上，根据手术部位及手术方式的不同，摆放各种特殊侧卧位。

1. 侧卧位安置用品的组成有哪些？

推荐意见：侧卧位安置用品的组成应为头枕、胸垫、固定挡板、下肢支撑垫、托手板及可调节托手架、上下肢约束带（证据A，强推荐）。

2. 如何进行侧卧位安置？

推荐意见：头下垫头枕，双臂外展<90°，腋下距肩峰10cm处垫胸垫，腹侧用固定挡板支撑耻骨联合，背侧用挡板固定在骶尾部或肩胛区，两腿呈跑步姿态，应用支撑垫放置两腿间承托上侧下肢，膝关节上方或下方约5cm处用约束带固定（证据A，强推荐）。

侧卧位时头下垫头枕，高度平下侧肩高，使颈椎处于水平位置，防止颈部的侧向弯曲，避免过度拉伸臂丛神经。头枕最好是中空的头圈，有助于减轻耳朵的压力。

双臂外展宜<90°，避免臂丛神经的损伤以及锁骨下动脉或腋动脉闭塞。术侧上肢屈曲呈抱球状置于可调节托手架上，远端关节稍低于近端关节；下侧上肢外展于托手板上，远端关节高于近端关节，共同维持胸廓自然舒展，两肩连线与手术台成 90°。

腋下垫胸垫支撑病人的上半身，合适的胸垫可减轻病人自身重力导致的肩部、颈部及受压肱骨头部的压力，并避免压迫腋神经血管束；同时为肋骨提供支撑，改善胸腔顺应性，促进呼吸和循环。胸垫应置于腋窝尾侧（位于第 7~9 肋骨水平），距肩峰 10cm，避免直接放置于腋窝处，避免因胸垫位置不当损伤胸长神经，导致血管阻塞或影响静脉液体的输注、动脉内血压监测（受压侧）等。

腹侧用固定挡板支撑耻骨联合，背侧用挡板固定在骶尾部或肩胛区（离术野至少 15cm），避免挤压病人的乳房和腹部，维持病人 90° 侧卧位且在手术床的正中位置。

双下肢约 45° 自然弯曲，前后分开放置，保持两腿呈跑步时屈曲姿态，两腿间用支撑垫承托上侧下肢；小腿及双上肢用约束带固定。

3. 如何预防侧卧位时发生神经损伤？

推荐意见：侧卧位时，头部应垫软枕，手臂外展<90°，在胸壁下方，腋窝尾侧放置胸垫或腋枕，双腿间垫枕头或泡沫，在下侧腿的腓骨头处放置软垫（证据 B，强推荐）。

侧卧位时头部应垫软枕，支撑病人的头部保持中立位，并有助于保持颈部和胸部的对齐，防止颈部侧向弯曲牵拉损伤臂丛神经及颈神经根发出的其他神经。

当病人的手臂外展>90° 时，增加臂丛神经损伤、锁骨下动脉或腋动脉闭塞的风险。在胸壁下方，腋窝尾侧放置胸垫或腋枕，可为肋骨提供支撑，减轻对受压肱骨头部的压力，并避免压迫腋神经血管束。将脉搏血氧饱和度探头置于低垂位手臂的手指上，监测低垂位手臂的桡动脉搏动，确认血管通畅。胸垫或腋枕位置不当可导致臂丛神经损伤。

双腿略微弯曲，腿间垫上枕头或泡沫。在下侧腿的腓骨头处放置软垫，以

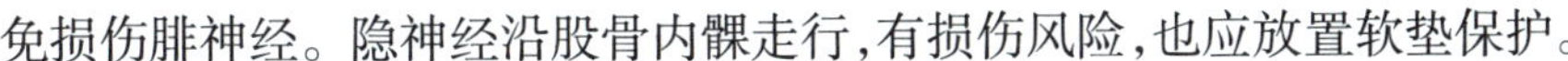
免损伤腓神经。隐神经沿股骨内髁走行，有损伤风险，也应放置软垫保护。

三、俯卧位

俯卧位（prone position）是病人俯卧于床面、面部朝下、背部朝上、保证胸腹部最大范围不受压、双下肢自然屈曲的手术体位。适用于头后颈部、背部、脊柱后路、盆腔后路、四肢背侧等部位的手术。

1. 俯卧位安置用品的组成有哪些？

推荐意见：**俯卧位安置用品包括俯卧位支架或弓形体位架或俯卧位体位垫、外科头托、头架、托手架、腿架、会阴保护垫、约束带、各种贴膜等，根据手术部位、种类以及病人情况准备不同的体位用品（证据 A，强推荐）。**

2. 如何进行俯卧位安置？

推荐意见 1：**俯卧位的安置需要手术医师、麻醉医师、手术室护士和其他辅助人员组成的手术团队成员共同参与（证据 A，强推荐）。**

由手术团队成员共同配合，采用轴线翻身法将病人安置于体位安置用品上，并妥善固定；轴线翻身时，需要至少四名手术团队成员配合完成，将转运床尽量靠近手术床并锁紧；麻醉医师位于病人头端，负责保护头颈部及气管导管，保持病人颈部处于中立位；一名手术医师位于病人转运床一侧，负责翻转病人；另一名手术医师位于病人手术床一侧，负责接住被翻转病人；手术室护士位于病人足端，负责翻转病人双下肢。搬动过程中注意保护气管导管、静脉通路及尿管等各类管道，以防意外拔管。

推荐意见 2：**俯卧位时，将病人头颈部保持中立位，头部使用泡沫或凝胶头圈、头架等支撑，头部置于心脏水平或以上，注意眼部保护（证据 A，强推荐）。**

俯卧位时，选择泡沫或凝胶头圈、头架等方式固定病人头部，头颈部保持中立位，避免过度屈曲或伸展，根据情况调整头圈或头架的高度或角度。使用头圈时头部和颈部会偏向一侧，牵拉颈丛神经根和肱骨头处的神经血管束，并压迫锁骨和第一肋之间的神经和血管，转动角度过大还会压迫颈动脉、椎动脉和颈静脉，存在脑梗死的潜在风险，因此术前应测试病人颈部的转动范围。

推荐意见3：俯卧位的安置建议选择合适的体位安置用品，避免腹部受压，保障胸部活动（证据B，强推荐）。

俯卧位作为非生理性体位，腹部受压引起腔静脉受压，减少静脉回流，从而导致低血压、静脉淤积和硬膜外静脉丛压力增加，同时会导致膈肌向上移位，降低肺顺应性，病人呼吸功能因受到胸部体位用物和膈膜机械限制的影响而减弱。体位用品的摆放将前胸、肋骨两侧、髂前上棘、耻骨联合作为支撑点，从锁骨到髂骨放置体位枕或体位架，避开腋窝，悬空腹部，促进胸部扩张；在骨隆突处合理摆放支撑面，保持病人体位处于中立位，同时注意保护男性外生殖器及女性乳房。

推荐意见4：俯卧位时，病人手臂内收于身体两侧，或置于与肩部成不超过90°的托手架，肘关节屈曲，掌面朝下（证据A，强推荐）。

根据手术需要将双上肢自然紧靠身体两侧，掌心向内，妥善固定；或将肩部外展，双上肢沿关节生理旋转方向，自然向前放于头部两侧或置于托手架上，托手架不高于手术床平面，避免拉伸或压迫腋窝中的神经血管束，妥善固定；肘关节处放置体位垫或衬垫，避免尺神经损伤，病人颈部旋转时，可能损伤臂丛神经，应在术前确定病人头部旋转的活动范围。

推荐意见5：俯卧位时，悬空双膝，避免趾尖接触手术床垫（证据B，强推荐）。

俯卧位时髌骨位于最低点，是膝关节主要受压部位，髌骨位置表浅且表面无肌肉保护，易发生压力性损伤，在体位安置时将病人双腿自然弯曲并处于功能位，置于体位垫上，保持双膝部悬空，双下肢略分开，足踝部放置体位垫，踝关节自然弯曲，足尖自然下垂，避免接触手术床垫，下肢约束带置于膝关节上5cm处，松紧适宜，避免腘窝受压。术中体位发生改变后，需重新检查病人体位的安全性。

3. 如何预防俯卧位时的神经损伤？

推荐意见：俯卧位时，病人头颈部置于中立位，避免过度牵拉及压迫病人上肢（证据A，强推荐）。

围手术期周围神经损伤是俯卧位常见的并发症之一，包括肱神经、桡神经

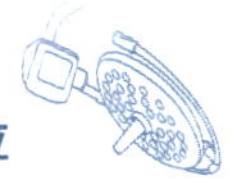

和尺神经损伤，可由既往的周围神经病变诱发，常见于60岁以上的病人、慢性病病人、吸烟者、BMI高者和男性病人。安置体位过程中避免颈部的过度旋转或过度伸展，术前应检查病人颈部、肩关节的活动度，确定病人安全的旋转及外展角度，俯卧位时避免肩部过度伸展，不得高于手术床，避免腋窝受压，否则可能引起神经内静脉压增加、局部水肿，造成臂丛神经损伤，可通过触诊腋窝前缘的胸大肌肌腱，监测臂丛神经的张力。此外，肘部伸展或肩部外展不超过90°，防止病人上肢过度受压或牵拉引起的肱神经和尺神经损伤，可以在肘部尺神经处增加体位垫或衬垫，使近端关节高于远端关节。

4. 如何预防俯卧位时的眼部损伤？

推荐意见1：**俯卧位时，注意选择泡沫、凝胶等具有减压功能的头枕，正确摆放，防止眼部周围组织受压（证据A，强推荐）。**

俯卧位手术病人头部低于心脏水平会导致静脉淤血和水肿，视觉器官的氧供不足，而眼部直接受压会导致结膜水肿、出血、疼痛等，并且眼压升高可能引起缺血性视神经病变，眼部持续受压伴低血压，可能出现视网膜动脉阻塞，导致暂时或永久失明。因此，术前应评估病人眼部情况，告知病人及家属存在术后眼部并发症的风险，特别是已存在高度近视、糖尿病视网膜病变等眼部疾病的病人。在眼眶上侧和外侧使用泡沫敷料等减压工具，可减轻对眼球的直接压力，确保双眼眼睑闭合，避免角膜损伤；建议使用泡沫或凝胶头圈、头架支撑头部，将头部置于心脏水平或高于心脏水平的中立位置，防止面部静脉淤血。头圈选择前额、两颊及下颌作为支撑点，避免压迫眼部眶上神经、眶上动脉、眼球、耳郭、颧骨及口鼻等，术中每2h进行检查。Hollenhorst等首次报道了神经外科病人术中使用马蹄形头枕引起视网膜中央动脉阻塞（central retinal artery occlusion，CRAO），CRAO随后被称为“头枕综合征”，主要是局部受压导致视网膜血液供应快速减少而引起，因此应在使用马蹄形头枕时予以特别关注，避免眼部及周围组织受压，必要时可在术中进行抬头、间歇放松等减压方式。研究指出，俯卧位使用头部体位用品>3h，面部压力性损伤的发生率为27.3%，应每2h对病人受压部位进行微调整，以减轻局部压力。

推荐意见2：**俯卧位术后应进行视力、瞳孔反射、眼外肌运动、眼压以及眼底的眼科检查（证据C，弱推荐）。**

俯卧位时，病人眼球受到直接压迫，中心静脉压升高，眼压升高，伴随术中贫血、低血压可能导致视神经缺血。麻醉医师、手术医师都应注意病人体位、手术时间，避免术中对病人眼部造成压迫。术中密切关注失血量以及低血压情况，监测术中慢性心律失常类事件，可提示迷走神经刺激，亦可导致眼压升高。若病人存在如低血压、糖尿病、低体温、解剖变异、营养不良及神经病变等眼部损伤危险因素，俯卧位术后应进行视力、瞳孔反射、眼外肌运动、眼压以及眼底的眼科检查。

四、截石位

截石位（lithotomy position）是病人仰卧，双腿放置于腿架上，臀位移至床边，最大限度地暴露会阴部，多用于肛肠手术、妇科手术及泌尿手术。

1. 截石位安置用品的组成有哪些？

推荐意见：**截石位安置用品包括腿架或马镫形腿架、方形软枕、托手架及约束带等，根据手术部位、种类以及病人情况准备不同的体位用品（证据 A，强推荐）。**

2. 如何进行截石位安置？

推荐意见 1：**在减少对病人生理功能影响的前提下，充分显露手术野，注意保护病人隐私（证据 A，强推荐）。**

截石位是病人仰卧，双腿放置于腿架上，臀部移至床边，最大限度地暴露会阴部。截石位摆放过程中会暴露病人的会阴部，在摆放体位期间，应注意遮挡病人会阴部，保护病人隐私。

推荐意见 2：**手术团队成员在手术过程中不得倚靠病人肢体（证据 B，弱推荐）。**

在摆放体位时，截石位腿架或马镫形脚架必须能够稳固地支撑足部与小腿，实现压力的均匀分布，降低足部或腿部承受过度集中的压力。因截石位将腿固定于支架或腿架上，对小腿施加了较大的外部压力，腿部抬高至心脏水平

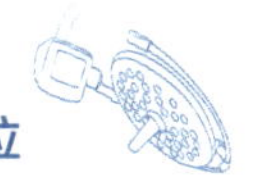

以上会降低局部组织灌注，诱发缺氧并产生水肿甚至组织坏死，且髋关节屈曲 <90°，可能导致腹股沟区域的静脉阻塞，从而降低静脉回流，导致间质液积聚，水肿和筋膜室压力增加，存在发生骨筋膜室综合征的风险。此外，骨筋膜室综合征的危险因素包括手术时间超过 4h、截石位、外周血管疾病、肥胖、糖尿病、使用间歇充气加压装置、血管内容量不足、盆腔内操作对血管的牵引和压迫以及腿部压迫等。手术团队成员术中无意压迫病人肢体，增加了肢体的外部压力，加大了发生骨筋膜室综合征及压力性损伤发生的风险。

推荐意见 3：**在搬运或改变病人体位时，应缓慢移动下肢（证据 B，强推荐）。**

由于下肢抬高可使病人的回心血量增加，而当下肢突然放平时，回心血量降低，引起血流动力学的波动。研究指出，如果放下一侧下肢后，间隔 3min 再放下另一侧下肢，不易引起血压骤降。因此，手术结束后应将病人的双下肢缓慢、单独复位，以防止因回心血量减少导致低血压。

3. 如何预防截石位时的神经损伤？

推荐意见 1：**截石位腿架应托住小腿及膝部，使腘窝悬空，防止损伤腘窝血管、神经及腓肠肌（证据 B，强推荐）。**

截石位安置不当可导致腓神经、隐神经、股外侧皮神经、闭孔神经以及坐骨神经损伤。腓浅神经较为表浅，易在腓骨头、小腿外侧受压或足底弯曲时遭受牵拉性损伤；膝关节内侧受压可能导致隐神经损伤。腘窝肌肉组织稀少，其血管和神经多附着在骨的表面，极易受到牵拉和压迫而发生损伤，安置体位时应使腘窝悬空，尽可能保持下肢功能位，不可过度屈曲、过度外展和过度内旋，降低神经损伤的风险。

推荐意见 2：**截石位病人髋关节屈曲应<90°，双下肢外展<90°，双腿尽可能平行或低于心脏水平（证据 C，强推荐）。**

病人腿部应保持适度的位置，避免过度伸展或弯曲。当髋关节的屈曲角度限制在 90° 内时，坐骨神经损伤的风险可能会减少。相关研究指出髋关节屈曲角度超过 90° 会对腹股沟韧带造成拉伸，股外侧皮神经和闭孔神经均直接穿过腹股沟韧带，因此在调整病人体位时，应避免采取这种极端的屈曲角度。抬高小腿可能使骨筋膜室的压力升高，国外多项研究指出截石位后易发生骨筋膜室

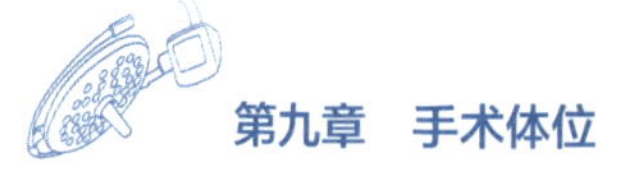

综合征。因此在摆放体位时双下肢外展应<90°，且双腿尽可能平行或低于心脏水平。

（安晶晶　张 聚　朱道珺）

第三节　术中手术体位管理

一、术中手术体位改变策略

1. 术中改变手术体位时应该由谁参与执行？

推荐意见：体位发生变化时，手术团队成员（手术医师、麻醉医师和手术室护士）应当相互沟通，共同执行体位改变（证据 A，强推荐）。

手术病人体位安置是手术医师、麻醉医师和手术室护士的共同职责。改变体位前，手术医师、麻醉医师和手术室护士应充分评估病人状况、使用中的设备及设施和周围环境，并做好相应准备，并确保有经验丰富的人员在场。三方再次共同核查、明确各自职责，并检查原受压部位的情况；改变术中体位时，应防止由于身体位移导致的重要器官受压、管路移位或脱落、病人坠床等。

2. 术中改变体位时需要评估哪些内容？

推荐意见：当术中体位改变时，应对病人身体姿势，组织灌注情况，皮肤完整性，安全带固定位置，所有衬垫、支撑物的放置等进行重新评估（证据 A，强推荐）。

手术体位的调整会使病人皮肤因重力和接触面摩擦力的作用形成剪切力，导致局部血管扭曲或压缩，影响血液循环，增加深部组织压力性损伤的风险；多项研究表明，手术体位对通气量的影响也不容忽视。因此，术中体位改变既要满足手术操作的要求，又要将对病人生理功能的影响降到最低。体位改变前手术团队应充分沟通，体位改变过程中应重视病人的主诉并密切关注其生命体征。医护人员动作轻柔并确保气道装置、静脉通路和监测导管（如动脉导管）等各类管道固定妥善。因此，术中体位改变时，应对病人的身体姿势，组织灌注情

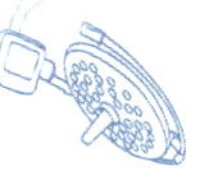

况，皮肤完整性，各类管道的固定情况，安全带固定位置，所有衬垫、支撑物的放置等进行重新评估，并重新检查其受压部位的皮肤情况。

3. 术中如何进行体位调整？

推荐意见 1：**术中压力性损伤高风险的病人，对于非手术部位，在不影响手术的情况下，应当至少每隔 2h 调整受压部位一次（证据 A，强推荐）。**

在麻醉和手术要求等特殊环境下，被动体位安置的病人手术时间越长，皮肤及皮下组织的持续受压时间就越长，术中发生压力性损伤的风险就越大，因此，对于手术时间>3h 的病人，在不影响手术的情况下，手术团队应至少每 2h 评估和沟通病人存在的潜在风险，计划并实施体位调整策略。

推荐意见 2：**术中每次体位改变时需重新评估受压部位并采取适当的预防措施（证据 A，强推荐）。**

在手术允许的情况下，术中可适当调整体位，如移动病人的头部、小范围移动压力再分布设备、调整仪器设备（如面罩、足跟垫等），以缩短局部组织的受压时间。体位调整时，根据风险评估结果在受压部位增加棉质/海绵/凝胶/流体等体位垫进行减压预防；适时更换电极片及负极板的粘贴部位。术中注意保持病人皮肤干燥，防止消毒液、冲洗液及汗液等浸湿床单；体位改变时检查床单及体位安置用物的平整性。术中敲打、C 臂 X 线机摄片等操作可能造成病人体位移动时，均需再次评估。巡回护士动态检查并适当调整受压部位，防止局部长时间受压。

二、特殊人群手术体位管理策略

1. 如何选择肥胖病人适用的手术床和体位装置？

推荐意见：**选择具有安全移动和护理病人所需重量、尺寸以及关节能力的手术床和体位装置（证据 B，强推荐）。**

肥胖病人的转运和承重设备应能支撑病人的极限体重，如：肥胖病人专用手术台，手术台延伸板、扶手板和升降机，肩部、腿部、脚部的辅助支撑工具，以及保护受压部位皮肤的体位垫。指南建议使用具有安全移动和护理病人所需重量、尺寸以及关节能力的手术床和体位装置。临床决策建议为肥胖病人配备在水平位时能承重约454kg、倾斜位时能承载约272kg的手术台。建议为肥胖病人使用具有防滑性能的体位垫；倾斜手术床时，可以使用足托、肩托等体位设备防止病人滑落。

2. 如何安全转移肥胖病人？

推荐意见：**适当采用辅助工具或设备（证据A，强推荐）。**

由于肥胖病人全麻术后一段时间内不能自行移动，转运时建议使用合适的辅助设备，比如能够贯穿病人整个身体的横向转移装置。需要注意的是，工作人员必须熟悉这些设备的使用方法和操作技术；在使用之前，必须检查这些设备和体位装置的功能性和安全性。

3. 如何减轻仰卧位、头低位时，体位对肥胖病人呼吸的影响？

推荐意见：**抬高肥胖病人头部，条件允许时将病人置于头高脚低位（证据B，强推荐）。**

仰卧或头低位时，受重力的影响，腹腔内脏器会向头侧移动，压迫膈肌，使肺容量及功能残气量（functional residual capacity，FRC）下降，回心静脉血量增加，这些改变可导致肥胖病人在呼吸暂停期间去氧饱和更快、肺分流增加、自主呼吸通气不足，长时间维持此体位还可导致头颈部水肿。美国妇产科和新生儿护士协会（Association of Women's Health，Obstetric and Neonatal Nurses，AWHONN）建议，为肥胖病人安置体位时可能需要抬高头部。研究表明，将病人置于头高脚低位可以改善肺容量、氧合和呼吸功能。同时有研究表明，头高脚低位比半卧位更能改善肥胖病人的呼吸功能。

4. 在妊娠期间对病人采取仰卧位进行非产科手术时，应如何确保胎儿的安全？

推荐意见：**在为妊娠中晚期病人安置体位时需采用15°~30°左侧倾斜体位或于右臂下使用支撑器具（证据B，强推荐）。**

仰卧位时，妊娠中晚期病人的下腔静脉会被妊娠子宫压迫，下腔静脉体积显著减小，使静脉回流减少约30%，从而导致心输出量和胎盘灌注减少，妊娠病人有发生仰卧位低血压综合征的风险；同时，由于胎盘灌注缺乏自动调节，并且胎儿氧合完全依赖于母体氧合，胎儿可能会缺氧。研究报道，与仰卧位相比，手术准备时将妊娠病人置于30°左倾位后，去氧肾上腺素和麻黄碱的使用显著减少，并降低了低血压的发生率。因此，建议当妊娠周数超过18~20周需行非产科手术时，术中应采取15°~30°左侧倾斜位（left lateral tilt position，LLT）或应用子宫左移（left uterine displacement，LUD）方法，直至病人完全苏醒、恢复意识并能够调整自己的体位，以减轻对主动脉-腔静脉受压和心血管功能的影响。也可以采取倾斜手术台或在病人右臀下放置支撑垫的方法来实现LLT或LUD。但在此过程中病人可能有坠床的风险，所以建议在病人到达前，确认好手术所需的体位用具的可用性；在病人到达手术室之后，由手术团队三方共同完成病人体位安置工作，并选定一名医护人员床边照护。

5. 儿童截石位安置注意事项？

推荐意见：应使用专用马镫形腿架或采用仰卧“蛙腿”姿势，婴幼儿可安置改良截石位（证据C，弱推荐）。

当儿童需行安置截石位的手术时，宜考虑病人的体型和体重。年龄较大或肢体较长的儿童病人，可以使用大小合适、贴合度较好的专用马镫形腿架，在安置时要注意腿架的放置位置，避免压迫腓神经或股神经。对于身材较矮的儿童病人，不宜使用马镫形腿架，宜采用仰卧“蛙腿”姿势；对于婴幼儿，也可以组合使用凝胶卷、毛巾和胶带固定腿部，使其处于改良截石位。在此过程中，病人双臂用垫单包裹，固定于躯干两侧，拇指应指向上方，躯干保持在中立位，注意避免对肩关节造成过度牵引。

6. 儿童头低脚高体位倾斜角度？

推荐意见：将儿童病人安置为头低脚高位时，倾斜程度建议不要超过15°（证据C，强推荐）。

头低脚高位由于重力增加了胸腔的血容量，能够增强颈内静脉或锁骨下静脉的直径，有利于儿童病人术前的中心静脉置管操作和防止静脉空气栓塞；研究报告，倾斜角度为 0° 和 15° 的头低脚高位之间颈内静脉横截面积存在显著差异；在倾斜 15° 的头低脚高位时，观察到最宽的颈内静脉横截面积；而倾斜 15° 和 30° 没有显著差异。过度头低脚高位对于颅内压或眼压升高、胃食管反流、恶性心律失常、缺氧、二尖瓣关闭不全等此类病人具有一定的风险，因此建议将儿童病人安置为头低脚高位时，尽量使用能满足手术需求的较低倾斜角度，最大倾斜角度建议不要超过 15°。年龄较大的儿童和青少年可以耐受更大程度的头低脚高位，但耐受程度也低于成人。研究指出，头低脚高位对儿童病人的呼吸力学影响与成人相似，同样会增加腹内容物对膈肌的压力，使膈肌向头侧移位，使肺顺应性和 FRC 降低，气道阻力增加，导致气道闭合、肺泡塌陷和肺内分流。有研究表明，腹腔镜手术中，在控制气腹流速和手术时间的前提之下，气腹和头低脚高位不会改变儿童的血流动力学值和局部脑氧合水平。术中头低脚高位的倾斜角度为 15° 时，CO_2 气腹流速设置为 3L/min，腹内压为 10mmHg，术中保持在 8~12mmHg；当切口缝合结束时，应立即将病人恢复到仰卧位。

三、提升手术室护士体位安置及管理能力策略

手术病人体位管理是指根据手术部位、手术方式及病人病情，科学、合理地安置和维持病人的体位，是对手术过程中体位的安全性和有效性进行监控和动态评估的管理方法。主要包括评估病人体位安置的风险、实施安全的体位安置操作、正确实施体位相关并发症的预防措施等。

1. 如何进行手术室护士体位管理培训?

推荐意见 1：培训应涵盖术前风险评估、专科手术体位标准、支撑面选择使用、体位调整方法、并发症预防、预防性敷料使用及质量管理，定期更新资料以确保培训质量（证据 A，强推荐）。

推荐意见 2：体位管理的培训形式应具备多样性、实践性和更新性，以确保培训的有效性和可持续性（证据 A，强推荐）。

传统的体位安置培训模式主要依赖于资深护士在工作中的“传帮带”，或是新护士通过观摩同行前辈的操作来进行学习。这种培训模式下，新护士往往

缺乏对肢体生理功能位等原理的理解，容易忽视病人的舒适度。且这种培训方式使手术室新护士在培训过程中处于被动接受的状态，缺乏主动思考及灵活调整的能力。进入临床工作后，除常规的体位安置外，常常表现出体位用具选择能力不足、正确安置技巧欠缺以及固定位置选择不当等问题。因此，需要更具有实践性的培训方式来调动学员的能动性和积极性，确保培训的有效性和可持续性。

有研究者通过制订体位安置培训课程，通过幻灯片进行理论讲解，并辅以直观的操作演示提升手术室护士对体位管理的认知。也有学者探索了多样化的培训模式，如互动性强的工作坊、基于视频的手术体位训练以及创新的病人角色体验结合情景模拟培训等，这些培训形式在提升手术室护士体位管理相关专业知识水平、体位相关并发症的预防及规范体位管理行为等方面效果显著。此外，也有学者在体位管理过程中采用清单式管理的方式，通过明确各种体位的具体要求、适用场景及注意事项，避免了传统体位管理中的随意性和不确定性，可以快速提高手术室护士标准措施执行力。

2. 如何提高手术室护士体位质量管理水平？

推荐意见：应将体位管理纳入手术室护理质量质控计划中，构建手术体位管理的护理质量评价指标体系（证据 D，强推荐）。

护理质量评价是临床护理质量控制的核心部分，构建手术体位管理护理质量评价指标体系可准确评估手术室护士体位管理质量，推动手术室护理服务向标准化、规范化的方向发展，并促进质量的持续优化与提升。

在临床实践过程中，为确保体位管理工作质量，构建体位管理质量控制小组是关键性举措与核心环节。体位管理质量控制小组，需定期对手术室护士的体位管理质量进行检查和评估，包括病人体位的安全性及舒适度、体位相关并发症的发生率、手术医师的满意度等，通过质量控制和持续改进，确保体位管理的规范性和有效性。

（安晶晶　周　颖）

参考文献

[1] 孙育红,郭莉. 手术室护理实践指南(2024年版)[M]. 北京:人民卫生出版社,2024.

[2] 陈孝平,张英泽,兰平. 外科学[M].10版. 北京:人民卫生出版社,2024.

[3] 李乐之,路潜. 外科护理学[M].7版. 北京:人民卫生出版社,2022.

[4] 王泠,胡爱玲,王志稳. 器械相关压力性损伤预防指南(2020版)[M]. 北京:人民卫生出版社,2020.

[5] 丁丽娜,姚卓娅,耿军辉,等. 眼科超声乳化手柄清洗质量管理的最佳证据总结[J]. 中华护理教育,2024,21(1):110-118.

[6] 李贝,陈红,袁丁,等. 手术室器械相关压力性损伤预防的最佳证据总结[J]. 护理学杂志,2024,39(13):56-60.

[7] 李娜,姜妍,毛艳丽,等. 外科手术患者术中深静脉血栓预防的最佳证据总结[J]. 中国医药导报,2024,21(23):127-131.

[8] 刘加婷,邓子银,赵丽蓉,等. 住院患者跌倒预防相关临床实践指南的质量评价及推荐意见总结[J]. 护士进修杂志,2024,39(4):395-400.

[9] 倪乐凤,刘林,沈春华,等. 输血护理时限管理相关指南的质量评价及内容分析[J]. 护理学报,2024,31(7):51-56.

[10] 沈琴,宇丽,栾贝贝,等. 危重患儿医用黏胶相关性皮肤损伤管理的最佳证据总结[J]. 循证护理,2024,10(16):2863-2868.

[11] 王乐欣,荆佳美,黄志红,等. 使用支撑面预防压力性损伤的证据总结[J]. 中华护理教育,2024,21(6):738-744.

[12] 余文静,周文娟,邢路瑶,等. 脊柱侧凸畸形患者行后入路矫形术体位管理的最佳证据总结[J]. 护理学杂志,2024,39(15):41-46.

[13] 中华医学会感染病学分会艾滋病学组,中国疾病预防控制中心. 中国艾滋病诊疗指南(2024版)[J]. 协和医学杂志,2024,15(6):1261-1288.

[14] 曹明楠,王乔宇,陶骅,等.《中国围手术期感染预防与管理指南》解读[J]. 临床药物治疗杂志,2023,21(6):19-25.

[15] 范江涛,刘淑娟,庞晓燕,等. 子宫颈癌腹腔镜技术诊治指南(2023年版)[J]. 中国实用妇科与产科杂志,2023,39(3):296-302.

[16] 龚雪,宋慧娟,廖少娜,等. 间歇充气加压装置预防围术期深静脉血栓形成的最佳证据

总结[J]. 护理学报,2023,30(16):51-57.

[17] 刘佳微,向诗兵,张濛濛,等. 医护人员职业性接触性皮炎管理的最佳证据总结[J]. 护理学杂志,2023,38(13):98-102.

[18] 刘佩玉,安晓燕,吕晓凡,等. 全身麻醉手术成年人患者体位相关性神经损伤预防的最佳证据总结[J]. 中国实用护理杂志,2023,39(19):1477-1484.

[19] 韦清,柏晓玲,杨曾桢,等. 介入诊疗医务人员正确维护辐射防护用具的最佳证据[J]. 介入放射学杂志,2023,32(05):491-494.

[20] 周帅,江锦芳,崔虹,等. 非眼部手术全麻患者术中角膜损伤预防及管理的最佳证据总结[J]. 护理学报,2023,30(24):27-32.

[21] 周青,邓小红,兰叶,等. 术中压力性损伤预防的最佳证据总结[J]. 现代临床护理,2022,21(1):65-71.

[22] 高兴莲,余文静,肖瑶,等. 手术患者围术期压力性损伤预防及管理最佳证据总结[J]. 护理学报,2021,28(6):22-26.

[23] 彭操,陈秀文,任华,等. 俯卧位通气患者压力性损伤预防的最佳证据总结[J]. 中华护理教育,2021,18(10):935-941.

[24] 中国医师协会妇产科医师分会,中华医学会妇产科学分会子宫内膜异位症协作组. 子宫内膜异位症诊治指南(第三版)[J]. 中华妇产科杂志,2021,56(12):812-824.

[25] 刘晓黎,王泠,魏彦姝,等. 预防成人术中获得性压力性损伤的最佳证据总结[J]. 中华护理杂志,2020,55(10):1564-1570.

[26] 王雅卓,王延洲,王颖梅,等. 妇科恶性肿瘤腹腔镜穿刺孔部位转移中国专家共识(2023年版)[J]. 中国实用妇科与产科杂志,2023,39(6):626-632.

[27] 北京护理学会手术室专业委员会. 手术室医疗废物分类与收集方法专家共识[J]. 中华现代护理杂志,2021,27(29):3921-3927.

[28] 马艳,陈沉,王翔宇,李怡锦,等. 数字减影血管造影复合手术室管理专家共识[J]. 中国医学装备,2023,20(1):141-145.

[29] Association of Perioperative Registered Nurses (AORN).Guidelines for perioperative practice [M].Denver, CO:AORN, Inc, 2024.

[30] European Operating Room Nurses Association (EORNA).Best practice for perioperative care [M].Brussels, Belgium:EORNA, Inc, 2023.

[31] ANGELILLI S. Stop the line: interventions to prevent retained surgical items [J].AORN J, 2024, 120(2):71-81.

[32] KNEISLEY M. Guidelines in practice: a safe environment of care [J]. AORN J, 2024, 119(5): 340-347.

[33] SPETH J. Guidelines in practice: sterilization [J].AORN J, 2025, 121(4):280-289.

[34] SPETH J. Guidelines in practice: manual high-level disinfection [J].AORN J,2024,119(4):275-282.

[35] SPETH J. Guidelines in practice: surgical attire [J].AORN J,2024,120(3):164-171.

[36] SPETH J. Guidelines in practice: safe patient handling and movement [J].AORN J,2024,120(2):82-89.

[37] SPETH J.Guidelines in practice: hand hygiene [J].AORN J, 2023,118(2):101-108.

[38] SPETH J.Guidelines in practice: minimally invasive surgery [J].AORN J,2023,118(4):250-257.

[39] SPETH J.Guidelines in practice: positioning the patient [J].AORN J, 2023,117(6):384-390.

[40] TECHANIVATE A, ATHIBAI N, SIRIPONGSAPORN S, et al.Risk factors for facial pressure ulcers in patients who underwent prolonged prone orthopedic spine surgery [J]. Spine, 2021, 46(11):744-750.

[41] CROKE L.Guideline for safe patient handling and movement [J].AORN J,2023,119(1):P5-P6.

[42] ROSA R, SPOSATO K, ABBO LM.Preventing surgical site infections: implementing strategies throughout the perioperative continuum [J].AORN J, 2023, 117(5): 300-311.

[43] ZHANG X,TU H,YIN Q,et al.Prevention of venous thrombosis through intraoperative intermittent pneumatic compression(IPC): a best practice implementation project [J].BMC Nurs,2024,23(1):558.

[44] WILLIAMS K.Guidelines in practice: surgical smoke safety [J].AORN J,2022,116(2):145-159.

[45] DENNIS V. Needed practice change: surgical smoke evacuation [J].AORN J, 2022,116(2):103-105.

[46] SOTTO, KT, BURIAN BK, BRINDLE ME.Impact of the who surgical safety checklist relative to its design and intended use: a systematic review and meta-meta-analysis [J].J Am Coll Surg,2021,233(6):794-809.e8.